Martin Holnburger

Pflegestandards in der Psychiatrie

Martin Holnburger

Pflegestandards in der Psychiatrie

3. Auflage

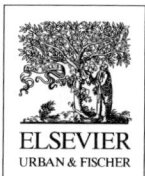
ELSEVIER
URBAN & FISCHER

Zuschriften und Kritik an: Elsevier GmbH, Urban & Fischer Verlag, Lektorat Pflege, Hackerbrücke 6, 80335 München oder Martin Holnburger, Wasserburger Str. 17, 83544 Albaching

Wichtiger Hinweis für den Benutzer

Die Erkenntnisse in der Medizin unterliegen laufendem Wandel durch Forschung und klinische Erfahrungen. Herausgeber und Autoren dieses Werkes haben große Sorgfalt darauf verwendet, dass die in diesem Werk gemachten Angaben dem derzeitigen Wissensstand entsprechen.

Wie allgemein üblich wurden Warenzeichen bzw. Namen (z.B. bei Pharmapräparaten) nicht besonders gekennzeichnet.

Bibliografische Information Der Deutschen Bibliothek

Die Deutsche Bibliothek verzeichnet diese Publikation in der Deutschen Nationalbibliografie; detaillierte bibliografische Daten sind im Internet unter http://dnb.ddb.de abrufbar.

Um den Textfluss nicht zu stören, wurde bei Patienten und Berufsbezeichnungen die grammatikalisch maskuline Form gewählt. Selbstverständlich sind in diesen Fällen immer Frauen und Männer gemeint.

Lektorat: Karin Kühnel, München
Redaktion: Carmen Zettl, Landshut
Herstellung: Christine Kosel, München
Satz: abc.Mediaservice GmbH, Buchloe
Druck und Bindung: Legoprint S.p.A., Lavis
Umschlaggestaltung: SpieszDesign, Neu-Ulm

ISBN 978-3-437-26201-2

Aktuelle Informationen finden Sie im Internet unter www.elsevier.com und www.elsevier-deutschland.de

Vorwort zur 3. Auflage

Von Seiten des Verlags und vieler Leser bestand der Wunsch, eine dritte Auflage auf den Markt zu bringen, nachdem das Buch bis zuletzt bei vielen Abnehmern Interesse fand. Von Telefonaten und Vorträgen her weiß ich, dass gerade die Praktiker gerne in diesem Buch nachschlagen und viele Anregungen für pflegerische Problemfälle finden. Sie lobten die gute Verständlichkeit und die schnelle Auffindbarkeit der einschlägigen Kapitel bei plötzlich auftretenden Pflegefragen. Sie waren es auch, die sich ein detailliertes Stichwortverzeichnis wünschten, das der Verlag in der neuen Ausgabe anbieten wird.

Die Arbeitsgruppe Pflegestandards ist leider aus verschiedenen beruflichen und familiären Gründen sowie durch Fluktuation und Beförderungen auseinander gefallen. Die einzelnen Pflege- und Arbeitsbereiche haben zwar vereinzelt ihre Standards evaluiert, aber nicht mehr in der früheren Form fortgeschrieben. Die Krankenpflegeschule und eine innerbetriebliche Fortbildungsrunde haben sich auch um einige Präzisierungen und Verbesserungen eingesetzt. Zwei weitere Standards kamen dazu. Ich habe bei der Überarbeitung der Standards in allen Kapiteln Änderungen und Erweiterungen vorgenommen, wie dies bei den verschiedenen Vorstellungen und Vorträgen angeregt wurde. Dies alles war der Anlass für die nun vorliegende Überarbeitung der meisten Standards. Ich hoffe, dass sie weiterhin in bewährter Weise hilfreich sind, das Besondere der psychiatrischen Pflege verständlich zu machen, sowohl beim Pflegenden, bei den Krankenpflegeschülern im Psychiatrieeinsatz wie nicht zuletzt auch beim Patienten.

Taufkirchen, den 26.09.2003

Martin Holnburger

Vorwort zur 2. Auflage

Die Arbeitsgruppe Pflegestandards wünscht dem vorliegenden Handbuch, dass es zum Wohle unserer Patienten und deren Angehörigen beitragen soll. In gleicher Weise soll es zur Verbesserung und Professionalisierung der Pflege am psychisch kranken Patienten dienen, das Bewusstsein für Pflegequalität und Qualitätssicherung verstärken sowie bei der Einweisung und Anleitung von neuen Mitarbeitern und Krankenpflegeschülerinnen und -schülern als Grundlage dienen. Damit dieses Anliegen mit dem vorliegenden Werk auch gelingen kann, möchten wir jeden Leser bitten, zur Einführung die Kapitel des Teils I zu lesen. Hier finden Sie Beispiele für die Arbeit mit Standards, die Ordnungsstruktur, grundlegende Einstellungen zur Pflegearbeit an psychisch Kranken und Zielsetzungen.

Die vorliegenden Pflegestandards wurden von der Arbeitsgruppe Pflegestandards am Bezirkskrankenhaus Taufkirchen erstellt. Die ersten Vorarbeiten fanden im Sommer 1993 statt. Da die Arbeiten an Standards nie gänzlich eingestellt werden können, weil eine ständige Evaluation notwendig ist, begleitet die Standardgruppe die Arbeit auch weiterhin.

Folgende Mitarbeiter des Bezirkskrankenhauses haben an der Entwicklung der vorliegenden Standards fortwährend oder abschnittsweise mitgearbeitet:

Dr. Sylvia Apelt, Leitende Oberärztin der Akutpsychiatrie I

Rudi Dengler, Fachkrankenpfleger

Günter Feichtbauer, Lehrer für Krankenpflege

Lothar Heindl, Fachkrankenpfleger für Psychiatrie, Bereich Akut

Martin Holnburger, Lehrer für Krankenpflege, Schulleiter

Michael Irl, Lehrer für Krankenpflege

Peter Lang, Fachkrankenpfleger

Katharina Mergenthaler, Stellvertr. Stationsleitung, Fachkrankenschwester Suchtbereich

Peter Neumeier, Stationsleiter Gerontopsychiatrie

Mirjam Scheppach, Diplom-Psychologin, Leiterin der Soziotherapie

Georg Schneider, Fachkrankenpfleger für Psychiatrie auf der Soziotherapie

Franz Wieser, Lehrer für Krankenpflege, stellv. Schulleiter

Zu unserer Freude ist die erste Auflage unseres Buches (1998) sehr gut angenommen worden. Wir haben viele Zuschriften und Anrufe mit anerkennenden und kritischen Anmerkungen erhalten, die wir gerne zur Kenntnis genommen und in die weitere Arbeit mit einbezogen haben. Dies ist auch der Grund für die Überarbeitung und Verbesserung der einführenden Texte und eigentlichen Pflegestandards an vielen Stellen. Im Zuge der Überarbeitung und Erweiterung haben wir auch eine Neuordnung vorgenommen, die aufgrund der Anzahl neuer Standards und Kapitel sinnvoll erscheint.

Die AG Pflegestandards im BKH Taufkirchen (Vils) hat sich in der Zwischenzeit in der Zusammensetzung immer wieder stark verändert. So war es selbstverständlich, dass für das neue Kapitel „Neuro- und gerontopsychiatrische Pflegestandards" Praktiker aus den entsprechenden Abteilungen einbezogen wurden. Dies gilt ebenso für Standards aus dem Kapitel „Pflege im Suchtbereich". Darüber hinaus waren diese beiden Stationen bei der jeweiligen Evaluation der neuen Standards stark gefordert. Die Mitarbeiter haben uns wichtige Hinweise gegeben, ohne die der Praxisbezug der Standards sicher nicht in gleicher Weise gelungen wäre. Gerade die teilweise schon ab 1994 verwendeten Standards aus dem Suchtbereich sind in der Zwischenzeit mehrfach überarbeitet worden und präsentieren sich heute in einem durchwegs praxiserprobten Zustand. Neben den vorgenannten Personen haben speziell bei der Erweiterung mitgearbeitet:

Klaus Aigner, Krankenpfleger Suchtbereich

Günther Badura, Fachkrankenpfleger Suchtbereich

Michaela Baldauf, Krankenschwester gerontopsychiatrischer Bereich, Hospizpflege

Wolfgang Berger, stellvertr. Stationsleiter gerontopsychiatrischer Bereich

Günter Bichlmaier, Lehrer für Krankenpflege, Leiter der IBF, Bereichsleiter der Forensik

Herbert Brand, Krankenpfleger Suchtbereich

Ingrid Ehm, Krankenschwester gerontopsychiatrischer Bereich

Heike Erbstein, Krankenschwester gerontopsychiatrischer Bereich, Martina Heilmaier, Krankenschwester Suchtbereich

Helmut Megele, Dipl-Psychologe, Suchtbereich

Angelika Müller, im Studium Diplompflegepädagogin

Peter Neumeier, Stationsleiter gerontopsychiatrischer Bereich

Anita Schneider, Krankenschwester Suchtbereich

Karin Schorr, Krankenschwester gerontopsychiatrischer Bereich

Durch die Zusammenarbeit mit anderen Fachkliniken des Bezirks Oberbayern im Rahmen des „Seeoner Arbeitskreises Qualitätsmanagement" haben auch Mitarbeiter aus folgenden Kliniken Einfluss genommen: BKH Gabersee, BKH Haar, Klinikum Ingolstadt, weiterhin Markus Widauer vom Bezirk Oberbayern.

Nach wie vor gilt der Dank der AG Pflegestandards auch der Leitung des BKH Taufkirchen (Vils), Herrn Wolf Dieter Neupert, Krankenhausdirektor, Herrn PD Dr. Matthias Dose, Ärztlicher Direktor und besonders Herrn Hermann Schmid, Pflegedirektor, der durch Freistellung der Mitarbeiter, die Arbeit unterstützt hat. Ein besonderer Dank gilt auch den Stationsleitungen unseres Hauses, die durch die freigestellten Mitarbeiter nicht unerheblich belastet worden sind, sowie den Kolleginnen und Kollegen auf den Stationen, die für die Aufrechterhaltung des Stationsbetriebs während der Abwesenheit der Standardleute gesorgt haben.

Abschließend wollen wir noch darauf hinweisen, dass wir nicht zu allen angefragten Bereichen Standards entwickelt haben, weil wir dies aus der Sicht unseres Hauses teilweise nicht konnten oder wollten. Vielmehr war es uns wichtig, auf die Belange und Forderungen unseres eigenen Hauses einzugehen und nur da Standards zu erstellen, wo auch in standardisierter Form gearbeitet wird oder werden kann. So war es derzeit nicht möglich, einen Standard für die Entlassung, Verlegung oder Heimentlassung zu schreiben. Die Gründe dafür sind vielfältig und liegen unter anderem an den unterschiedlichen Gepflogenheiten der einzelnen Abteilungen, aber auch an Eigenheiten der aufnehmenden Häuser und vor allem am fehlenden Einfluss der Pflege in diesen Bereichen. Soweit eine nachklinische Betreuung durch Pflegekräfte auf Dauer oder in häufig wiederkehrender Form in Zukunft vorgesehen wird, könnten wir uns Standards dazu vorstellen. Zurzeit aber könnten sie auf der Grundlage unseres intern beschlossenen Qualitätsanspruchs, der ja auch die Praxiserprobung und Evaluation vorsieht, nicht mit der gewünschten Praxiserfahrung vorgestellt werden. Das Thema Fixations-Standard konnten wir jedoch in der neuen Auflage berücksichtigen.

Nicht nur zu diesem Pflegestandard, sondern auch zu allen anderen ist die AG Pflegestandards auf die Meinung der Fachöffentlichkeit gespannt. Wir freuen uns auf Zuschriften und werden auch weiterhin eine konstruktive Kritik in unsere zukünftige Arbeit miteinbeziehen.

Taufkirchen (Vils), den 15. Oktober 1998

Martin Holnburger
Im Namen der AG Pflegestandards

Inhaltsverzeichnis

Teil II   Psychiatrische Pflegestandards

Teil I

Einführung in die psychiatrische Pflege und Pflegestandards

1 Grundlagen psychiatrischer Pflege

Die Arbeit mit Pflegestandards soll zur Qualitätsverbesserung und -sicherung in der Pflege beitragen. Eine Qualitätsverbesserung durch die Benutzung von Pflegestandards ist aber grundsätzlich nur dann erreichbar, wenn ein Pflegeteam einheitlich nach den Kriterien des Standards arbeitet, wenn eine individuelle Pflegeplanung unter Verwendung von Pflegestandards optimiert wird, wenn fortlaufend evaluiert wird und wenn pflegerische Arbeit nach Kriterien eines Pflegeleitbildes ausgerichtet ist. Im Pflegeleitbild, das die pflegerische Grundeinstellung beschreibt, ist unser grundlegendes Pflegeverständnis dargestellt.

1.1 Pflegeleitbild

Unser Pflegeverständnis zielt darauf ab, den Patienten während des Krankenhausaufenthaltes in allen wesentlichen Pflegeproblemen zu unterstützen und ihn unter dem Aspekt der aktivierenden, psychiatrischen Pflege und unter Mobilisierung der erkennbaren und verschütteten Ressourcen zu fördern und zu fordern.
Wir sehen Pflege als eigenständigen Beitrag und als Ergänzung zur ärztlichen Handlung mit der Zielsetzung, die Sicherheit des Patienten bestmöglichst zu gewährleisten, dem Patienten aber auch einen risikobehafteten Freiraum einzuräumen, der für die Entwicklung seiner „Selbstpflegekompetenz" dringend benötigt wird.

1.2 Qualitätsstufen

Die zweite Grundlage von pflegerischem Qualitätsbewusstsein ist eine klare Vorstellung darüber, was Pflegequalität im Allgemeinen und speziell in der Psychiatrie auszeichnet.
Dazu ist notwendig, dass die Pflegenden Kenntnis davon haben, wie wir, die Autoren, Pflegequalität in der Psychiatrie für unser Haus in Taufkirchen definiert haben und dass es, nach unserem Verständnis, Pflegequalität in verschiedenen Abstufungen gibt. Nach unserem

Vier-Stufen-Modell für Pflegequalität, das in Anlehnung an das schweizerische Modell entstanden ist, sind folgende Stufen zu unterscheiden:

Stufe 0 = gefährliche Pflege
Kennzeichen sind: Pflege findet ohne Pflegeplanung statt, der Patient und seine Angehörigen werden bei Entscheidungen nicht oder nur unzureichend miteinbezogen, der Patient muss sich gänzlich auf die Bedingungen des Krankenhauses einstellen und seine Ressourcen werden nicht berücksichtigt und gefördert. Die Sicherheit des Patienten ist nicht gewährleistet

Stufe 1 = sichere Routinepflege
Kennzeichen sind: Pflege wird meist in der Form der Funktionspflege und nach starren Kriterien durchgeführt, die Information des Patienten und seiner Angehörigen betrifft nur das wesentliche; er muss viele Vorschriften der Klinik akzeptieren und Pflegeplanung findet nur in exemplarischen Fällen statt.

Stufe 2 = angepasste Pflege
Kennzeichen sind: Pflege wird nach Kriterien des Pflegeprozesses und der Pflegeplanung durchgeführt. Es gibt Pflegestandards. Patienten und Angehörige erhalten auf Wunsch detaillierte Auskunft über den Pflege- und Behandlungsprozess. Der Patient erhält Beratung und Hilfsangebote und entscheidet selbst, welche Angebote er annimmt. Die Lebensgewohnheiten des Patienten werden nach Möglichkeit respektiert. Die Pflege wird wenigstens als Bereichspflege oder nach Möglichkeit in Form der Bezugspflege geleistet.

Stufe 3 = optimale Pflege
Kennzeichen sind: Der Patient wird als individuelle Persönlichkeit angenommen und in alle Entscheidungen der Pflege miteinbezogen. Die Pflegeplanung wird gemeinsam mit dem Patienten erstellt. Der Patient wählt aus Pflegestandards das Angebot der Pflege mit aus. Bedürfnisse nach Ruhe und Aktivität werden ebenso berücksichtigt wie sein soziales Umfeld. Beziehungen zum sozialen Umfeld des Patienten werden erhalten und gefördert. Die Pflege basiert auf gegenseitigem Vertrauen und findet in Form der Bezugspflege statt.
Für unser Haus wurde die Stufe 2 „angepasste, adäquate Pflege" als umsetzbar betrachtet. Die genaue Beschreibung der Qualitätsstufe 2 können sie aus der nachfolgenden Stufenübersicht (☞ Tab. 1.1) ersehen. Die im Hauptteil folgenden Pflegestandards orientieren sich an dieser pflegerischen Qualitätsstufe.

Stufe 0: gefährliche Pflege	Stufe 1: sichere Routinepflege	Stufe 2: Angepasste (adäquate) Pflege	Stufe 3: optimale Pflege
Berücksichtigung von Lebensgewohnheiten			
Der Patient muss sich den Gepflogenheiten des Krankenhauses anpassen.	Soweit der Betrieb des Krankenhauses läuft, können Gewohnheiten des Patienten miteinbezogen werden.	Klare erkennbare Lebensgewohnheiten des Patienten werden nach Möglichkeit berücksichtigt, wenn Angehörige oder der Patient selbst dies mitteilen.	Persönliche Gewohnheiten werden systematisch berücksichtigt, soweit die Krankheit und der Allgemeinzustand dies zulassen.
Erhaltung und Förderung von Unabhängigkeit und Selbstständigkeit			
Patienten und Angehörige erhalten auf Fragen zur Erhaltung und Förderung der Selbständigkeit keine oder nur unzureichende Antworten. Dies zerstört das Vertrauen oder behindert das Entstehen von Vertrauen.	Angehörige und Patienten erhalten auf Fragen zur Erhaltung oder Förderung der Selbstständigkeit und Unabhängigkeit nur allgemeine Antworten. Dies gefährdet das Vertrauen.	Patienten und Angehörige bekommen Antworten auf ihre Fragen zur Förderung und Erhaltung der Selbständigkeit, erhalten Beratung und Hilfe. Vertrauensbegründungen und -aufbau sind gefördert.	Patienten und Angehörige erhalten speziell auf sie abgestimmte Beratung und Hilfe in praktischer und/oder theoretischer Form. Dies fördert das Selbstvertrauen sowie das Vertrauen in Behandlung und Pflege.
Hilfe zur Bewältigung und Einstellung auf Veränderungen			
Patient wird beim Verzicht auf liebgewordene Gewohnheiten nicht gestützt. Er muss mit den Problemen und der Umstellung alleine fertig werden.	Der Patient erhält im Rahmen der Stationsroutine fertige, allgemeine „Hilfspakete". Der Patient fühlt sich abhängig und erlebt sein Hilfeersuchen als Belastung des Personals.	Muss der Patient seine Gewohnheiten teilweise oder gänzlich aufgeben, bekommt er vom Krankenhaus Beratung und Hilfe bei der Umstellung seines Lebens und seiner Gewohnheiten.	Muss ein Patient seine Gewohnheiten ganz oder teilweise umstellen, erhält er für die Zeit der Neuanpassung soviel Hilfe, dass der Aufbau einer sinnvollen Lebensperspektive und passender Gewohnheiten möglich ist. Die Angehörigen werden bei dieser Arbeit miteinbezogen.

Stufe 0: gefährliche Pflege	Stufe 1: sichere Routinepflege	Stufe 2: Angepasste (adäquate) Pflege	Stufe 3: optimale Pflege
Hilfe zur Beziehungspflege mit Angehörigen und Freunden			
Seine Bereitschaft zu menschlichen Beziehungen wird durch den Klinikaufenthalt erschwert oder völlig unmöglich gemacht. Der Wunsch nach Zurückgezogenheit und Entspannung wird ignoriert.	Die Beziehung nach außen wird beschränkt. Die Vorschriften der Klinik werden vorrangig durchgesetzt.	Die Beziehung nach außen wird erhalten und gefördert und dem Bedürfnis nach Ruhe und Erholung wird Rechnung getragen.	Die Beziehungen zum sozialen Umfeld des Patienten werden gefördert und andererseits das Ruhebedürfnis respektiert.
Hilfe zum Verständnis der Krankheit und pflegerischer Erfordernisse			
Patient und Angehörige erhalten keine angemessene Information über Krankheit und Pflege.	Patienten und Angehörige erhalten nur allgemeine Auskünfte über die Pflege und nur wenn sie danach fragen.	Patienten und Angehörige erhalten auf Fragen detaillierte Auskunft zu allen Pflegeproblemen.	Patienten und Angehörige erhalten generell die notwendige und verständliche Information, soweit sie Interesse bekunden.
Auswirkung auf die Pflegeplanung			
Pflegeplanung findet nicht statt, weder schriftlich noch mündlich.	Pflege wird nach einem allgemeinen Schema ausgeführt, gelegentlich wird geplant.	Pflegeplanung im Rahmen des Pflegeprozesses ist der Kernpunkt des Pflegekonzeptes. Es gibt Pflegestandards.	Pflegeplanung wird unter Einbeziehung von Patient und Angehörigen durchgeführt. Sie werden auch bei der Evaluation beteiligt.

Tab. 1.1 Die Qualitätsstufen der psychiatrischen Krankenpflege.

1.3 Qualitätsmerkmale

Qualitätserhöhung in der psychiatrischen Krankenpflege ist das Ziel der Standardarbeit. Dies lässt sich nur erreichen, wenn das gesamte therapeutische Team nach Kriterien des Qualitätsmanagements zusammenarbeitet. Von besonderer Bedeutung ist dabei eine professionelle Einstellung der Pflegenden zu ihrer Arbeit. Es kommt dabei vor allem auf die innere Einstellung jedes Einzelnen zu den Aussagen unserer Pflegephilosophie, sowie zur Definition des Verständnisses von psychiatrischer Pflege an. Dazu ist notwendig, die Ist-Zustände der Pflege fortwährend den Soll-Vorstellungen anzupassen.

- Beachtung einerseits des empirischen und andererseits des aktuellen, wissenschaftlich fundierten, pflegerischen Fachwissen,
- Einbeziehung der individuellen Probleme und Ressourcen des Patienten,
- Einsatz der institutionellen Ressourcen nach den Geboten einer verantwortbaren Wirtschaftlichkeit in prozesshafter, standardisierter und dokumentierter Form
- Bezugspflege, soweit durchführbar.

1.4 Grundsätze zur Arbeit und Pflege in der Psychiatrie

Die Arbeit mit psychisch kranken Patienten, speziell die Pflege dieser Patienten bedarf einer Reihe von Grundsätzen, die im Rahmen der somatischen Pflege von anderer Bedeutung sind.

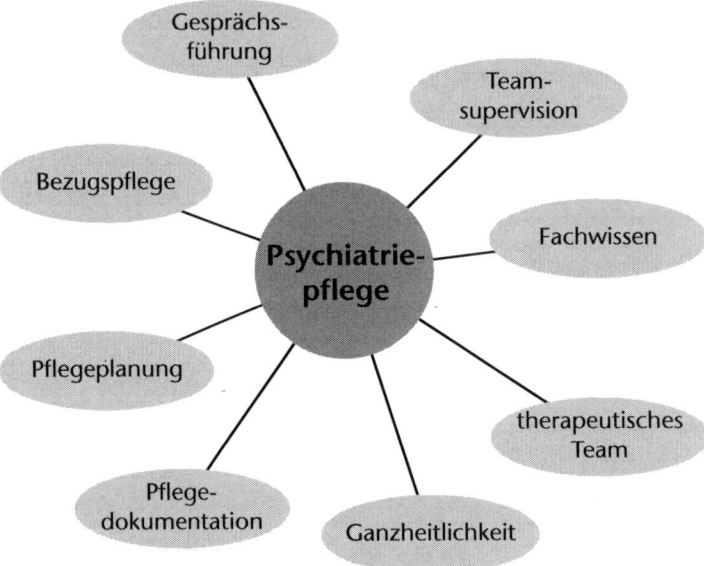

Abb. 1.1 Hauptmerkmale der stationären, psychiatrischen Pflege.

Pflege des psychisch Kranken kann nur auf einer tragfähigen Vertrauensbasis zum erwünschten Erfolg führen. Diese Vertrauensbasis zu schaffen, gehört zu den schwierigsten Pflichten der Pflegenden. Vertrauen wächst nur auf der Basis einer professionellen Empathie und Beziehung. Diese Einstellung kann in vielen Fällen nur im Rahmen der Bezugspflege ausreichend gewonnen werden. Bezugspflege bei schwierigen Patienten kann andererseits aber auch so belasten, dass eine fortwährende Supervision stattfinden muss. Es ist wichtig, dass Pflegekräfte lernen, ihre Belastungsfähigkeit richtig einzuschätzen und ihre Belastungsgrenzen genügend zu verbalisieren.

1.4.1 Empathie

Definition
Empathie (einfühlendes Verstehen) ist die Bereitschaft und Fähigkeit, sich in die Einstellung und das Verhalten eines anderen Menschen intellektuell einzufühlen, ohne sich damit zu identifizieren.

Kennzeichen der empathischen Beziehung
- Willentliche Annahme des Patienten
- Anteilnahme an seinem Schicksal
- Verständnis für ihn zeigen
- Vertrauen in ihn haben
- Hilfestellung für den Patienten geben
- Vertrauensvorschuss geben
- Enttäuschungen verarbeiten können und wollen
- Sich in den Patienten hineindenken
- Emotionale Bereitschaft zeigen
- Verantwortungsbereitschaft zeigen
- Schwierigkeiten bewältigen können und wollen

1.4.2 Beobachtung und Dokumentation

Pflegende sollen Ruhe und Kompetenz ausstrahlen, Verständnis und Geduld mitbringen und zur Akzeptanz auch schwieriger Patienten fähig sein. Wegen der notwendigen Kommunikation müssen Pflegekräfte team- und gruppenfähig sein. Von besonderer Bedeutung sind eine objektive, systematische Beobachtungsgabe und die Fähigkeit zu einer präzisen, wertfreien Dokumentation. Als wichtige Voraussetzung für professionelles Arbeiten betrachten wir die Fähigkeit zur Selbstreflexion beispielsweise im Rahmen einer Supervision. Darin sollte in allen Berufsgruppen Einigkeit bestehen.

Kennzeichen und Schwerpunkte von Beobachtung und Dokumentation
- Erarbeitung einer Patientenbiografie
- Wertfreies Beobachten, soweit wie möglich
- Exaktes und systematisches Beobachten
- Kenntnisse über Krankheitsbilder und Psychopathologie haben

- Kenntnisse über Wirkung und Nebenwirkung von Psychopharmaka haben
- Wortgetreu bzw. sinngetreu dokumentieren
- Subjektive Einschätzungen kennzeichnen
- Zitate des Patienten in der Dokumentation verwenden und als solche kennzeichnen
- Positives und Negatives dokumentieren
- Regelmäßig dokumentieren, mindestens einmal pro Schicht
- Beobachtung in die Evaluation mit einbeziehen

1.4.3 Auswahlkriterien für die Priorität von Pflegeproblemen

Die Pflege des psychisch Kranken erfolgt nach den Kriterien des Pflegeprozesses und in geplanter Form. In der Pflegeplanung sind vor allem psychiatrische Pflegeprobleme aufzugreifen und unter Ausschöpfung aller Ressourcen mit pflegerischen Mitteln zu bearbeiten. Die Pflegeprobleme und Ressourcen sind nach ihrer aktuellen Wichtigkeit (Priorität) auszuwählen und in die Pflegeplanung zu übertragen. Die Pflegeziele, gegliedert in Nah- und Fernziel, müssen angemessen und in einem definierten Zeitraum erreichbar sein. Die ausgewählten Pflegemaßnahmen müssen am Pflegeziel orientiert sein.

Auswahlkriterien
- Auffälligste psychische Symptome
- Kommunikationsstörende Symptome
- Behandlungsstörende Symptome
- Krankheitsbewusstsein und -einsicht
- Selbstpflegekompetenz des Patienten
- Aktivierungshemmung des Patienten
- Schrittfolgenfehler beachten

Hierbei ist zu beachten:
- Machbarkeit mit pflegerischen Mitteln
- Umsetzbarkeit mit gezielten Maßnahmen
- Kontrollierbarkeit der erreichten Pflegeziele
- Beschränkung auf das Wesentliche

1.5 Einbindung von Pflegestandards im Pflegeprozess

Die Erstellung der Pflegeplanung erfolgt nach den Kriterien des Pflegeprozesses und unter Beachtung und Verwendung von gültigen Pflegestandards. Pflegestandards können hilfreich bei der exakten Definition der Pflegeprobleme, der Festlegung des Pflegeziels und bei der Auswahl der angemessenen Pflegemaßnahmen sein. In Pflegestandards ist der Soll-Zustand der Pflege beschrieben. Generell muss aber davor gewarnt werden, Standards kompromisslos auf jeden Patienten anzuwenden. Der Patient steht im Zentrum unseres professionellen Handelns. Standards müssen daher individuell auf den Patienten angepasst werden. Wichtig bei der Auswahl von Standards ist die Betrachtung des Patienten als eine individuelle Person.

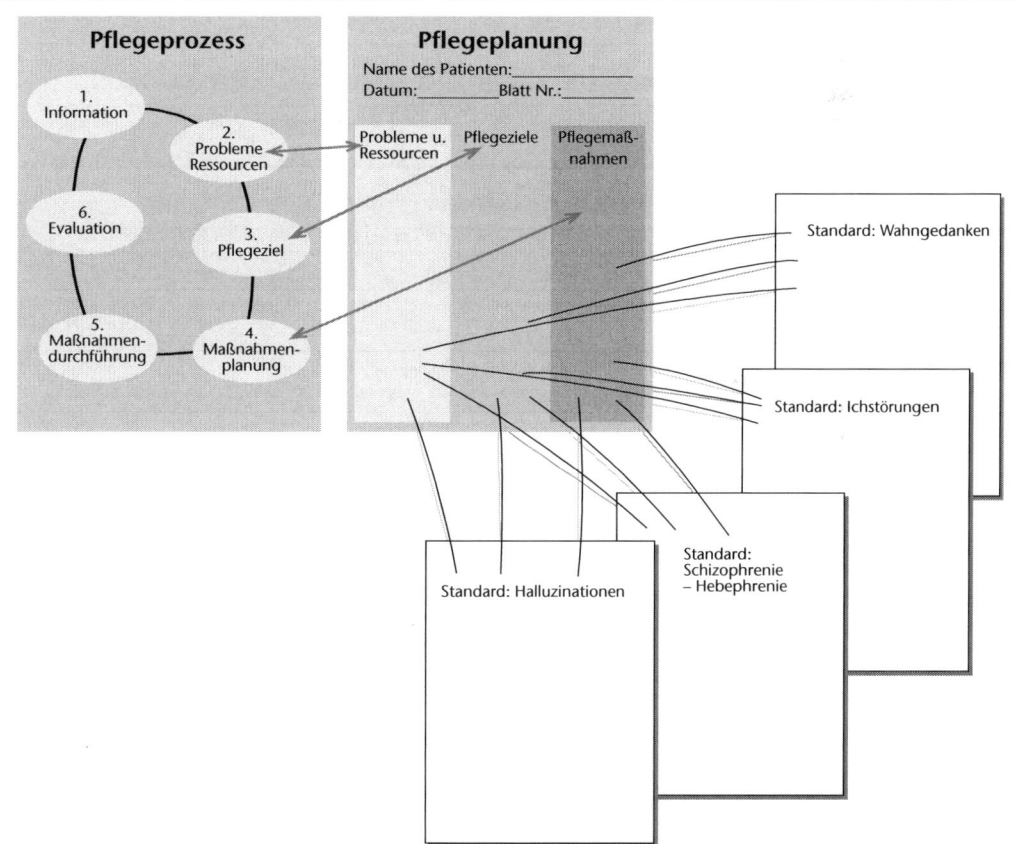

Abb. 1.2 Entwicklung einer Pflegeplanung aus dem Pflegeprozess unter Verwendung von psychiatrischen Pflegestandards.

1.5.1 Kompetenz und Kriterien der Bezugspflege

Die Betrachtung des Patienten als eine individuelle Person geschieht nach unserer Einschätzung am besten durch Kriterien der Bezugspflege, also im Rahmen einer verantwortlichen, möglichst kongruenten Beziehung zwischen Patient und Pflegeperson.

Voraussetzungen der Bezugspflege
- Soziale Kompetenz: Empathie, Ganzheitlichkeit, humanistische Denkweise, Verantwortungsbewusstsein,
- Fachliche Kompetenz: Krankenpflegeausbildung, Fachpflegeausbildung, Motivation, Fort- und Weiterbildung,
- Methodische Kompetenz: Führungseigenschaften, Gesprächsführungskenntnisse, Vorbildfunktion, Kreativität, Delegation, Administration, Organisationstalent.

Kriterien der Bezugspflege
- Professionelle Empathie
- Gesprächsführungskompetenz
- Zuverlässigkeit
- Verantwortungsbereitschaft
- Professioneller Beziehungsaufbau
- Misstrauen überwinden können
- Sach- und Fachkenntnis
- Umgang mit Nähe und Distanz
- Ganzheitliches Denken
- Einschätzung des Patienten
- Beziehungsfähigkeit des Patienten
- Ausreichende Aufenthaltsdauer des Patienten
- Führungsqualitäten
- Methodenvielfalt
- Konfliktfähigkeit
- Teamfähigkeit
- Bereitschaft zur Selbstreflektion
- Bereitschaft zur Supervision
- Ausreichendes und qualifiziertes Personal
- ☞ 2.18 Bezugspflege

1.5.2 Aufbauschritte einer Beziehungspflege

Psychiatrische Pflege baut unter anderem darauf auf, dass sich z.B. Verhaltensänderungen des Patienten nur erreichen lassen, wenn eine empathische Beziehungsgrundlage zur positiven Verstärkung und allgemeinen Sicherheit des Patienten vorliegt.

Aufbauschritte

- Grundlagen schaffen: Auswahl, Informationsgespräch, „zwischenmenschliche Chemie" prüfen, personell, strukturell
- Atmosphäre und gesundheitsförderndes Milieu aufbauen (☞ 4.1.1 Sucht, 5.1.1 Gerontopsychiatrie)
- Vertrauensvorschuss einräumen
- Patienten in seine Behandlung einbeziehen
- Patienten Verantwortung für sich übernehmen lassen
- Patienten Entscheidungen übertragen
- Patienten Belastungen aussetzen
- Patienten auf mögliche Hilfen hinweisen
- Patienten auf die Entlassung vorbereiten

1.6 Anforderungen an das Fachwissen in der psychiatrischen Pflege

Professionelle Arbeit erfordert, auch in der psychiatrischen Pflege, fundiertes Fachwissen. Dazu gehört die dreijährige Ausbildung in der Krankenpflege mit dem Einsatz auf einer psychiatrischen Station und nach Möglichkeit die Fachweiterbildung zur „Fachkrankenschwester oder zum Fachkrankenpfleger für Psychiatrie" (es gibt noch weitere spezifische Weiterbildungen im Bereich Gerontopsychiatrie und Sucht). Zum Verständnis von Psychiatriepatienten sind fundierte Kenntnisse der psychiatrischen Krankheitslehre ebenso wichtig wie Wissen über die gebräuchlichsten Arzneimittel in der Psychiatrie, speziell über deren Wirkung und Nebenwirkung. Diese Kenntnisse müssen ständig durch Fortbildung auf dem aktuellen Stand gehalten werden.

Bereiche	Inhalte
Krankenpflege	Grundpflege Behandlungspflege in der Somatik Behandlungspflege in der Psychiatrie Krankenpflegetechniken Krankenpflege in speziellen Einrichtungen Assistenz bei Diagnostik und Therapie
Sozialwissenschaften	Psychologie Soziologie Pädagogik

Bereiche	Inhalte
Krankheits-lehre	Psychopathologie: Symptomatik wichtigste Krankheitsbilder: • Psychosen: körperlich begründbare, endogene • Demenzsyndrome • Persönlichkeitsstörungen (und „Neurosen") • Sucht- und Abhängigkeit • Sexualstörungen Forensische Psychiatrie Psychotherapie Psychosomatische Erkrankungen
Psychophar-makologie	Neuroleptika: hoch-, mittel- und schwachpotente • erwünschte Wirkungen • unerwünschte Wirkungen (= Nebenwirkungen) Antidepressiva: • erwünschte Wirkungen • unerwünschte Wirkungen (= Nebenwirkungen) Stimmungsstabilisatoren und Phasenprophylaktika • Lithium: Wirkung und Nebenwirkung • Carbamazepin: Wirkung und Nebenwirkung Benzodiazepine: Wirkung und Nebenwirkung

Tab. 1.2 Fachwissenschaftliche Grundlagen für die Arbeit in der Psychiatrie.

1.7 Ganzheitlicher Pflegeansatz

Psychiatrische Pflege ist heute ohne ganzheitlichen Pflegeansatz nicht mehr vorstellbar. Gerade die stationäre, teilstationäre und ambulante Pflege von psychisch Kranken bedarf zum Verständnis des Patienten und auch seiner Krankheit die Kenntnis der psychosozialen und persönlichen Hintergründe eines Patienten. Dies wird in der Pflegeanamnese erkennbar, die nicht ohne die Erhebung biografischer Daten des Patienten auskommt. Es versteht sich von selbst, dass auch Angehörige und wichtige Bezugspersonen (z. B. Lebenspartner) des Patienten – soweit möglich – miteinbezogen werden müssen. Psychiatrische und psychosomatische Erkrankungen umfassen nicht nur Geist oder Körper, sondern beides zusammen und zeigen daher ihre Auswirkungen und Symptome in beiden Bereichen. Allerdings liegt der Schwerpunkt der Diagnostik, Behandlung und Pflege meist auf psychiatrischen Phänomenen. Sie bestimmen daher wesentlich die Auswahl der Probleme und Ressourcen für die Pflegeplanung und fordern entsprechend angepasste Ziele und Maßnahmen.

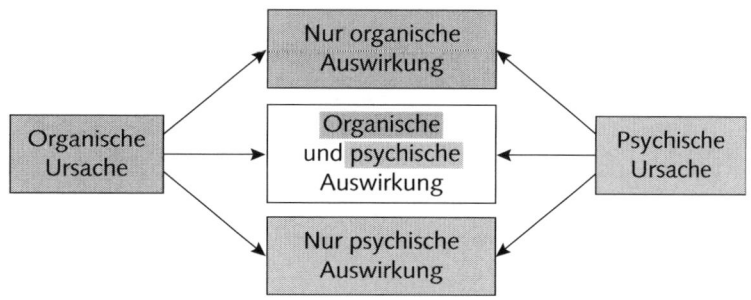

Abb. 1.3 Interdependenz von Körper und Psyche.

1.7.1 Pflegeanamnese und biographischer Ansatz

Die Pflegeanamnese während der Aufnahme erfasst für die Pflege bedeutsame Fakten des Patienten. Sie enthält sowohl die aktuellen und potentiellen Pflegeprobleme wie auch die verfügbaren Ressourcen des Patienten. Weil Ressourcen als individuelle Merkmale eines Patienten gesehen werden müssen, konnten sie in den Standards nur gelegentlich angegeben werden. Die Pflegeanamnese soll im Regelfall durch die Bezugspflegeperson unter Mitwirkung des Patienten erstellt werden.

Vitalzeichen und somatische Symptomatik (Stammdaten)
* Puls, RR, Temp., evtl. Atmung bei der Aufnahme
* Körpergröße und -gewicht
* Kleidung und Körperpflege
* Effekten und Wertsachen
* Wohnort, Beruf, Familienstand
* Frühere Krankenhausaufenthalte, Diagnosen und Therapien
* Aktuelle Vorerkrankungen und Erkrankungen, chronische Erkrankungen
* Allgemeinzustand, Mobilität, Ernährung und Ausscheidung, Kontinenz, Kost, Sprache, Kommunikation, Kontaktverhalten
* Eigenaktivitäten, Interessen, Wünsche

Psychiatrische Symptomatik
* Aktuelle Aufnahmediagnose
* Hauptsymptomatik und Nebensymptome
* Bisherige Medikation, ihre Wirkung und ggf. Nebenwirkung
* Sozialverhalten auf der Station
* Eigenaktivitäten
* Compliance
* Kognitive Fähigkeiten
* Besonderheiten wie Suizidalität, Fluchtgefahr, forensische Kriterien

Psychosoziale Hintergründe
- Sozialverhalten zu Angehörigen und wichtigen Bezugspersonen
- Erfahrungen aus früheren Krankenhausaufenthalten oder ambulanter Behandlung
- Berufliche Situation, spez. Änderungen/Verschlechterungen
- Wohnungssituation
- Finanzielle Situation (Verluste)
- Selbständigkeit und Abhängigkeit
- Gerichtliche Verfahren

1.8   Pflegedokumentation

Die Pflegedokumentation der psychiatrischen Pflege erfordert ein spezielles Dokumentationssystem. Neben dem Stammblatt mit den bleibenden Daten sind hier auch die wichtigsten organischen und psychischen Besonderheiten des Patienten erfasst.

Die Dokumentationsblätter für die Pflege müssen die einzelnen psychiatrischen Pflegemaßnahmen erfassen und mit Datum und Handzeichen dokumentierbar machen. Günstig ist eine Evaluationsspalte am Ende der Zeile. Änderungen können auch durch Absetz- (>) und Ansetzzeichen (<) mit Datumsangabe sichtbar gemacht werden. Darüber hinaus ist ein umfangreiches Pflegeberichtsblatt notwendig, da viele Veränderungen des Patienten sich nicht sofort auf die Pflegeplanung auswirken, jedoch erfasst werden müssen. In der Regel werden alle Dokumentationen von der Bezugspflegeperson oder deren Vertretung vorgenommen. Wird nur Bereichspflege durchgeführt ist die Bereichspflegegruppe dafür verantwortlich.

Stammblatt
- Patientendaten (Name, Vorname, Geburtsdatum, Familienstand, Religion, Telefonnummer der Angehörigen)
- Erst- oder Folgeaufnahme
- Diagnose(n): psychiatrische und somatische
- Fortlaufende Therapien
- Krankenkasse oder Kostenträger
- Behinderungen und Einschränkungen
- evtl. Effekten- oder Wertsachenliste
- Vitalwerte bei der Aufnahme
- Körpergröße und -gewicht
- Diäten

Dokumentationsblatt
- Pflegeplanung
- Aufnahme der Pflegeplanungsmaßnahmen mit fortlaufenden Nummern
- Pro Maßnahme mehrere Dokumentationszeilen

- Maßnahmenpaket pro Pflegeproblem unter Angabe der Ressourcen
- Ordnung nach psychiatrischen und somatischen Gesichtspunkten
- Ordnung nach Prioritätsgesichtspunkten

Pflegeberichte
- Aufnahmebericht
- Fortlaufender Pflegebericht: Angaben über das Befinden des Patienten, Besuche von Angehörigen und wichtigen Bezugspersonen, Wochenendurlaube, Kommunikationsverhalten, Kontaktverhalten,
- Vereinbarungen mit dem Patienten,
- Verhaltensauffälligkeiten, Verhalten in der Arbeitstherapie (AT), Gestaltungstherapie (GT) oder Ergotherapie (ET) oder weiterer Therapien
- Fortschritte und Rückfälle, Besonderheiten aber auch Alltägliches
- Training lebenspraktischer Fähigkeiten und andere Angebote: z. B. Kochgruppe, kognitives Training, Sport- oder Gymnastikgruppen
- Gruppen- und Einzelaktivitäten: Ausflüge, Wanderungen, Einkaufsbummel, Theaterbesuche, Kinobesuche, Museumsbesuche,
- Besondere Ereignisse: Medikamentenverweigerung, mechanische Fixation, Unverträglichkeitserscheinungen, Aggressionen, Anfälle, Verstöße gegen die Stationsordnung

1.9 Teamsupervision

Auf gemeinsamen Wunsch des Stationsteams soll eine Teamsupervision möglich sein. Damit ist die Teilnahme aller Mitglieder des Teams, also Pflegekräfte, Ärzte und Psychologen, Therapeuten und dem Haus- und Hilfspersonal der Station gemeint. Teamsupersvisionen müssen unter Leitung eines externen professionellen Supervisors stattfinden. Sie sollen zu festgelegten Zeiten stattfinden und auch bei der Erstellung des Dienstplanes berücksichtigt werden. Nach Möglichkeit müssen alle Teammitglieder anwesend sein. Für Personen, die in der Freizeit kommen, muss eine Stundenanrechnung vorgesehen werden. Daneben können berufsgruppeninterne Supervisionen sinnvoll sein. Diese ersetzen aber nicht eine Teamsupervision.

Ablauf und Formalitäten
- Festlegung der Zeit
- Sitzordnung am besten im Kreis
- Störungsfreier Verlauf (Rufumleitung o. Ä.)
- Schilderung des eigenen Befindens
- Aufgreifen eines dringlichen Konfliktes
- Fragen und Bemerkungen weiterer Teammitglieder

- Stellungnahme einzelner Teammitglieder
- Diskussion von Lösungsansätzen
- Festlegung von Lösungsstrategien
- Aufträge an einzelne Teammitglieder
- Reflexion in der nächsten Teamsitzung
- Einhaltung der Schweigepflicht im Team

Inhalte
- Probleme aus der Bezugspflege
- Probleme aus der Mitarbeiterbeziehung
- Probleme aus der Kompetenzzuweisung
- Probleme mit einem schwierigen Patienten
- Fragen der multiprofessionellen Zusammenarbeit
- Fragen der Arbeitsorganisation und -verteilung
- Fragen der Zeitökonomie
- Fragen der Schichtenzusammenarbeit
- Fragen der Teamverbesserung

1.10 Therapeutisches Team

Das Team einer psychiatrischen Station arbeitet unter multiprofessionellen Kriterien zusammen. Alle Mitarbeiter sind am therapeutischen Prozess beteiligt. Dies soll auch durch ein gemeinsames Dokumentationssystem unterstrichen und vereinfacht werden.

Therapeutisches Team	Kompetenzbereich
Stationsleitung	Organisation des Pflegebereichs Organisation einer gruppenübergreifenden Zusammenarbeit
Pflegeteam	Bezugs- und Bereichspflege am Pat. Umsetzung therapeutischer Programme
Ärztin/Arzt	Diagnostik und Therapie Gesamtverantwortung für den Patienten
Psychologin/ Psychologe	Diagnostik und Therapie Psychologische und soziologische Programme
Therapeuten: ET, AT, Gestaltungs-, Sozio-, Musik-, Kunst-, Physio-, Sport-, Tier-, Reittherapie	Beschäftigung und Interessen fördern Aktivierung und Arbeitsfähigkeit fördern Körperliche Fitness Ausdrucksmöglichkeiten fördern Zugang zu Emotionen fördern und unterstützen

Therapeutisches Team	Kompetenzbereich
Sozialpädagogen	Sozialversicherungsrechtliche Hilfe Wiedereingliederung in Lebensgemein-schaften Wiedereingliederung in das Arbeitsleben Wohnungsfragen
Reinigungsdienste Stationshilfen	Zusammenarbeit mit Patienten bei Stati-onsarbeiten
Seelsorger	Religiöse Bedürfnisse des Patienten

Tab. 1.3 Mitglieder und Kompetenzbereich.

Entscheidungen einzelner Teammitglieder sind mit dem gesamten Team zu besprechen. Die Fachkompetenz der einzelnen Berufsgruppen bleibt unangetastet. Bei Teambesprechungen herrscht vor allem ein demokratischer Geist. Dies bedeutet für das einzelne Teammitglied, dass es seine Forderungen an das Team ausreichend erklärt und sie transparent macht, aber auch, dass jedes Teammitglied seine Forderungen begründen muss. Die Stellungnahme jedes einzelnen ist erwünscht, in vielen Fällen sogar unabdingbar erforderlich. Kritik ist nur in konstruktiver Weise zulässig.

Das therapeutische Team ist als Ganzes an der Entwicklung eines Stationskonzeptes beteiligt. Jedes Teammitglied muss Gelegenheit haben, seine Erwartungen und Befürchtungen vorzustellen. Gemeinsame Beschlüsse und Absprachen des Teams sind von allen Teammitgliedern zu respektieren. Ist dies in Einzelfällen nicht möglich, sollte das Problem in einer Teamsupervision zur Sprache gebracht werden.

Die allgemeinen Ziele und Grundlagen der psychiatrischen Krankenpflege sind im Pflegeleitbild sowie in den Qualitätsmerkmalen der psychiatrischen Pflege festgeschrieben. Hier finden Sie die Basiskriterien an denen sich Ihre Pflegearbeit messen lassen muss. Da jeder einzelne Pflegende für seine Pflegequalität im vollen Umfang verantwortlich ist, besteht auch die generelle Verpflichtung zur selbstkritischen Kontrolle. Das Bild des einzelnen Pflegenden ist für Patienten und Besucher das Bild der Pflegenden eines Hauses schlechthin.

1.11 Pflegemodelle

Bei Kontakten mit Pflegenden aus anderen Häusern werden wir immer wieder nach der Pflegetheorie, die unseren Pflegestandards zugrunde liegt, gefragt. Wie wir wissen und zu hören bekommen, befriedigt unsere ehrliche Antwort nicht immer. Die Antwort ist nämlich: Wir arbeiten nicht nach einer bestimmten Pflegetheorie, sondern ggf. nach mehreren.

Vielmehr ist unser Pflegeverständnis auf der Grundlage mehrerer Pflegetheorien aufgebaut und wir sehen auch keine Möglichkeit zu anderem Vorgehen. Der pflegerische Umgang mit psychisch kranken Individuen macht es nach unserem Verständnis unmöglich, mit nur einer Pflegetheorie oder besser gesagt, einem konzeptionellem Pflegemodell zu arbeiten. Wir hätten das Gefühl, dass wir uns bei einer Entscheidung auf ein Modell nicht nur Vorteile, sondern auch wesentliche Nachteile einhandeln würden. Psychiatrische Pflege muss mit einem hohen pragmatischen Anteil eines Pflegeverständnisses ausgestattet sein, wenn sie im Einzelfall greifen soll. Wir sehen daher die konzeptionellen Pflegemodelle als Werkzeuge an, aus denen wir je nach Fall das vermeintlich wirksamste herausgreifen.

Wir sind auch der Meinung, dass wir damit dem Patienten in wesentlich besserer Weise gerecht werden können, als dies bei der Festlegung auf nur ein Modell der Fall wäre. Trotzdem sind natürlich Schwerpunkte für unser Pflegeverständnis erkennbar, die Anleihe bei den konzeptionellen Modellen genommen haben. Herausgreifen möchten wir die Interaktionsmodelle – allen voran das Peplausche Modell – die für viele Pflegemomente in der Psychiatrie wie geschaffen sind. Dies gilt für weite Bereiche der Suchtkrankenpflege, der akutpsychiatrischen und der forensischen Pflege. Auch die gerontopsychiatrische Pflege und ihre Pflegestandards bauen häufig auf Interaktionsmodellen auf. Wir glauben feststellen zu können, dass in allen Pflegebereichen, in denen die medikamentöse Therapie nicht im Vordergrund steht, sondern das Gespräch, interaktive Theorien die pflegerische Basis sind. Unsere Anleihen stammen daher aus den Konzepten von Peplau und Orlando. Wir sahen auch kein Problem darin, in den Pflegestandards zwei oder mehr Konzepte miteinander zu verquicken. Vielmehr ging es uns immer darum, auf die vielfältigen Facetten eines Individuums auch mit einem vielfältigen Pflegespektrum zu reagieren und verschiedene Ansätze oder Perspektiven umsetzen zu können.

Doch käme man bei ausschließlicher Anwendung des Interaktionsmodells, z. B. bei der Pflege des prädeliranten Patienten und bei der Pflege von Huntington-Patienten, auch schnell an sichtbare Grenzen. Hier ist ein Wechsel im Pflegekonzept notwendig, wenn man den Patienten bestmöglich versorgen möchte. In den genannten Beispielen tritt an die Seite des Interaktionsmodells häufig auch ein Bedürfnismodell im weitesten Sinne. Dies bedeutet aber nicht, dass wir das Interaktionsmodell vollständig verlassen, sondern um die Möglichkeiten der Bedürfnisorientierung erweitern. Wir zählen auch die Ropersche Pflegetheorie zu den letztgenannten Theorien, obwohl sie ihr Modell als Lebensmodell verstanden wissen will. Doch die Einbeziehung der Lebensaktivitäten ist nach unserem Verständnis eben auch bedürfnisorientiert. Andererseits haben wir auch bei Orem und ihrem „Selbstpflegemodell" viele Anleihen genommen, da sie ja besonders praxisorientierte Vorgehensweisen und Ansätze anbietet. Zudem ist das Selbstpflegedefizit bei manchen psychiatrischen Krankheitsbildern sehr ausgeprägt. Bei demenziellen Erkrankungen oder ähnlichen Krankheitsbildern sind hier aber auch schnell Grenzen erreicht.

Gerade in der Pflege von Schwerkranken und gerontopsychiatrischen Patienten mit multimorbiden Prozessen spielt die Bedürfnisorientierung eine fundamentale Rolle für die Pflege. Da in der gerontopsychiatrischen Pflege aber auch die „validierende Pflege" sehr wirkungsvoll sein kann, kommen wir also auch hier nicht ohne eine interaktive Denk- und Handlungsweise weiter. Dies soll als Beispiel und Begründung unseres pragmatischen Denkens und Handelns gelten und als Erklärung, warum es uns unmöglich schien, uns auf nur ein „Modell oder Konzept" festzulegen.

Zuletzt sei noch darauf hingewiesen, dass auch Ergebnismodelle in unsere Denkweise eingeflossen sind. In den Texten zur Einführung unserer Pflegestandards, in unserer Einstellung zum Patienten und unserer Sichtweise des Patienten werden aufmerksame Leserinnen und Leser auf Zusammenhänge stoßen, die hier Anleihen genommen haben. Ergebnismodelle sind nach unserem Verständnis konzeptuelle Ideen, die vor allem die Sichtweise des Pflegenden beim Welt- und Menschenbild beeinflussen, aber nicht immer in der pflegerischen Handlung sichtbar werden. Sie können aber sehr wohl hilfreich sein, bei der Erfassung des Krankheitsgeschehens aus der Sicht des Patienten und generell. Daher sind sie für ein ganzheitliches Denken unabdingbar.

Im Übrigen sehen wir unseren Pragmatismus auch durch folgende Aussage bestätigt:

G. McFarlane (1986): „Wenn ich über die Probleme eines Patienten nachdenke, benutze ich zu Beginn häufig ein Interaktionsmodell, um dann zu einem Entwicklungskonzept zu wechseln. Möglicherweise lande ich dann bei einem Adaptionsmodell oder einer Systemanalyse. Ich benutze ein Modell und lege es beiseite, so wie ein Ingenieur oder Zimmermann unterschiedliche Werkzeuge für unterschiedliche Aufgaben benutzt."

2 Einführung von Pflegestandards

Im folgenden Abschnitt werden in kurzgefasster Form verschiedene Bereiche und Aspekte der Arbeit mit Pflegestandards beschrieben. Darüber hinaus werden Merkmale verschiedener Arten von Standards dargestellt sowie ihre Möglichkeiten und Grenzen. In weiten Teilen wird die Einführung von Pflegestandards exemplarisch an der Einführung der Standards in unserem Haus, dem Krankenhaus Taufkirchen, dargestellt.

2.1 Arten und Hierarchie von Standards

Die Kenntnis verschiedener Standardarten und ihrer Hierarchie ist Voraussetzung für den Umgang mit Standards.

Universalstandards
In dieser Kategorie finden sich übergreifende Richtlinien, die wesentlich in die nachfolgenden Standardbeschreibungen einfließen und deren Gerüst bilden. Dies wird bei folgenden Beispielen erkennbar: Leitlinien, Institutionsleitbild, Formulare, Qualitätsdefinition, Qualitätsstufendefinition, Pflegeleitbild oder Pflegephilosophie (☞ Kap. 1 Grundlagen psychiatrischer Pflege).

Richtlinien-, Strukturstandards
Beziehen sich auf das Management, die Qualifikation, Forschung und klinische Besonderheiten. Im wesentlichen enthalten sie Zielbeschreibungen für zeitlich begrenzte Abschnitte oder auf Dauer.
Richtlinienstandards gibt es auch in Form von Strukturstandards, z. B. bei Merkmalen einer beschützenden Station, Bezugspflege, Aufnahmesituation, Fixation.

Handlungsorientierte Standards, Prozessstandards
Enthalten nach unserem Verständnis Aspekte, die sich auf die unmittelbare Pflege von Patienten beziehen, z. B. Pflegerischer Umgang mit individuellen Problemen und Ressourcen des Patienten. Hierzu können u. a. symptombezogene Probleme wie: Orientierungsstörungen, Ichstörungen, oder Sinnestäuschungen gehören. Die überwiegende Anzahl unserer Pflegestandards fällt unter diese Kategorie.

Ergebnisstandards
Schreiben die erwarteten Arbeitsergebnisse und Arbeitsziele fest. Damit drücken sie eine Erwartungshaltung an die Qualität der zu leistenden Arbeit aus. Als Beispiele sind hier vorstellbar: Definition von Patienten- und Angehörigenzufriedenheit, Mitarbeiterzufriedenheit, Belegung, Verweildauerkürzung.

2.2 Kriterien für Standards

Gültigkeit
Standards müssen verbindlich sein. Ihre Anwendung ist zwingend.

Präzision
Die Formulierung der Standards muss eindeutig und unmissverständlich sein.

Richtlinie
Obwohl Standards verbindlich sein müssen, müssen sie regelmäßig überprüft werden, um bei neueren Erkenntnissen umgehend aktualisiert zu werden. Deshalb haben sie „nur" Empfehlungscharakter, da nicht gewährleistet werden kann, dass sie immer auf dem allerneusten Stand sind.

Evaluation
Jeder Einzelstandard bedarf der speziellen Kontrolle bezüglich seiner Anwendbarkeit und Wirksamkeit und ist damit einer fortwährenden Evaluation unterworfen.

Abstufung
Ein Standard kann gestufte Abschnitte haben (bei Problemen, Zielen und Maßnahmen) in Abhängigkeit von der Entwicklung des Krankheitsbildes oder Pflegeproblems des Patienten.
Pflegestandards sind zentrale Elemente jeglicher Pflegequalität. Sie erzeugen Qualität und sichern sie auch.

2.3 Anforderungen an einen handlungsorientierten Standard

Was sollte ein handlungsorientierter Standard leisten?
Er muss:
*   Eine Definition seines Inhalts geben: Es muss klar sein, worum es im Standard geht und bei welchen Patienten oder Problemen er angewandt werden soll oder kann.

- Eine Indikation angeben: Es müssen Zustände oder Ereignisse vorliegen, die die Anwendung des Standards indizieren.
- Zielangaben und Häufigkeit der Maßnahmen enthalten: Was will ich mit seiner Anwendung erreichen? Wie oft und was muss ich tun, um den gewünschten Effekt zu erzielen?
- Das benötigte „Material" aufzählen: Da „Material" in der speziellen psychiatrischen Pflege meist von untergeordneter Bedeutung ist, sind hier vor allem Fertigkeiten (z. B. Gesprächsführungskompetenz) im Umgang mit dem Patienten gemeint.
- Das Vorgehen beschreiben: Der Handlungsablauf sollte in einer sinnvollen Reihenfolge dargestellt sein. Für eventuelle Hemmnisse können genannte Alternativen angewandt werden.
- Sollte auf Kontraindikationen eingehen: Auch pflegerische Handlung kennt Kontraindikationen. So können bestimmte Pflegemaßnahmen nur unter besonderen Bedingungen stattfinden.

2.4 Die Sicherung der Pflegequalität unter Einsatz von Pflegestandards

Die Sicherung der Pflegequalität vollzieht sich in drei Bereichen: Die Qualität einer Maßnahme muss zuerst geplant und umgesetzt werden, anschließend erfolgt die Beurteilung ihrer Wirkung. Erst ein befriedigendes Ergebnis wird gesichert und kann damit zum Standard werden. Pflegestandards greifen in idealer Weise in jeden dieser Bereiche ein:

Qualitätsplanung
Hier werden die erwünschten Qualitätsmerkmale geplant und definiert, außerdem müssen die erforderlichen Mittel (institutionelle Ressourcen) zur Verfügung stehen. Erst diese ermöglichen, dass Qualität entstehen kann. Diese Bedingungsfelder müssen fortlaufend neu überprüft und stabilisiert werden:
Rahmenziele, Krankenhausziele, Stationsziele, Pflegemodelle, Standards, Qualität und Quantität der Personalausstattung, Fort- und Weiterbildung.
Pflegestandards finden also in der Qualitätsplanung den ersten Berechtigungsansatz

Qualitätsbeurteilung
Das A und O der Qualitätsbeurteilung ist die Qualitätsmessung. Man braucht also einen Bezugsrahmen, eine „Messlatte" und einen Verantwortlichen, der für die Qualitätsbeurteilung zuständig ist, sowie flexible und feste Zeitabstände für die Messung.

Schlagworte sind hier:
Controller, Controlling, Qualitätskontrolle oder besser Qualitätsmanagement.
Zu beachten ist, dass Kontrolle und Beurteilung immer nach rückwärts gerichtet sind, da es dazu einen Gegenstand zur Beurteilung braucht. Controlling und Qualitätsmanagement gehen aber einen Schritt weiter, indem sie nicht nur nach hinten blicken, sondern die unbefriedigenden Ergebnisse analysieren und durch neue Konzepte und Modelle vorantreiben und verbessern.
Pflegequalität zu messen ist ohne einen brauchbaren Vergleichsmaßstab nicht möglich. Pflegestufen und Pflegestandards sind Vergleichsmaßstäbe und damit Messinstrumente.

Qualitätslenkung
Man muss wissen, dass vorhandene und entstandene Qualität keine bleibende Erscheinung ist, sondern durch ständigen Einsatz erhalten wird. Nur kontrollierte und gelenkte Qualität hat bleibenden Charakter. Die Hauptaufgabe der Lenkung besteht immer in der Motivation der Mitarbeiter, denn Qualitätssicherung ist nur möglich, wenn jeder einzelne Mitarbeiter daran aktiv beteiligt wird. Qualitätslenkung ist daher eine Aufgabe der obersten Leitung, im Pflegebereich also der Pflegedirektion, aber auch der nachgeordneten Leitungsebenen. Die Qualitätslenkung fordert auch das Deutsche Institut für Normung.
Lenkung und Motivation der Mitarbeiter muss zielgerichtet sein. Pflegestandards enthalten deshalb Zielangaben.

2.5 Arbeitskreis Qualitätssicherung in einem Krankenhaus

Nachdem Qualität vor Ort, das heißt am Krankenbett, erbracht werden muss, müssen die Stationsmitglieder in die Qualitätssicherung eingeschaltet werden, am besten in kleinen Qualitätszirkeln. In ihnen werden an der Basis Qualitätsprobleme erkannt, formuliert und sofern möglich, gelöst. Hier kommt auch das meist viel zu wenig genutzte Kreativitäts- und Problemlösungspotential der Mitarbeiter zum Einsatz.

Nach Tobias Kaltenbach (Melsungen 1991: Qualitätsmanagement im Krankenhaus) gelten für einen Qualitätszirkel folgende Merkmale:
- Auf Dauer angelegt
- Kleingruppen
- In der Mitarbeit einer hierarchischen Ebene
- Mit einer gemeinsamen Erfahrungsgrundlage
- In regelmäßigen Abständen
- Auf freiwilliger Basis zusammenkommen

- Themen des eigenen Arbeitsbereichs zu analysieren
- Unter Anleitung eines geschulten Moderators
- Mit Hilfe spezieller, erlernter Problemslösungs- und Kreativitätstechniken
- Lösungsvorschläge zu erarbeiten und zu präsentieren
- Vorschläge selbständig oder im Instanzenweg umzusetzen
- Ergebniskontrolle vornehmen
- Gruppe ist als Bestandteil in den organisatorischen Rahmen des Qualitätszirkelsystems eingebunden und unterhält zu den anderen Elementen kommunikative Beziehungen.

Natürlich geht dies nicht ohne Kosten. Aus der Wirtschaftsforschung ist aber hinlänglich bekannt, dass Kosten für ein effizientes Qualitätsmanagement in jedem Fall wirtschaftlich sind und mittelfristig bereits anderweitige Mittel einsparen.

Beachten Sie auch: Es waren wirtschaftliche, nicht humanitäre Gründe, die zur Verbesserung der Produktionsbedingungen und zur Emanzipation der Arbeitnehmer führten. Für Dienstleistungsunternehmen, also auch für Krankenhäuser, gelten dieselben Regeln. Das umso mehr, als das Verhalten und die Leistung Einzelner die Qualität der Dienstleistung direkt beeinflussen.

Mit anderen Worten: Wenn schon anfangs wirtschaftliche Gründe dahinterstanden, kann es nicht eine Frage der Kosten sein, sondern eine Frage der Wirtschaftlichkeit, Qualitätszirkel zu gründen. Maximal motivierte Mitarbeiter bringen maximale Leistungen in einem optimalen Betriebsklima. Ein Ziel der Qualitätssicherung ist damit auch, das „Wir-Gefühl" (Corporate Idendity) der Mitarbeiter zu erzeugen.

2.6 Kriterien für den Standardeinsatz

Welche Standards sind in der Psychiatrie wünschenswert? Derzeit gibt es im deutschsprachigen Raum kaum Pflegestandards mit psychiatrischem Inhalt. Die wenigen Beispiele, die man findet, beschäftigen sich meist mit organisatorischen und strukturellen Inhalten, z.B. Standards zur Aufnahmesituation, zur Fixation, zu Tagesstrukturen usw. Andere nehmen die „Aktivitäten des Täglichen Lebens" von Juchli zur Grundlage, die aber bei den komplexen psychiatrischen Problemen meist nicht genau genug sind.

Für die praktische, psychiatrische Pflege fehlen vielfach eindeutige Planungs- und Handlungshinweise. Die Pflegenden in der Praxis wünschen sich aber Antworten, z.B. auf folgende Fragen:

- Was mache ich, wenn ich eine Beziehung zu einem Patienten aufbauen will?
- Wie reagiere ich auf Beschimpfungen und Aggressionen eines Patienten?

- Wie verhalte ich mich, wenn mich ein Patient in seinen Wahn einbindet?
- Auf welche Gefahrenquellen in der Gesprächsführung habe ich zu achten?
- Wie stelle ich es an, mit einem autistischen Patienten in Kontakt zu kommen?
- Wie reagiere ich auf einen Patienten mit Zwangshandlungen oder Zwangsgedanken?
- Wie beeinflusse ich einen Patienten, um ihn von seinen Suizidüberlegungen abzubringen?
- Wie kann ich einem Patienten helfen, aus seiner Depression herauszukommen?
- Wie weit darf Pflege bei der Desensibilisierung des Patienten gehen?
- Wie beeinflusse ich einen somnolenten Patienten?

Die üblichen Antworten auf solche Fragen weichen nicht nur auf ärztliche Maßnahmen aus, sondern ziehen auch viele pflegerische Maßnahmen nach sich. Aber woraus besteht hier unsere Pflege? Warum tun wir dieses oder jenes? Mit welchem Erfolg und welchem Ziel pflegen wir? Wann und warum ändern wir unsere Pflege? Diesen Fragen gehen wir zurzeit in Taufkirchen nach, um Antworten zu finden, Begründungen zu überprüfen und Standards abzuleiten.

Nach welchen „Standards" arbeiten wir bisher?

Die wesentliche Quelle unseres pflegerischen Tuns ist einerseits die Nachahmung von einmal erfolgreich gewesenen Strategien kompetenter und erfahrener Vorbilder in der Pflege, andererseits beobachtete Misserfolge, deren fragliche Verhaltensstrategien wir zu vermeiden suchen. Mit anderen Worten: Wir betreiben eine „Erfahrungspflege" und sind uns dessen fundamental nicht bewusst. Ohne sie jemals als standardisierte Pflege gesehen zu haben, hatte diese Pflege doch erhebliche Fragmente einer Standardpflege. Eines ihrer Hauptmerkmale war die generell mündliche bzw. praktische Form. Schriftliche Pflegeanweisungen gab es dazu nicht. Damit entzog sie sich der Messbarkeit und der gleichbleibenden Kontinuität.

Eine zweite Säule unserer Pflege besteht im engen Kontakt zu Ärzten, deren Aussagen und Entscheidungen und nicht zuletzt deren Vorbild, im Umgang mit Patienten.

Letztendlich besteht eine dritte Säule in unseren eigenen Erfahrungen, im positiven wie im negativen Sinn. Wir lassen uns hier von unseren Beobachtungen und Intuitionen leiten, ziehen oft weitreichende Schlüsse aus dem erzielten Effekt und räumen den daraus resultierenden Ergebnissen einen hohen Rang ein. Schließlich geht kaum etwas über die selbst erlebten Erfolge, Empfindungen und auch Enttäuschungen hinaus. Dies ist selbstverständlich auch oft kritisch zu bewerten, da die Erfahrungen in hohem Maße subjektiv sind.

2.7 Standards zur Optimierung der Pflege

Der Umgang mit Standards macht Mitarbeiter auf viele der oben beschriebenen Probleme aufmerksam. Die Sensibilität für bestimmte Worte und Formulierungen wird in der Standardarbeit gesteigert. Das aufmerksame Lesen von Standards, die Entscheidung bei der Standardauswahl, das Gespräch im Stationsteam und die Besprechung der Pflegeplanung mit dem Patienten verbessern das notwendige professionelle Feingefühl. Standards sind „Soll-Beschreibungen", an denen sich die tatsächlich geleistete Pflege messen lassen muss. Es ist daher nur konsequent, wenn sich die Pflegearbeit bereits in der Planungsphase am Standard orientiert. Dadurch wird jedem Mitarbeiter schnell bewusst, wie stark Standards die Pflege beeinflussen. Sie schaffen dies durch ihre Wirkung auf die Bewusstseinsebene, den Umfang der geforderten Handlungen, die Vergleichbarkeit mit der „Ist-Pflege", ihre Kontrollmöglichkeit, sie als Maßeinheit zu verwenden, ihre vielseitige Einsetzbarkeit, die fortwährend notwendige Auseinandersetzung mit ihnen und ihre unabdingbare Aktualität.

Darüber hinaus sind Standards in nahezu allen pflegerelevanten Tätigkeiten als Hilfs- und Kontrollmittel einzusetzen, z.B. bei der Pflegeplanung, Qualitätskontrolle, Schüleranleitung, Einarbeitung neuer Mitarbeiter, Pflegevisite, Pflegefallbesprechung und in vielen weiteren Fällen.

Somit kann festgestellt werden, dass es kein vergleichbares Arbeitsmittel in der Pflege gibt, das umfangreicher und arbeitssparender eingesetzt werden kann, um Pflegequalität zu beschreiben, zu erzeugen und zu sichern.

Hier liegt sowohl eine Ressource für unser Handeln als auch das Hauptproblem unserer Pflege.

Viele unserer Aufgaben erledigen wir, weil es für uns selbstverständlich ist, es so zu tun und nicht anders. Aufgrund unserer Erfahrungen sind wir so überzeugt von unserem Handeln, dass wir keinen Anlass zur kritischen Betrachtung sehen. Dies behindert die Möglichkeit, nach anderen Lösungsstrategien zu suchen. Mitunter verhindert man sogar das Erkennen und den Vergleich der Lösungsstrategien, die in unserer Umgebung ständig angewandt werden, weil wir keinen Bedarf an neuen Lösungsstrategien verspüren und sie unbewusst auch nicht wollen. Dies bedeutet auch, neue Erfahrungen und evtl. Enttäuschungen sammeln zu müssen, gewohntes und überschaubares Handeln gegen ungewohnte Handlungen und evtl. unbekannte Konsequenzen einzutauschen und ein Stück berufliche Identität und berufliches Selbstverständnis aufzugeben. Wer stellt sich oder sein Tun schon gerne in Frage?

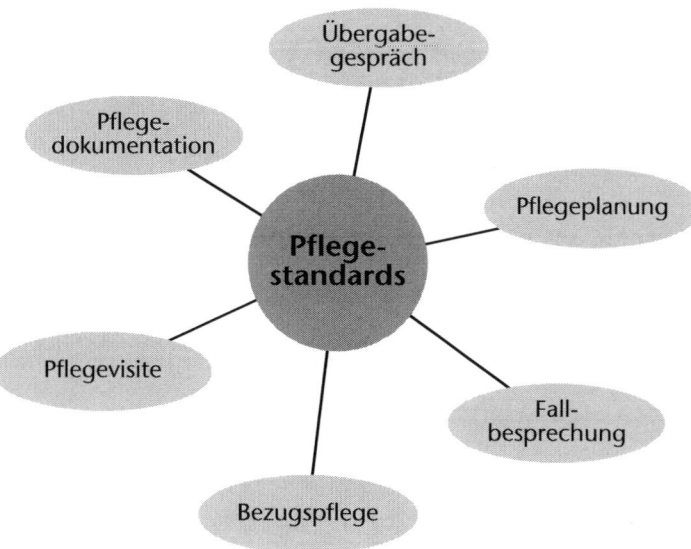

Abb. 1.1 Platzierung der Standards im pflegerischen Qualitätsmanagement.

Bedingungen für die Wirksamkeit von Pflegestandards

Um optimale Wirkung der Pflegestandards zu erzielen, sind verschiedene Bedingungen zu beachten:

- Ein Pflegestandard muss auf institutionelle Ressourcen abgestimmt sein. Daher ist es sinnvoll, dass jedes Haus oder in bestimmten Fällen einzelne Stationen eigene Standards erarbeiten.
- Jeder Pflegestandard muss an einer Pflegequalitätsstufe und am selbstdefinierten Pflegeleitbild orientiert sein. Für unsere Standards gilt die Qualitätsstufe 2, „angepasste oder adäquate Pflege".
- Pflegestandards müssen allen Mitgliedern des Pflegeteams bekannt sein. Dies setzt voraus, dass zumindest anfangs innerbetriebliche Fortbildungen zur Arbeit mit Pflegestandards angeboten werden.
- Wird mit Pflegestandards gearbeitet, müssen sie für alle pflegerischen Mitarbeiter die verbindliche Grundlage für Pflege sein. Standards fließen in alle Bereiche des Pflegeprozesses ein.
- Pflegestandards setzen bestimmte institutionelle Ressourcen voraus. Sie betreffen personelle und räumliche Faktoren ebenso wie organisatorische und strukturelle Festlegung. Pflegestandards müssen mit den vorhandenen Mitteln umsetzbar sein.

2.8 Bedeutung von Pflegestandards im Rahmen des Qualitätsmanagements

- Sie verlangen nach Beschreibungen von Pflegehandlungen: Vorgehensweise, Maßnahmen, Anwendungskriterien.
- Sie machen Pflegehandlungen nach Qualitätskriterien erkennbar: Pflege ist nach dem Stufenmodell für Pflegequalität auszurichten.
- Sie sichern bei konsequenter Anwendung ein definiertes Qualitätsniveau: Pflege kann sich selbst kontrollieren durch Ist-Soll-Vergleich mit dem Standard.
- Sie erleichtern die Einarbeitung neuer Mitarbeiter/innen und Schüler/innen: Pflegemaßnahmen können nachgelesen werden.
- Sie erleichtern die Erstellung von Pflegeplanungen: Die Schritte der Pflegeplanung (Probleme/Ressourcen – Ziele – Maßnahmen) sind im Standard exemplarisch dargestellt.
- Sie schlagen realistische und handlungsorientierte Pflegeziele vor: Pflegezielformulierungen werden häufig als schwierig empfunden.
- Sie stellen eine verbindlichen Qualitätsmaßstab dar: Beschreibung des Sollzustands der durchzuführenden Pflege.
- Sie stellen ein wichtiges Führungsinstrument für Pflegeverantwortliche dar: Erwartungen der Pflegeverantwortlichen sind definiert und festgelegt.

2.9 Umsetzung und Sicherung der Standards in der Praxis

Der Einsatz von Pflegestandards auf einer Station wird wie vieles Neue meist skeptisch betrachtet. Einige hoffen, dass sie „Eintagsfliegen" sind, die schnell wieder aus der realen Alltagswelt verschwinden. Andererseits gibt es auch Pflegekräfte, die sich mit den Neuerungen identifizieren und diese wollen. Deshalb ist eine klare Aussage der Pflegedirektion notwendig. Am sichersten und angemessensten ist eine Dienstanweisung, die zur Arbeit mit Pflegestandards verpflichtet. Dies allein genügt jedoch nicht, sondern erfordert noch weitere Entscheidungen.

In unserem Hause, dem BKH Taufkirchen, wurde anfangs folgender Weg beschritten: Information der monatlichen Stationsleiterrunde: Dies umfasst die grundlegende Information über die Arbeit mit Standards, die Vorstellung und Besprechung aller Pflegestandards, eine erste Durchsicht, Rückmeldung und die Übergabe korrigierter Standards für die Standardsammlung der Stationen. Die Stationsleitungen hatten im Auftrag der Pflegedienstleitung die Mitarbeiter auf die neuen Pflegestandards hinzuweisen und diese mit ihnen zu besprechen. Die Mitarbeiter waren gebeten, die Standards zur Kenntnis zu nehmen und in ihre Arbeit einzubeziehen.

Standardbegleiter

Weil bei der Arbeit mit Pflegestandards selbstverständlich auch Verständnisprobleme und Wissensdefizite aufgetreten sind, war es ratsam, eine/n engagierte/n Mitarbeiter/in auf jeder Station als „Standardbegleiter" zu beauftragen. Die Auswahl dieser Standardbegleiter sollte auf freiwilliger Basis erfolgen. Die Aufgaben dieser Ansprechperson vor Ort müssen in einer Fortbildung erarbeitet werden. Zu diesem Schritt hat sich unsere Pflegedienstleitung auf Bitte der „AG Pflegestandards" (Arbeitsgruppe Pflegestandards) entschlossen. Die Standardbegleiter führten eine offizielle Umfrage durch, in dem die Defizite im Wissen um die Pflegestandards erkennbar wurden.

Die Schulung der Standardbegleiter wird von Mitgliedern der „AG Pflegestandards" durchgeführt und soll in regelmäßigen Zeitabständen erfolgen. Hier wird auf einen gleichmäßigen Aktualitätsstand in allen Standardordnern geachtet, Anregungen zur Evaluation aufgegriffen, diskutiert und evtl. umgesetzt. Die „Standardbegleiter" lernen an konkreten Beispielen aus ihrer Praxis den Umgang mit dem Stichwortverzeichnis und die Übertragung der Standardtexte auf die individuelle Pflegeplanung.

Ausserhalb der Station arbeiten die „Standardbegleiter" mit der „AG Pflegestandards" zusammen. Sie übermitteln die Erfahrungen bei der Umsetzung und Anwendung der Standards, machen auf Schwachstellen und Formulierungsprobleme aufmerksam, geben Anregungen zu neuen Standards und erhalten die neuen Pflegestandards zur Weiterleitung an die Stationen. Kontakte finden sowohl in regelmäßigen Abständen (alle zwei Monate) oder bei aktuellem Anlass statt. Die Zeiten der regelmäßigen Treffen der „AG Pflegestandards" sind den Standardbegleitern bekannt. Regelmäßige Mitarbeit der Standardbegleiter in der Arbeitsgruppe ist ausdrücklich erwünscht.Die Aufgabe der „Standardbegleiter" auf der Station umfasst folgende Teile: Ordnung im Standardhandbuch halten; Einführung neuer Mitarbeiter/innen und Schüler/innen in die Nutzung der Pflegestandards; Bewertung des Ist-Zustandes der Pflege im Vergleich zu den Merkmalen des Pflegestandards; Unterstützungsangebote an Mitarbeiter/innen zu machen, die Schwierigkeiten beim Arbeiten unter Verwendung von Pflegestandards haben; Pflegeplanung und Dokumentation unter Beachtung der Pflegestandards überwachen und gegebenenfalls nachbessern. Auch können Mitglieder der „AG Pflegestandards" jederzeit hinzu gerufen werden. Daraus ist zu ersehen, dass „Standardbegleiter" einen wichtigen Platz im pflegerischen Qualitätsmanagement einnehmen.

Die Pflegedirektion und die Stationsleiterrunde wird in regelmäßigen Abständen über die Rückmeldungen der Standardbegleiter in Kenntnis gesetzt und in Entscheidungen eingebunden. Dies hatte 1998 auch zur Folge, dass das pflegerische Jahresmotto den Titel „Standardumsetzung" erhielt.

Mittlerweile sind die Standards bei uns im BKH Taufkirchen schon viele Jahre eingeführt und eingeübt. Sie sind heute allen Mitarbeitern bekannt. Neue Mitarbeiter werden eingewiesen und angeleitet.

2.10 Aufbau und Form der Pflegestandards

Standards sind weitgehend nach einem Schema aufgebaut, damit der Leser bereits nach kurzer Einarbeitungszeit weiß, wo er die benötigten Informationen findet.

Pflege-/Patientenprobleme und Ressourcen

- Auswirkungen eines Symptoms auf den Patienten bzw. sein Verhalten
- Auswirkungen des Problems auf die Pflegearbeit
- Hinweis auf erhaltene Ressourcen und deren Nutzbarkeit.
- Soweit notwendig und möglich, werden hier unterschiedliche Ausprägungsstufen eines Symptoms zeilenweise bzw. gestuft dargestellt. Dies soll die Auswahl des Standards erleichtern
- Ressourcen sind überwiegend individueller Natur und deshalb nur selten hier zu finden.

Pflegeziele

- Soweit es uns sinnvoll erschien ist, wurde hier ein allgemein gehaltenes, fundamentales Pflegeziel beschrieben. Das Ziel gilt als allgemeines Richtziel, das angestrebt werden soll.
- Fernziel: Es dient der grundsätzlichen und allgemeinen Orientierung. Es wird in der Regel nicht während des Krankenhausaufenthalts erreicht werden können.
- Nahziel: Hier befindet sich meist eine Formulierung aus Sicht des Patienten, die als überprüfbare Zielangabe beschrieben ist.

Pflegemaßnahmen und Hinweise

Die beschriebenen Pflegemaßnahmen und Hinweise weichen in ihrer Form und ihrem Aufbau relativ stark voneinander ab. In den meisten Fällen sind sie in gestufter Form bzw. in einer uns vernünftig erscheinenden Reihenfolge geschrieben.

- Maßnahmen zur Krankenbeobachtung,
- Maßnahmen der Pflege, evtl. mit Angaben zur Häufigkeit und zum Zeitpunkt, gelegentlich auch mit Hinweisen zur speziellen Qualifikation der Pflegeperson,
- Sicherungsmaßnahmen zum Schutz von Patienten, Mitpatienten oder Pflegepersonal, Warnhinweise im Umgang mit dem Krankheitsbild und Querverweise zu anderen Standards,
- Dokumentationshinweise,
- Hinweise auf einige abteilungsübergreifende Pflegestandards oder Übungsprogramme sowie auf Querverbindungen.

Teil II

Psychiatrische Pflegestandards

1 Symptombezogene Pflegestandards

Das Kapitel symptombezogene Pflegestandards beinhaltet zu allen psychopathologischen Störungen Standards, so dass sie in Form von „Bausteinen" bei den verschiedensten psychiatrischen Krankheitsbildern eingesetzt werden können. Dies war uns wichtig, weil in der Praxis die verschiedensten Symptome häufig völlig unerwartet mit unterschiedlichen Krankheitsbildern auftreten.

1.1 Orientierungsstörung

1.1.1 Orientierungsstörung – örtlich

Vorkommen: senile und präsenile organische Psychosen (Demenz vom Alzheimertyp, Multiinfarktdemenz), Alkoholpsychosen (Delir, Korsakow-Syndrom), posttraumatisch, Intoxikationen, Verwirrtheitszustand, Minderbegabung u.a.

Pflegeziele

Fernziel: Patient ist nach einer Zeit der Umstellung und Anpassung wieder örtlich orientiert.

Nahziel:
- Patient findet bis zum Ablauf der Woche sein Zimmer (Bett) alleine.
- Patient findet sich nach einer Woche alleine auf der Station (im Krankenhaus/Gelände) zurecht.

Pflegemaßnahmen und Hinweise

Allgemein:
- Kontrolle seiner Wahrnehmungsfähigkeiten und seiner ansonsten verwendeten Hilfsmittel (Brille, Hörgerät, Gebärdensprache, Gehstöcke usw.)

Patient weiß nicht, wo er sich befindet und hat wegen Milieuwechsel, z.B. Krankenhauseinweisung, Schwierigkeiten sein Zimmer, sein Bett zu finden.

Ressource:
- Patient ist mobil.
- Patient kann sehen.

Speziell:

- Orientierungshilfen durch den Patienten selbst aussuchen und gestalten lassen: Gegenstände aus seinem Alltag/Besitz, Fotografien, selbst gemalte Namensschilder oder Farbsymbole.
- Auswahl von passenden Übungen aus dem Orientierungsprogramm nach Rücksprache mit dem Patienten oder seinen Angehörigen (evtl. nach einem Stufenplan geordnet).
- Patient 3-mal täglich auffordern, sein Zimmer/Bett, wieder zu finden.
- Mit dem Patienten 3-mal täglich einen Rundgang durch die Station machen und die einzelnen Zimmer benennen und wiederholen lassen (muss individuell angepasst werden).
- Die Umgebung des Patienten erweitern auf weitere Bereiche der Station, das Haus und den Garten/Park (anfangs mit und später ohne Begleitung, nach Rücksprache mit dem Stationsarzt).

1.1.2 Orientierungsstörung – zeitlich

Vorkommen: senile und präsenile organische Psychosen (Demenz vom Alzheimertyp, Multiinfarktdemenz), Alkoholpsychosen (Delir, Korsakow-Syndrom), posttraumatisch, Intoxikationen, Verwirrtheitszustand, Minderbegabung u.a.

Patient ist zeitlich nicht orientiert. Patient weiß nicht, welche Jahreszeit, welches Datum, welches Jahr annähernd ist.

Ressource:
- Patient ist mobil.
- Patient ist interessiert.

Pflegeziele

Fernziel: Patient hat wieder ein allgemeines Zeitgefühl: Tageszeit/ Jahreszeit.

Nahziel: Patient ist nach ca. 14 Tagen orientiert und verhält sich angemessen bezüglich der Tageszeit, des Tag-Nachtrhythmus, des Jahres, der Jahreszeit.

Pflegemaßnahmen und Hinweise

Allgemein: Patient wird auf Merkmale der Natur und der Helligkeit hingewiesen, an denen sich die Jahreszeit ableiten lässt.

Speziell:

- Orientierungshilfen anbieten (Großkalender, Armbanduhr, Wecker).
- Besprechung des zeitlichen Orientierungsprogramms gemeinsam mit dem Patienten (evtl. nach einem Stufenplan geordnet).
- Patient wird täglich nach dem Aufstehen zur Stationstafel gefahren/geführt und liest die Daten laut vor.
- Patient lernt den Umgang mit der Armbanduhr.
- Patient wird bei den Mahlzeiten um die Tageszeit gefragt.
- Zeitplan mit dem Patienten erarbeiten (Tagesplan/Wochenplan).

- Nachtruhe auf den Patienten abstimmen (Einschlafrituale: Milch trinken lassen, Lesen lassen, Musik hören).
- Der Jahreszeit entsprechende Kleidung aussuchen lassen, evtl. Farb-/Typberatung.

1.1.3 Orientierungsstörung – zur Person

Vorkommen: senile und präsenile organische Psychosen (Demenz vom Alzheimertyp, Multiinfarktdemenz), Alkoholpsychosen (Delir, Korsakow-Syndrom), posttraumatisch, Intoxikationen, Verwirrtheitszustand, Minderbegabung u.a.

Patient ist zu seiner Person oder persönlichem Umfeld nicht orientiert.

Ressource:
- Patient möchte kommunizieren.

Pflegeziele

Nahziel:
- Der beeinträchtigte Mensch kommt trotz der personellen Desorientierung im Alltag zurecht.
- Patient kennt sich, seine Verwandten bzw. gute Bekannte.
- Patient kennt wichtige Beziehungspunkte zu Menschen seiner nächsten Umgebung.
- Patient soll die wesentlichsten Daten seiner Biografie zeitlich geordnet wiedergeben können.

Pflegemaßnahmen und Hinweise

- Förderung der Wahrnehmung durch basale Stimulation: bewusste Zuführung einfacher Reize wie Berührung, Druck, Reibung, Wärme, Kälte, Vibration, bekannte Stimmen, Gerüche, Musik
- Kontakt, Bezugspersonen möglichst beibehalten.
- Auf Orientierungshilfen hinweisen (eigene Fotos, Namensschilder, Zeichnungen, Gegenstände von daheim usw.).
- Trainingsprogramm zur Person (evtl. nach Stufenprogramm).
- Lebenslauf mit Jahreszahlen erstellen lassen.
- Förderung der aktiven Bewegung, insbesondere beim Ankleiden, bei der Körperpflege und der Nahrungsaufnahme sowie beim Ausscheiden.

1.1.4 Orientierungsstörung – situativ

Vorkommen: senile und präsenile organische Psychosen (Demenz vom Alzheimertyp, Multiinfarktdemenz), Alkoholpsychosen (Delir, Korsakow-Syndrom), posttraumatisch, Intoxikationen, Verwirrtheitszustand, Minderbegabung u.a.

Patient verkennt die vorgegebene Situation und handelt unangemessen, z.B.:

- Patient kleidet sich unangemessen zu festlichen Anlässen.
- Patient nimmt Nahrung gierig und unappetitlich zu sich.
- Patient erledigt seine Ausscheidungen auf dem Gang.
- Patient zieht sich im Wohnsaal (o.Ä.) immer wieder nackt aus.
- Patient sieht die Notwendigkeit der Medikamenteneinnahme nicht ein (durch mangelnde Krankheitseinsicht).
- Patient verkennt Gefahren und handelt unangemessen.

Pflegeziele

Fernziel: Patient hält gesellschaftliche und hygienische Grundregeln ein.

Nahziel:
- Patient ist sich der Notwendigkeit der Medikamenteneinnahme bewusst.
- Patient gefährdet weder sich noch andere Personen.

Pflegemaßnahmen und Hinweise

- Patient auf die unangemessene Verhaltensweise aufmerksam machen.
- Patient über richtige Verhaltensweisen informieren
- Positive und/oder negative Verstärker einsetzen, in Verbindung mit Übungsprogrammen (z.B. Tischsitten- oder Essprogramm).
- Intimsphäre rechtzeitig wahren
- Regelmäßige, gezielte Gespräche über Notwendigkeit der medikamentösen Behandlung.
- ☞ 1.12 Störungen des Sozialverhaltens
- Patient vor Unfällen und sonstigen Gefahren schützen und für eine sichere Umgebung sorgen.
- ☞ 2.4 situative Orientierungsstörung

1.2 Bewusstseinsstörungen – qualitativ/quantitativ

Unterteilung: gestörte Wachheit, Benommenheit, Somnolenz, Sopor, Koma

Vorkommen: z.B. organische Psychosen, Stoffwechselstörungen, Herz-, Kreislauferkrankungen, Sedierung/Intoxikation, Epilepsie.

Pflegeziele

Nahziel: Wichtige Informationen für den Patienten sind gesichert.

Gestörte Wachheit: Geistige Beweglichkeit ist eingeschränkt, Konzentration gestört, Aufnahmefähigkeit begrenzt, leicht ablenkbar.

Pflegemaßnahmen und Hinweise

- Gute Krankenbeobachtung auf Verhalten und Reaktionen.
- Bei der Kommunikation kurze und einfache Sätze verwenden.
- Blickkontakt beim Sprechen halten
- Mitteilungen mehrfach wiederholen.
- Offene Fragen an Patient stellen, Fragen wiederholen lassen.

- Merkhilfen (Terminplaner, Tagesplan, Klebezettel).
- Kontrolle und Dokumentation der Vitalzeichen, Reflexe, Pupillenreaktion.

Benommenheit:
- Patient ist ansprechbar, reagiert aber verzögert.
- Räumliche und zeitliche Orientierung sind lückenhaft.
- Patient handelt weitgehend geordnet.
- Aufmerksamkeit, Wahrnehmung, Denken und Merkfähigkeit sind eingeschränkt.

Pflegeziele

Nahziel:
- Sicherheit des Patienten ist gewährleistet.
- Selbstpflegekompetenz ist erhalten und gefördert.

Pflegemaßnahmen und Hinweise

- Sicherheitsmaßnahmen.
- Beaufsichtigen bei Aktivierung und Bettruhe.
- Bedarfsweise aktivierende und ergänzende Pflege durchführen.
- Patient Zeit lassen.
- Flüssigkeitszufuhr überwachen (Menge nach Absprache).
- Bewusstseinslage und Verhalten durch häufige Kontakte kontrollieren (nach Absprache).
- Gezielte aber einfache Fragen stellen, ruhig und geduldig auf Reaktionen warten.
- Dokumentation der Reaktionen des Patienten, z. B. Aufmerksamkeit, Auffassungsgabe.
- ☞ 2.1–2.4 Orientierungshilfen
- ☞ 1.3 Merk-, Gedächtnisstörung

Pflegeziele

Nahziel:
- Sicherheit des Patienten ist gewährleistet.
- Der Patient ist in allen vitalen Bedürfnissen versorgt.

Somnolenz:
- Patient ist apathisch und schläfrig.
- Patient ist nur durch lautes Ansprechen und durch Schmerzreize weckbar.
- Eigenversorgung ist weitgehend eingeschränkt.
- Kommunikation ist erheblich erschwert (Lallen, Wortfindungsstörungen, usw.).
- Denken und Handeln stimmen nicht überein.
- Patient ist teilweise inkontinent.
- Patient hat teilweise Schluckstörungen.
- Aspirationsgefahr

Pflegemaßnahmen und Hinweise

- Bettruhe und Verhalten sind engmaschig zu überwachen.
- Soweit möglich wird aktivierende Pflege durchgeführt.
- Bei Immobilität Prophylaxen mehrmals nach Absprache durchführen.
- Hilfe beim Ankleiden geben, Wäsche vorbereiten.
- Nahrungsaufnahme am Tisch versuchen (keine zu heißen Nahrungsmittel, Trennung von festen und flüssigen Nahrungsmitteln).
- Trinkmenge kontrollieren (Mindestmenge beachten).
- Regelmäßig (mind. alle 3 Std.) an Toilette erinnern und zur Toilette begleiten.
- ☞ 5.1.5. Kontinenztraining
- Kommunikationshilfen einsetzen (Bildtafeln, Musik, Berührung).
- ☞ 2.6 Sprach- und Sprechübungen
- ☞ 2.9 Kriterien eines Gesprächs

Sopor:
- Patient in einem Tiefschlaf ähnlichen Zustand.
- Patient ist bettlägerig.
- Patient kann sich nicht selbst versorgen und pflegen.
- Die Atmung ist häufig beeinträchtigt.
- Patient ist noch weckbar durch starke Schmerzreize.
- Keine verbale Kommunikation möglich.
- Schutzreflexe sind verringert.
- Teilweise oder vollständige Amnesie möglich.

Koma:
- Patient ist vollständig bewusstlos und nicht weckbar.
- Reflexe sind eingeschränkt oder erloschen.
- Patient ist pflegerisch vollständig abhängig.
- Atmung ist eingeschränkt (wird u.U. beatmet).

Pflegeziele

Nahziel:
- Patient ist vor Schäden und Sekundärerkrankungen geschützt.
- körperliche Funktionen bleiben erhalten.

Pflegemaßnahmen und Hinweise

- Patient hat absolute Bettruhe (evtl. mechanische Beschränkung). Verlegung in den Wachbereich.
- Atmung engmaschig überwachen.
- Bei Bedarf: Absaugen der Luftwege (nach Anordnung)
- Reflexe engmaschig überwachen (Schluck-, Husten-, Abwehrreflexe).
- Körperpflege und Prophylaxen durchführen.
- Mobilisierung durch passive Übungen (auch KG).
- Ernährung über Sonde o. Infusion durchführen und überwachen (dokumentieren).
- Flüssigkeitsbilanz.
- Evtl. Dauerkatheter.

Pflegeziele

Fernziel: Patient wird wieder bewusstseinsklar.

Nahziel:
- Die vitalen Funktionen sind erhalten.
- Schutz vor Sekundärerkrankungen.
- Patient atmet selbständig, Schutzreflexe sind intakt.

Pflegemaßnahmen und Hinweise

- Patient wird lückenlos überwacht.
- Rasches Handeln notwendig (Erste Hilfe): Sicherung der Atmung und des Kreislaufs durch Lagerung, evtl. Atemspende und Herzmassage. Umgehende Information des Arztes.
- Verlegung.

1.3 Merk- und Gedächtnisstörungen

Störungen im Kurz-/Langzeitgedächtnis, Amnesien, Konzentrationsstörungen, Auffassungsstörungen, Konfabulation.

Vorkommen: organische Psychosen, Minderbegabung, vereinzelt bei endogenen Psychosen.

Störung im Kurzzeit-
gedächtnis:
Patient hat Schwierigkei-
ten, sich frische Eindrücke
über eine Zeit von ca. 10
Minuten hinaus zu mer-
ken.

Pflegeziele

Nahziel:

- Patient erkennt sein Defizit und sieht die Notwendigkeit der
  Übungen ein.
- Patient kann neue Informationen wieder behalten.

Pflegemaßnahmen und Hinweise

- Patient wird wiederholt an Maßnahmen und Absprachen erinnert.
- Denkspiele anbieten, z. B. Memory.
- Gedächtnislücke bewusst machen und Hilfen anbieten (Übungen,
  Trainingsprogramme).
- ☞ 2.12 Örtliche Orientierung
- ☞ 2.5 kognitives Training

Störungen im Langzeit-
gedächtnis:
Erinnerungslücken über
länger als 10 Minuten zu-
rückliegende Eindrücke,
z. B. Patient kann sich an
Absprachen des Wochen-
plans nicht erinnern.

Pflegeziele

Nahziel: Patient kommt mit mittelfristigen Absprachen zurecht, z. B.
Wochenplan.

Pflegemaßnahmen und Hinweise

- Tages- und Wochenplan gemeinsam für den Patienten verständlich
  erarbeiten.
- Plan für den Patienten stets einsehbar anbringen.
- Tagesablauf immer mit Hinweis auf den Plan gestalten lassen (tgl.
  wiederholend).

Amnesien:
- Dem Patienten fehlt für
  einen umschriebenen
  Zeitraum die Erinne-
  rung.
- Patient sucht nach In-
  halten für seine Erinnerungslücken, um psy-
  chische Belastung
  auszugleichen.
- Patient kennt den Ein-
  weisungsgrund nicht.
- Patient hat keine Erin-
  nerung an Handlungen
  im akuten Schub.

Pflegeziele

Nahziel:

- Patient akzeptiert die Erinnerungslücken als Teil seiner Biografie.
- Patient versucht, Teile seiner Erinnerungslücken zu schließen.

Pflegemaßnahmen und Hinweise

- Gespräche über den Zeitraum seiner Erinnerungslücken führen
- Erinnerungslücken mit Angehörigen und Freunden wahrheitsge-
  treu ausfüllen.
- Auf offene Fragen des Patienten bestmöglich eingehen.
- Über die Bedeutung der Erinnerungslücke für den Patienten mit
  ihm sprechen.

**Konzentrations-
störungen:**
Patient kann auch nicht
kurzzeitig bei der Sache
bleiben.

Pflegeziele

Nahziel: Patient kann sich auf einen definierten Bereich konzentrieren.

Pflegemaßnahmen und Hinweise

- Störquellen abschalten (Hintergrundlärm, Radio, Fernsehen).
- Bei einem Vorgang bleiben, z.B. während der Körperpflege keine Gespräche mit anderen Inhalten führen.
- Spezielle Konzentrationsübungen mit Spielen oder Computer.
- ☞ 2.5 Kognitives Training

Auffassungsstörungen:
Patient hat Schwierigkeiten, Ereignisse und Gespräche in ihrer Bedeutung zu begreifen und dementsprechend damit umzugehen, z.B. Patient wird zum Zähneputzen aufgefordert, kämmt sich jedoch mit der Zahnbürste die Haare.

Pflegeziele

Nahziel: Patient begreift die für ihn wichtigen Zusammenhänge und geht angemessen damit um.

Pflegemaßnahmen und Hinweise

- Informationsangebot überschaubar (strukturiert) und wiederholend gestalten.
- Anforderungsniveau anpassen und Tätigkeiten (Anforderungsstufen) vorzeigen/vormachen.
- Anforderungen dem Tempo des Patienten anpassen.

Konfabulation:
Erzählen von Vorgängen, die nur in der Phantasie existieren oder keinen Zusammenhang mit der gegebenen Situation besitzen:
- Patient verspürt Erinnerungslücken und füllt diese mit Einfällen, die er selbst für Erinnerungen hält.
- Erinnerungsstörungen belasten den Patienten (Es treten Orientierungsstörungen auf, Patient schränkt die Kommunikation ein, ist verstimmt).
- Selbstbewusstsein ist eingeschränkt.

Pflegeziele

Nahziel:
- Patient soll ggf. Konfabulation erkennen, neue Einfälle sollen korrigiert werden.
- Patient kann mit dem Problem der Erinnerungslücke umgehen.
- Patient interessiert sich für das tgl. Geschehen.

Pflegemaßnahmen und Hinweise

- Offene Fragen zur Biografie stellen
- ☞ 2.3 Übungen zur personellen Orientierung
- Fragen zur Realitätsgegenüberstellung, z.B. „Könnte es sein, dass Sie ...“
- Dem Patienten Rückzugsmöglichkeiten einräumen.
- Impulse und Anregungen geben zur Aufarbeitung der Erinnerungslücke.
- Patienten einfache bis schwierigere (komplexere) Aufgaben geben und dabei kontrollieren (kognitives Training).
- Patienten auf Zeitungsmeldungen und Nachrichten aufmerksam machen.
- Wiederholungen einbauen, z.B. Namen, Örtlichkeiten, Programme, Medikamenteneinnahme

- Zunahme der Interesse-
losigkeit.
- Selbstwertgefühl ist reduziert.

- Kontakte zu Mitpatienten anregen.
- Memoryspiele, Gedächtnistraining, kognitives Training, Compu-
terspiele, Rollenspiele, lebenspraktisches Training.

1.4 Formale Denkstörung

Störungen des Gedankengangs.

Vorkommen: Lorganische und endogene Psychosen (Erkrankungen aus dem schizophrenen Formenkreis, bipolare affektive Störungen), Suchterkrankungen.

Pflegeziele

Fernziel:
- Patient ist zu einer zielgerichteten Kommunikation fähig.
- Patient arbeitet mit dem Pflegeteam/multiprofessionellen Team zusammen.

Allgemein:
- Zielgerichtete Kommu-
nikation ist erschwert.
- Patientenbedürfnisse
können nicht ausrei-
chend erfragt werden.
- Die Kooperation des
Patienten ist beein-
trächtigt.

Pflegemaßnahmen und Hinweise

- Gespräche und Handlungen des Patienten werden durch Hinweise und Hilfestellung zielgerichtet gesteuert.
- Kriterien der Gesprächsführung beachten.
- Formale Denkstörungen mit Beispielen dokumentieren
- Dem Patienten wiederholt erklären und vormachen, wie er sich verhalten soll.

Pflegeziele

Nahziel: Patient kann sich trotz seiner Denkhemmung artikulieren.

a) gehemmt/verlang-
samt:
Der Patient empfindet
sein Denken als verlang-
samt/gehemmt.

Pflegemaßnahmen und Hinweise

- Zeit lassen.
- Tempo des Patienten beachten.
- Ressourcen einbringen lassen.
- Lob bei echten Fortschritten (auch bei kleinen).

Pflegeziele

Nahziel: Patient kann sich klar und verständlich ausdrücken und erkennt Wesentliches.

b) umständlich/perseve-
rierend:
Patient kann wesentliches
und nebensächliches
nicht unterscheiden und
haftet u.U. an einzelnen
Gedanken.

Pflegemaßnahmen und Hinweise

- Patient konsequent auf den Grundgedanken zurückführen.
- Strukturhilfen (z.B. Tagesplan) gemeinsam mit dem Patienten erstellen.
- Interessen des Patienten über seine Biographie suchen und individuell fördern.
- Mit Ruhe und Ernsthaftigkeit auf das haftende Denken reagieren.
- Patient darauf hinweisen, dass das Thema gewechselt worden ist.
- Das neue Thema durch den Patienten schriftlich fixieren lassen.
- Patient aus seinem Leben erzählen lassen. Durch gezielte Fragen den Gesprächsfortgang steuern.
- Mit dem Patienten gemeinsam Zeitung lesen oder Nachrichten hören und unmittelbar danach darüber reden.
- Patient vom letzten Tag erzählen lassen: Besuch, Arbeit in der ET, Mahlzeiten, Ereignisse auf der Station usw.

c) eingeengt/grübeln: Patient ist ständig auf wenige, meist unangenehme Gedankengänge konzentriert.

Pflegeziele

Nahziel: Patient ist offen für aktuelle Themen/ Gedankengänge.

Pflegemaßnahmen und Hinweise

- Den Patienten anregen, positive Gedankengänge zu erzählen (z.B. Behandlungsfortschritte) und Aufgaben auf der Station zu übernehmen, z.B. Küchendienst, Blumenpflege.
- Patient soll sich täglich etwas vornehmen, was ihm Spaß macht.
- Auf Jammern nicht eingehen, nur bei positiven Äußerungen Zuwendung geben.
- Denkanstöße in erwünschter Richtung geben.

d) Ideenflucht:
- Patient wechselt im Gespräch ständig das Thema (kommt vom hundertsten ins tausendste, bringt vieles nicht zu Ende).
- Patient ist leicht ablenkbar.
- Patient macht gedankliche Sprünge ohne erkennbaren Zusammenhang.
- Patient spricht und denkt zu schnell und unkoordiniert.

Pflegeziele

Nahziel:
- Patient bleibt während eines Gesprächs beim Thema und auf den Gesprächsinhalt konzentriert.
- Patient kann bei Gedankensprüngen Hinweise auf die Zusammenhänge geben.
- Patient kann eine Vorgabe beenden.

Pflegemaßnahmen und Hinweise

- Patienten Grenzen aufzeigen.
- Patienten Aufgaben übertragen und das Ergebnis kontrollieren.
- Patienten darauf verweisen, den Gedanken zu Ende zu bringen.
- Mit Ruhe und Geduld, aber konsequent, auf die erschwerte Kommunikation reagieren.
- Das Gespräch durch eine besondere Struktur lenken, wie:
- Thema schriftlich fixieren lassen.

- Symbol/Zeichen vereinbaren, wenn der Patient vom Thema abweicht.
- Patient sucht sich Schlüsselwörter für das Gespräch („roter Faden").
- Patient wird gebeten Nacherzählungen zu versuchen.
- Patient trainiert, zuerst die Frage zu wiederholen, bevor er darauf antwortet.
- Patient wird auf Gedankensprünge aufmerksam gemacht.
- Patient erklären lassen, wie es zum Gedankensprung gekommen ist.

e) vorbeireden/zerfahren:
- Patient geht auf die verstandene Frage nicht ein.
- Denken und Sprechen haben keinen Zusammenhang mehr und reichen über Wortneubildungen bis zum Wortsalat.

Pflegeziele

Nahziel:
- Patient kann die Realität erkennen.
- Patient kann Gedankensprünge vermindern.
- Patient hat vermehrt geordnete Gedankengänge.

Pflegemaßnahmen und Hinweise

- Dem Patienten sagen, dass man sein Gespräch nicht verstanden hat
- Auf verstandene Gedankenteile eingehen und zurückfragen, in welchem Zusammenhang sie der Patient verwenden wollte.
- ☞ 2.5 Gesprächsübungen nach Anwendungen aus dem Übungsprogramm Kognitives Training.

1.5 Befürchtungen und Zwänge

Vorkommen: Phobien, organische (z. B. Enzephalitis) und endogene Psychosen (z. B. Erkrankungen aus dem schizophrenen Formenkreis, affektive Störungen), Neurosen, Persönlichkeitsstörungen.

Pflegeziele

Fernziel:
- Patient ist trotz seiner Zwänge ausreichend versorgt.
- Der körperliche Zustand des Patienten ist erhalten.

Pflegemaßnahmen und Hinweise

Allgemein:
- Der Patient ist in der Lage, den Unsinn seiner Handlung oder seines Denkens zu erkennen. Er ist aber außerstande, dagegen vorzugehen.

Allgemein:
- Patient kann auf Grund seines Zwanges bestimmte tägliche Verrichtungen nicht erledigen.
- Patient hat viele Ressourcen, die aber z.T. inaktiv sind.

- Wesentliche Grundlage von Pflege und Therapie ist eine gute, tragfähige Vertrauensbasis und ein gemeinsames Vorgehen des Patienten und seiner Bezugsperson(en).
- Wichtig ist die Kenntnis der angstauslösenden Faktoren bzw. Situationen, in denen Zwangshandlungen auftreten.

a) Hypochondrie:
Objektiv unbegründete Befürchtung, körperlich krank zu sein, wobei der Patient subjektiv Beschwerden haben kann, verbunden mit gesteigerter Aufmerksamkeit gegenüber seinem Körper.

Ressource: Patient hat Wünsche und Bedürfnisse und äußert diese.

Pflegeziele

Fernziel: Patient fühlt sich körperlich wohl.

Nahziel:
- Patient hat stabile vegetative Funktionen.
- Patient spricht über seine Befürchtungen und Ängste.
- Patient vertraut sich der Bezugsperson an.
- Patient distanziert sich zunehmend von seinen Gedanken.

Pflegemaßnahmen und Hinweise

- Tragfähige Beziehung herstellen (Vertrauen durch Bezugspflege Führungsperson aufbauen).
- Für Ruhe sorgen und Ruhe ausstrahlen, Stress und Hektik vermeiden.
- Bettflasche oder Nachtstuhl anbieten.
- Schwesternruf einrichten und erklären.
- b.B. Körperpflege und Wäschewechsel durchführen bzw. ermöglichen.
- Auf Wunsch des Patienten Arzt/Psychologen benachrichtigen.
- Gespräch nicht auf Krankheitsinhalte aufbauen und nicht auf Jammern eingehen.
- Patient erhält nur dann Zuwendung, wenn er nicht um seine „Krankheiten" jammert.
- Über Wünsche und Bedürfnisse des Patienten die Beziehung aufbauen.

b) Phobien:
- Patient vermeidet angstauslösende Situationen mit der Tendenz zur Ausbreitung der Ängste.
- Patient will nicht allein im Zimmer bleiben oder hat Angst vor bestimmten Personen, Maßnahmen, Situationen oder Gegenständen.
- Patient hat Kooperationsprobleme.

Pflegeziele

Nahziel:
- Patient spricht über seine Befürchtungen und Ängste.
- Patient vertraut sich der Bezugsperson an.
- Patient distanziert sich zunehmend von seinen Gedanken.
- Patient kann in Begleitung einer Vertrauensperson Angstsituationen kurzzeitig ertragen.

Pflegemaßnahmen und Hinweise

- Genaue, spezifische Krankenbeobachtung und Dokumentation.
- Angstsituationen anfangs vermeiden.
- Vorsichtig auf Ängste des Patienten eingehen.

- Systematische Desensibilisierung mit dem Patienten und dem Behandlungsteam besprechen.
- Nach Anordnung die Desensibilisierungsmaßnahmen gestuft und unter Aufsicht mit dem Patienten durchführen.
- An Sicherheitsmaßnahmen denken:
- Begleitung des Patienten bei bestimmten Gängen (evtl. zu zweit).
- Auf unerwartete Reaktionen gefasst sein, z.B. Patient reißt sich plötzlich los, wird plötzlich sehr unruhig, springt vor ein Auto, wäscht sich die Hände, Patient geht nicht mehr weiter.
- Patient nie auf der Straßenseite gehen lassen! Nach Möglichkeit verkehrsarme Wege wählen.
- Erfahrene, umsichtige Pflegekräfte einsetzen.

c) Zwangsdenken:
Dem Patienten drängen sich ständig negative Gedanken und Handlungen auf, die er innerlich ablehnt, von denen er aber nicht loskommt.

Pflegeziele

Nahziel: Patient ist bereit, mit dem therapeutischen Team zusammenzuarbeiten.

Pflegemaßnahmen und Hinweise

Meist gilt es, den Zwangserscheinungen keine große, offene Aufmerksamkeit zukommen zu lassen, aber erwünschte Verhaltensweisen zu verstärken.

d) Zwangshandlungen:
- Patient nimmt ständig Handlungen vor, die er jedoch innerlich ablehnt.
- Der Patient lebt in der ständigen Angst, von seinen Zwangshandlungen gelenkt zu werden. Diese Angst lähmt ihn förmlich bei den sonst als notwendig erkannten Verrichtungen.

Pflegeziele

Nahziel:
- Patient kann über seine Ängste reden.
- Patient ist trotz seiner Störung bereit, die notwendigen Maßnahmen gemeinsam mit dem Pflegepersonal durchzuführen.
- Zwangshandlungen verringern sich und die notwendigen gewünschten Handlungen sind möglich.

Pflegemaßnahmen und Hinweise

Vertrauensbildende Maßnahmen zwischen Bezugsperson und Patient:
- Gespräche anbieten und Bereitschaft signalisieren.
- Gemeinsam mit dem Patienten Tagesstruktur erarbeiten (Zeiten, Wege, Hilfen festlegen).
- Verhalten in schwierigen Situationen dem Patienten selbst vormachen und ihn zum Nachmachen motivieren.
- Den Patienten an der Hand führen, wenn schwierige Situationen auftreten.
- Gemeinsame Übungen mit dem Patienten machen und die Zeitdauer wenn möglich täglich verlängern.
- Dem Patienten regelmäßig Ablenkungen zukommen lassen: aktuelle Fragen, Wünsche für Speiseplan, geplante Unternehmungen, Erzählen von Erlebtem.

1.6 Wahn

1.6.1 Wahngedanken, Wahnideen

Vorkommen: endogene Psychosen (Erkrankungen aus dem schizophrenen Formenkreis, bipolare affektive Störungen), organische Psychosen.

Allgemein:
- Es ist schwierig, mit dem Patienten eine Beziehung aufzubauen.
- Patient ist antriebsarm und schlecht motivierbar, vernachlässigt ggf. Körperhygiene, Ernährung und Ausscheidung.

Ressource: Patient ist körperlich in der Lage, seine Körperpflege durchzuführen.

Pflegeziele

Nahziel:
- Patient nimmt an verschiedenen Aktivitäten teil.
- Bei akutem, erstmaligem Auftreten (Erstmanifestation) ist immer das Ziel die vollständige Distanzierung vom Wahngedanken.
- Patient kommt seiner Körperpflege, Essen und Trinken und dem Therapieprogramm nach

Pflegemaßnahmen und Hinweise

- Die Mitarbeit und Motivation des Patienten erfordert viel Einfühlungsvermögen, Flexibilität und Erfahrung seitens des Pflegepersonals.
- Den Patienten nicht überfordern!
- Für Pflege und Behandlung ist es erheblich, ob ein akutes Geschehen vorliegt, weil hier die Aussichten auf eine Wahnbeeinflussung und Besserung in höherem Maße gegeben sind.
- Auf gute Atmosphäre bei der Aufnahmesituation achten
- Auf Zusammenarbeit und Kontakt mit den Angehörigen achten und sie mit einbeziehen
- Mit Patienten eine sinnvolle, individuelle Tagesstruktur (Rituale, Reihenfolge) festlegen, soweit sie für seinen aktuellen Lebensbereich und seine psychische Stabilität notwendig ist.
- Mit dem Patienten verschiedene Aktivitäten planen und durchführen. Sie dienen der Ablenkung und dem Gespür des Patienten für seinen Körper.
- Mögliche Ziele der Therapie werden mit dem Patienten erarbeitet.
- Der Patient wird zur Teilnahme an der Therapie aufgefordert und motiviert.
- Zur Körperpflege anleiten, Ergebnis kontrollieren und positive Ergebnisse durch Lob verstärken.
- Auf ordentliche und ausreichende Essenseinnahme achten und hinweisen.
- Auf Wäschewechsel achten und hinweisen.
- Auf Umgang mit Ausscheidungen achten und Kontrolle der Ausscheidung dokumentieren.

a) Der Patient hat wenig Vertrauen.

Pflegeziele

Nahziel: Patient fasst allmählich Vertrauen, z. B. in die Bezugsperson.

Pflegemaßnahmen und Hinweise

Rahmenbedingungen für Vertrauensaufbau schaffen und beachten:
- Für gute Atmosphäre am Gesprächsort sorgen.
- Für den Patienten Zeit haben und ihn über die verfügbare Zeit informieren, diese auch einhalten.
- Der Kontakt zum Patienten muss von Ehrlichkeit (Echtheit) bestimmt sein.
- Umgangsstrukturen durch das ganze Team generell beachten.
- Absprachen im Team beachten.
- ☞ Bezugspflege (Einführungstext)
- ☞ Pflegerisches Aufnahmegespräch (Einführungstext)

b) Der Patient fühlt sich mit seinen Wahninhalten oder den daraus resultierenden Verhaltensweisen vom Pflegepersonal nicht verstanden oder ernst genommen.

Pflegeziele

Nahziel: Patient fühlt sich mit seinen Problemen ernst genommen und akzeptiert.

Pflegemaßnahmen und Hinweise

- Dem Patienten Empathie entgegenbringen.
- Ausgewogenheit von persönlicher Zuwendung und notwendiger Distanz im Umgang beachten.
- Dem Wahn nicht vorbehaltlos zustimmen.
- Patient immer auf die Realität hinweisen und ihm Sicherheit geben.
- Auf Wahngedanken eingehen, sie aber nicht bestärken.
- Dem Patienten zu erkennen geben, wie die Wahnideen und Wahnwahrnehmung vom Stationsteam gesehen werden.
- Wahnäußerungen genau beobachten (nicht interpretieren) und dokumentieren.
- Bei chronischem und systematisiertem Wahn ist die Bewältigung des täglichen Lebens wichtiger als die Distanzierung vom Wahn.

c) Patient verweigert Medikamenteneinnahme weil z. B. Krankheitseinsicht fehlt oder Angst vor Nebenwirkungen besteht.

Pflegeziele

Fernziel: Patient nimmt die verordneten Medikamente zuverlässig und eigenverantwortlich ein.

Nahziel:
- Patient erkennt die Notwendigkeit der Medikamenteneinnahme.
- Patient denkt selbständig an Medikamenteneinnahme.

Pflegemaßnahmen und Hinweise

- Geregelte Medikamenteneinnahme überwachen (auf Schlucken achten, nachtrinken lassen).
- Auf Wirkung und Nebenwirkung (Hyper- und Hypokinesien, medikamentösen Parkinsonismus, Kreislaufdepression) der Medikamente achten und diese regelmäßig dokumentieren.
- Bedarfsmedikation verantwortungsvoll einsetzen und generell auch im Pflegebericht dokumentieren (Zeitpunkt der Verabreichung, Eintritt der Wirkung, Grund der Gabe).
- Patient wiederholt auffordern, dass er sich seine Medikamente selbst abholt.
- In der Entlassungsvorbereitung können einzelne Patienten sich unter Aufsicht selbst die Medikamente aus der Packung entnehmen.

d) Patient muss auf Grund von Selbst- oder Fremdgefährdung fixiert oder isoliert werden.

Pflegeziele

Nahziel: Patient ist nur kurzzeitig fixiert oder isoliert.

Pflegemaßnahmen und Hinweise

- Isolation in einem Einzelzimmer, bzw. Fixation muss ärztlich angeordnet sein.
- Isolation und Fixation auf kürzest mögliche Zeitdauer beschränken (meist genügen 30 Minuten).
- Fixation und Isolation begründen und dokumentieren.
- An alle Sicherheitsaspekte denken.
- ☞ 1.12.8 Selbstbeschädigung
- ☞ 1.12.9 Aggressivität
- ☞ 2.14 Mechanische Fixation

1.6.2 Wahnstimmung, Wahnformen

Vorkommen: endogene Psychosen (Erkrankungen aus dem schizophrenen Formenkreis, bipolare affektive Störungen), organische Psychosen.

Wahnstimmung: Der Patient ist von einer ihm unheimlichen und unerklärlichen „Alarmstimmung" erfasst, dass etwas mit ihm oder seiner Umgebung geschieht oder geschehen wird.

Pflegeziele

☞ 1.6.1 Wahngedanken

Pflegemaßnahmen und Hinweise

- Auf wahnhafte Beziehungshinweise achten und diese dokumentieren: „Alltägliches bekommt eine besondere Bedeutung, es liegt etwas in der Luft, es kommt etwas heran ...".

- Patient nicht bedrängen.
- Bedenken, dass sich der Patient von Mitarbeitern oder der Stationsumgebung bedroht fühlen kann.

Beziehungswahn:
Menschen und Dinge der Umwelt werden wahnhaft auf sich selbst bezogen (Patient wähnt sich von seiner Umwelt bedroht, gekränkt, beleidigt, verspottet, geliebt usw.).

Pflegeziele

Nahziel: die Beziehungsstörung wird dem Patienten bewusst.

Pflegemaßnahmen und Hinweise

- Beobachten und dokumentieren: Ereignisse oder Gespräche in der Umgebung werden ohne wirkliche Begründung auf sich bezogen.
- Dem Patienten Maßnahmen im Voraus erklären und begründen.
- Dem Patienten zeigen, dass man zu ihm hält, auch wenn man seine Wahngedanken nicht teilen kann.
- Dem Patienten Möglichkeiten einräumen, die wahnauslösenden Ereignisse selbst zu überprüfen.
- Schuldzuweisungen, auch ansatzweise, vermeiden.

Verfolgungswahn:
Der Patient erlebt sich wahnhaft als Ziel von Beeinträchtigung und Verfolgung.

Pflegeziele

Nahziel: Der Patient erleidet keinen Schaden und ist zur sachlichen Zusammenarbeit mit der Bezugsperson bereit.

Pflegemaßnahmen und Hinweise

- Bezugsperson gezielt auswählen (lassen).
- Patienten wiederholt auf den geschützten Rahmen der Klinik hinweisen.
- Wahnauslösende Situationen durch vorausschauende Pflege nach Möglichkeit vermeiden.
- Wahnerlebnisse erzählen lassen und exakt dokumentieren.

Liebeswahn:
Wahnhafte Überzeugung von einer bestimmten Person geliebt zu werden (evtl. schwanger zu sein).

Pflegeziele

Nahziel:
- Patient kann die Rollenverteilung akzeptieren.
- Kommunikation und Kontakt werden aufrechterhalten.

Pflegemaßnahmen und Hinweise

- Mit dem Patienten den Liebeswahn ansprechen und die Beziehung klären.
- Beziehung und Rollenverteilung klären unter Zuhilfenahme eines Dritten.
- Distanzierungen dürfen nicht kränkend sein (auf Sachebene achten).
- Eigenes Verhalten auf Auslösemerkmale überprüfen (ggf. innerhalb einer Teamsupervision).

Schuldwahn:
Der Patient ist überzeugt, gegen Gebote, gegen Gott oder eine andere höhere Instanz verstoßen zu haben.

Pflegeziele

Nahziel: Patient erleidet keine körperlichen oder finanziellen Schäden durch eigene Handlungen.

Pflegemaßnahmen und Hinweise

- Nach Aufbau einer Vertrauensbasis mit dem Patienten über seine Schuldgefühle sprechen und die eigene Einschätzung dem Patienten mitteilen.
- Patient durch Aktivitäten (ET, AT, Hausarbeiten, Sport) von seinen Schuldgedanken ablenken und ihm seine Ressourcen bewusst machen.
- Auf suizidale Äußerungen achten und diese dokumentieren.
- Kontakte fördern.

Verarmungswahn:
Der Patient denkt unausgesetzt an seine vermeintlich verlorengegangenen, finanziellen Mittel und die dadurch bedrohliche Zukunft.

Pflegeziele

Nahziel: Patient nicht durch Informationen über finanzielle Dinge belasten.

Pflegemaßnahmen und Hinweise

- Patient nicht gleich zu Beginn mit der Selbstkostenbeteiligung konfrontieren.
- Gefühl der Sicherheit während des Klinikaufenthalts geben (Gefühlsebene ansprechen).
- Auf weitere Hilfen hinweisen (Sozialdienst u.a.)

Größenwahn:
Wahnhafte Selbstüberschätzung bis hin zur Identifikation mit berühmten Persönlichkeiten.

Pflegeziele

Nahziel: Der Patient erleidet keinen körperlichen und finanziellen Schaden.

Pflegemaßnahmen und Hinweise

- Schutz des Patienten (finanzieller Ruin, körperliche Gesundheit, Ruf).
- Auf Selbstüberschätzung des Patienten achten (Fremdgefährdung).
- Auf die Selbstwertveränderung des Patienten achten.
- Ablenkende Tätigkeiten anbieten, die seiner Realitätseinschätzung förderlich sind, die reale Erfolgserlebnisse vermitteln.

Vergiftungswahn:
Wahnhafte Überzeugung von Etwas oder Jemandem vergiftet zu werden.

Pflegeziele

Nahziel:
- Patient hat ausreichendes Vertrauen zu den Pflegekräften und zum Stationsteam.

- Patient nimmt ausreichend Nahrung zu sich, akzeptiert die verordneten Medikamente und deren Einnahme.

Pflegemaßnahmen und Hinweise

- Darauf achten, dass der Patient ausreichend isst und trinkt sowie die Medikamente einnimmt.
- Evtl. ist es sinnvoll, die Speisen vor den Augen des Patienten zu probieren.
- Evtl. Essensangebote im Bereich des Patienten bereitstellen (Patienten essen oft unbeobachtet alleine).
- Evtl. Wunschkost mit ihm besprechen.
- Bei Bed. wöchentliches Wiegen.
- Evtl. auf Fertiggerichte, bzw. abgepackte Speisen ausweichen.
- Soweit sinnvoll, Angehörige und/oder Vertrauenspersonen bitten, Nahrungsmittel zum Krankenbesuch mitnehmen.

1.7 Sinnestäuschung: Illusion, Halluzination

Vorkommen: Erkrankungen aus dem schizophrenen Formenkreis, organische Psychosen (Alkoholdelir, Drogenintoxikation), Epilepsien

Illusion:
- Etwas real Vorhandenes wird verkannt wahrgenommen, z.B. wird in einem Bild eine Teufelsfratze gesehen.
- Patient verkennt einen Gegenstand oder Personen und hat Angst, zieht sich zurück, meidet dessen Nähe oder schimpft bzw. reagiert aggressiv.

Pflegeziele

Fernziel: Patient erkennt die wahre Bedeutung seiner Sinneswahrnehmung.

Nahziel:
- Patient ist bereit seine Verkennung zu hinterfragen.
- Patient hat Vertrauen und lässt sich auf ein Gespräch über seine Illusion ein.

Pflegemaßnahmen und Hinweise

- Sinnestäuschungen des Patienten ernstnehmen.
- Vertrauensbasis aufbauen.
- Wenn möglich, auslösende Noxen aus dem Bereich des Patienten entfernen.
- Patienten über den wahren Sachverhalt informieren.
- Dem Patienten wenn möglich demonstrieren, dass seine Ängste unbegründet sind.
- Über die Art der Angst, bzw. ihren Grund sprechen, wenn der Patient dies wünscht.
- Patient engmaschig überwachen.

Halluzination: Wahrnehmungserlebnis ohne entsprechende gegenständliche Reize

Unterscheidungen: akustische H. (Hören v. Stimmen, Klängen oder Geräuschen), optische H., Leibhalluzinationen, Geruchs-, Geschmackshalluzinationen.

- Der Patient ist mit sich selbst beschäftigt und nimmt die reale Umgebung nur eingeschränkt wahr.
- Der Patient leidet unter Angst vor unangenehmen Halluzinationen, denen er nicht ausweichen kann.
- Der Patient ist schlecht motivierbar für Ablenkungen.
- Der Patient ist selbst/fremdgefährdet, wenn er halluziniert.

Pflegeziele

Fernziel:
- Der Patient zweifelt an der Realität dieser Sinneseindrücke und beachtet sie weniger.
- Der Patient hat keine Halluzinationen.
- Nahziel:
- Die Intensität der Halluzination verringert sich.
- Die Reaktion des Patienten auf die Halluzination erfolgt zunehmend kontrollierter.
- Patient ist frei von Selbst- oder Fremdgefährdung.

Pflegemaßnahmen und Hinweise

- Bei plötzlichem Auftreten von optischen Halluzinationen, an ein beginnendes Entzugsdelir denken.
- Patienten engmaschig überwachen.
- Dauer und zeitgebundenes Auftreten der Halluzination, soweit möglich, erfassen und dokumentieren.
- Auf mögliche Auslösesituationen achten und diese dokumentieren.
- Reaktionen des Patienten auf die Halluzination erfassen und dokumentieren.
- Beruhigend mit dem Patienten reden.
- Durch gezielte Fragen und Themen den Patienten von seiner Halluzination ablenken (Realitätsbezug herstellen).
- Patient mit kreativen Spielen/Tätigkeiten in seiner Aufmerksamkeit binden.
- Mit dem Patienten Tagesstruktur erarbeiten, die ihn ablenkt.
- Bezugsperson durch Patienten auswählen lassen
- Nach Interessen des Patienten suchen und diese fördern.

1.8 Ichstörungen

Derealisation, Depersonalisation, Gedankenausbreitung, Fremdbeeinflussung

Vorkommen: Erkrankungen aus dem schizophrenen Formenkreis, Neurosen, Persönlichkeitsstörungen.

Kennzeichen: Störungen des Einheitserlebens, der Ich-Identität, der Ich-Umweltgrenze und der Ich-Haftigkeit aller Erlebnisse

Derealisation: Patient erlebt seine Umgebung unwirklich, fremd.

Depersonalisation: Patient erlebt sich selbst als fremd oder unerklärlich verändert.

Gedankenausbreitung, Gedankenentzug, Gedankeneingebung: Patient meint, dass er nicht mehr Herr der eigenen Gedanken ist, sondern sie nach außen gesendet werden oder von außen „eingegeben" oder „entzogen" werden.

Fremdbeeinflussung: Der Patient erlebt die Handlungen seines Körpers, als ob sie von außen gesteuert würden.

- Patient fühlt sich zum Teil für seine Worte und Taten nicht selbst verantwortlich.
- Patient erlebt seine eigenen Äußerungen und Empfindungen als fremd und bedrohlich.
- Patient ist u.U. misstrauisch/ablehnend.
- Gespräche mit Pat. sind u.U. erschwert.
- Patient ist u.U. durch die Ich-Störung belastet, kann aber kaum etwas dagegen machen.

Ressource: Neurotische und persönlichkeitsgestörte Patienten suchen i.d.R. das Gespräch, den Kontakt mit dem Team.

Pflegeziele

Fernziel: Patient hat keine Ich-Störung.

Nahziel:
- Patient distanziert sich von Teilen seiner Ich-Störung.
- Patient öffnet sich für therapeutische Gespräche und Maßnahmen.

Pflegemaßnahmen und Hinweise

- Beziehungsaufbau durch eine Bezugsperson.
- Gezielte Krankenbeobachtung und gute Dokumentation der Ich-Störung (Art, Umfang, Zeitdauer, wortgetreue Äußerungen).
- Mit Patienten über seine Ich-Störungen sprechen (Gelegenheiten, Einstellungen des Patienten zu seinen Störungen erfragen, Realität aus dem Blickwinkel des Pflegenden anmerken).
- Medikamentengabe und Überwachung der Einnahme.
- Ablenkungen ausfindig machen, auf die der Patient positiv anspricht.
- Patient in die Stationsgemeinschaft integrieren (Kontaktimpulse anstoßen).

1.9 Affektstörungen

Vorkommen: Depression sowie manisch-depressive Psychosen, Erkrankungen aus dem schizophrenen Formenkreis, organische Psychosen.

1.9.1 Allgemeine Hinweise zum pflegerischen Umgang mit Affektstörungen

Störungen des Gefühlslebens und der Grundstimmungen des Gefühls.

Pflegeziele

Nahziel:
- Angemessenes Stimmungserleben ist wieder hergestellt. Überschießendes Stimmungserleben ist gedämpft.
- Stimmungsausgeglichenheit wird verspürt.
- Schwankendes Stimmungserleben ist stabilisiert.
- Nuancen des Stimmungserlebens sind wieder hergestellt.

Pflegemaßnahmen und Hinweise

- Auf gute Tagesstruktur achten.
- Ruhe und Übersicht bewahren.
- Auf ausreichende Zeit im Umgang mit dem Patienten achten.
- Dem Patienten sagen, dass man für ihn Zeit hat
- Vermeintliche „Gleichgültigkeit" nicht als persönlichen Affront sehen.
- Dem Patienten Empathie entgegenbringen.
- Alle Regeln der Höflichkeit beachten: Ansprechen, grüßen, Freundlichkeit.
- Aufbau einer tragfähigen Beziehung.
- Gesprächsbereitschaft zeigen und ihn auf andere Gedanken bringen
- Patient in seinen Sorgen ernst nehmen.
- Verschiedene Kommunikationsebenen ausprobieren (Musik, Berührung, Gestik).
- Patient informieren, dass sein Zustand krankheitsbedingt und üblicherweise vorübergehend ist.
- Frühere Interessen erfragen und ihn nach Möglichkeit damit beschäftigen.
- Ihm Aufgaben im Stationsalltag
- übertragen.
- Wünschenswerte, positive Kontakte nach Außen erhalten und fördern.
- Bezugspflege

1.9.2 Vorkommen bei Depression und manisch-depressiven Psychosen

a) Gefühl der Gefühllosigkeit:
Der Patient klagt über abgestorbene Gefühle („In mir ist alles tot und leer").

Pflegeziele

Fernziel: Patient erlebt wieder angemessene Gefühlsreaktionen.

Pflegemaßnahmen und Hinweise

- Patient ernst nehmen und ihn auf noch vorhandene Emotionen aufmerksam machen.
- Gesprächsbereitschaft signalisieren.
- Den Patienten berühren.
- Soweit möglich, Maßnahmen der „Basalen Stimulation" durchführen.

b) Störung der Vital-
gefühle:
Patient klagt über eine
Störung des Körperge-
fühls, Schwunglosigkeit
und körperliches Unbeha-
gen („Es ist alles so
schwer, ich bringe keinen
Schwung auf, alles ist so
mühsam").

Pflegeziele

Fernziel: Patient hat gesundes Körpergefühl.

Nahziel: Patient kann sich vorstellen, dass sein Vitalgefühl wieder besser wird.

Pflegemaßnahmen und Hinweise

- Zielgerichtetheit und Höflichkeit beachten.
- Zusammen mit dem Patienten leichte körperliche Übungen festle-
  gen und durchführen (Mobilisierung).
- Auf Körperfunktionen achten und sie dokumentieren, z.B. Hun-
  ger, Durst, Müdigkeit, Ausscheidungen, Schmerzen, Frieren.
- Den Patienten zu leichten, sportlichen Aktivitäten anhalten, z.B.
  Gymnastik.

c) Deprimiertheit:
Patient klagt über anhal-
tende Niedergeschlagen-
heit, Freudlosigkeit,
Verzagtheit und „unbe-
schreibliche" innere
Qualen.

Pflegeziele

Fernziel:
- Patient akzeptiert, dass sein Zustand vorübergehend ist.
- Patient nimmt zunehmend am Stationsgeschehen Anteil.

Nahziel: Patient nimmt an Ablenkungen teil.

Pflegemaßnahmen und Hinweise

- Gesprächsbereitschaft zeigen und ihn auf andere Gedanken brin-
  gen.
- Patient nicht überfordern.
- Patient in seinen Sorgen ernst nehmen.
- Frühere Interessen erfragen und ihn nach Möglichkeit damit be-
  schäftigen.
- Ihm Aufgaben im Stationsalltag übertragen, z.B. Einkaufen, Tisch-
  decken, Blumenpflege.
- Patient zu eigenen, positiven Wünschen motivieren, z.B. Duschen,
  Baden, Spazierengehen, lesen.
- Kontakte zu stabilen Mitpatienten herstellen.

d) Hoffnungslosigkeit und
dadurch erhöhte Suizid-
gefahr:
Patient klagt über aus-
weglose, pessimistische
Grundstimmung und
fehlende Zukunfts-
perspektive.

Pflegeziele

Fernziel: Patient ist frei von Suizidgedanken.

Nahziel:
- Patient spricht über seine Suizidgedanken.
- Patient ist vor Selbstschädigung geschützt.

Pflegemaßnahmen und Hinweise

- Überwachung auf suizidales Verhalten.
- Patientenäußerungen ernst nehmen.

- Sich beim Patienten immer wieder sehen lassen. Besser: regelmäßige Kontakte durch Pflegende, z. B. stdl.
- Durch individuelle Tagesstruktur entlasten (Rückzugsmöglichkeit, keine ET-Pflicht).
- Im weiteren Verlauf über mögliche Zukunftsperspektiven mit dem Patienten reden (ihn zu eigenen Perspektiven anregen).

e) euphorisch-gesteigertes Selbstwertgefühl
Patient fühlt übersteigertes Wohlbefinden und Vitalgefühl bis hin zu Größenideen und Überschätzung der eigenen Kräfte

Pflegeziele

Fernziel: Patient erleidet keinen körperlichen oder finanziellen Schaden.

Pflegemaßnahmen und Hinweise

- Verlegung auf geschlossene Abteilung abklären (bei Selbst- und Fremdgefährdung).
- Patient kontinuierlich beobachten, z. B. halbstündlich, und selbstschädigendes Verhalten rechtzeitig bremsen.
- Telefonate und Aktivitäten überwachen, z. B. auf Bestellungen.
- Dem Patienten in seinem Verhalten klare Grenzen setzen.
- Trotz allem den möglichen Freiraum einräumen.
- Den Patienten auf die Folgen seines Verhaltens hinweisen.
- Dem Patienten die Grenzen seiner Einschätzung bewusst machen.
- Zur Entlastung der Station sportliche Aktivitäten planen, z. B. Schwimmen, Basketball.
- Auf rechtzeitige Einnahme sedierender Medikamente achten.
- ☞ 3.2.2 Manische Episode.

f) dysphorisch-gereizt (im manischen Syndrom):
Patient ist unausgeglichen, mürrisch bis hin zur Gespanntheit und einer spürbaren Bereitschaft zu aggressiven Ausbrüchen.

Pflegeziele

Nahziel:
- Patient kann seine Gefühlsaufwallungen kontrollieren.
- Patient ist ausgeglichener.

Pflegemaßnahmen und Hinweise

- Stimmungslage des Patienten beobachten, einschätzen und mit Zusammenhängen dokumentieren.
- Auf Stimmungen des Patienten sachlich reagieren.
- Aggressionsauslösendes Verhalten des Patienten vermeiden.
- Dem Patienten mit Höflichkeit und Freundlichkeit begegnen.
- Bei Durchführung von Pflegemaßnahmen auf den passenden Zeitpunkt achten.
- Dem Patienten die Folgen seiner schlechten Laune erkennbar machen und die Wirkung auf andere erklären.
- Dem Patienten aufzeigen, wann und wie er seine Gefühle steuern soll, individuelle Möglichkeiten anbieten.
- ☞ 1.12.9 Aggressivität

g) Innerlich unruhig:
Patient leidet unter uner-
klärlicher Aufgeregtheit
und Anspannung.

Pflegeziele

Nahziel:
- Patient nimmt seine Unruhe als Symptom der Erkrankung an.
- Patient kann sich entspannen.

Pflegemaßnahmen und Hinweise

- Krankenbeobachtung und qualifizierte Dokumentation (Wie äußert sich die Unruhe/Anspannung? Wann und in welchem Zusammenhang tritt sie vorwiegend auf?).
- Überlegen, ob die Unruhe durch Medikamente verursacht wird, z. B. Nebenwirkung von Neuroleptika.
- Versuchen, ob der Patient durch Gespräche, Musik, Bilder oder Personen ruhiger wird..
- Entspannungsübungen anbieten, z. B. Atemübungen, Jacobsen-Entspannung.
- Ablenkungsversuche mit gezielten Fragen oder Aufgaben innerhalb der Station vornehmen.
- Sportliche oder künstlerische Aktivitäten regelmäßig anbieten (Spazierengehen, Sport, ET, AT, Musiktherapie, Kunsttherapie).
- Reaktionen auf Besuche von Angehörigen beobachten und dokumentieren (gegebenenfalls Besuche kürzen, einschränken oder verhindern nach Arztrücksprache!).

h) klagsam-jammrig:
Patient zeigt durch Mimik
und Sprache seinen
Schmerz und Kummer.

Pflegeziele

Nahziel:
- Patient reduziert sein Jammern.
- Der Patient drückt seinen Schmerz in angemessener Weise aus.

Pflegemaßnahmen und Hinweise

- Genaue Beobachtung, wann, bei wem und mit welcher Begründung geklagt wird.
- Patient ernst nehmen und zuerst abklären, ob ein ersichtlicher Grund (z. B. körperliche Erkrankung) für sein Verhalten besteht.
- Gesprächsbereitschaft zeigen, aber nicht auf Jammern vertieft eingehen.
- Ablenkungen planen, z. B. Spiele, Fernsehfilm, Radiosendung.
- Interessen des Patienten erkunden und zur Ablenkung einsetzen, z. B. Lesen, Handarbeiten.
- Auf positive Gefühlsreaktionen und Verhaltensweisen achten und diese durch Lob und Anerkennung verstärken.

i) Insuffizienzgefühle: Patient erlebt ein ausgeprägtes Gefühl des Selbstwertverlustes und hat kein Vertrauen mehr in die eigene Leistungsfähigkeit.

Pflegeziele

Fernziel: Patient erkennt den Wert seines Lebens.

Nahziel: Patient traut sich selbst wieder etwas zu.

Pflegemaßnahmen und Hinweise

- Auch kleine Leistungen des Patienten anerkennen.
- Ihm Möglichkeiten für kleine Erfolgserlebnisse einräumen, z.B. bei Kleiderauswahl, Bett richten, Körperpflege.
- Regelmäßig zu kleinen Arbeiten oder Beschäftigungen aktivieren
- Leistungsanforderungen langsam und in kleinen Schritten steigern
- Vertrauen in seine Person setzen und punktuell kontrollieren
- Impulse zu Eigenaktivitäten und Entscheidungen des Patienten geben (Anregungen aus der Biografie holen).

j) Ambivalenz: (Ambitendenz) Patient erlebt gleichzeitig widersprüchliche Gefühle, z.B. des Geliebt- und Gehasstwerdens und leidet darunter. Ambivalenz kann zur Entschlussunfähigkeit führen.

Pflegeziele

Nahziel: Patient kann verschiedene Bereiche und Stufen des Gefühls differenzieren.

Pflegemaßnahmen und Hinweise

- Dem Patienten zeigen, dass wir ihm helfen wollen.
- Dem Patienten bewusst machen, dass er von uns angenommen wird.
- Bei Beschäftigungen und Arbeiten dem Patienten seinen Selbstwert bewusst werden lassen. Diese drei Punkte sind sehr unglücklich und unkonkret formuliert.
- Auf seine Ängste und Befürchtungen eingehen.
- Dem Patienten Gelegenheit geben, seine Hoffnungen und Wünsche auszusprechen.

1.9.3 Vorkommen bei Erkrankungen aus dem schizophrenen Formenkreis und anderen Erkrankungen

a) Ratlosigkeit:
Patient findet sich mit seiner Situation, Umgebung oder seiner Zukunft nicht mehr zurecht.
Patient erlebt diesen Mangel real und äußert dies durch Unruhe, reduzierte Reaktionsfähigkeit, Redewendungen, z. B. „Was ist los...", „Ich kenne mich nicht aus...".

Pflegeziele

Fernziel: Patient findet Antworten auf seine Ratlosigkeit.

Nahziel: Patient gibt sich nicht auf.

Pflegemaßnahmen und Hinweise

- Den Patienten auf eine Bezugsperson verweisen!
- Geduld haben – abwarten können.
- Schritttempo und Schrittfolge vom Patienten bestimmen und steuern lassen und korrigierend begleiten.
- Lösungsangebote aufzeigen und ihm Zeit bei der Auswahl lassen.
- Dem Patienten bei eigenständigen Entscheidungen positive Rückmeldung geben.

b) Parathymie:
Gefühlsausdruck und Erlebnisqualität stimmen nicht überein, z. B. Patient berichtet über seine nächtlichen Folterqualen und lächelt dabei (Affekt ist inadäquat).

Pflegeziele

Fernziel: Gefühlsäußerung und Erlebnisqualität passen zusammen.

Nahziel: Patient erkennt, dass seine Gefühlsäußerung und seine Erzählung nicht zusammenpassen.

Pflegemaßnahmen und Hinweise

- Patient in seinen Aussagen ernst nehmen und sich nicht von seiner Gefühlsäußerung vorrangig beeindrucken lassen.
- Den Patienten auf das Missverhältnis zwischen seinen Aussagen und seiner Gefühlsreaktion aufmerksam machen.
- Dem Patienten das befremdende Gefühl klar vermitteln.

c) Affektstarre – Schwingungsunfähigkeit:
Patient zeigt auf verschiedensten Ereignisse keine oder kaum emotionale Reaktionen.
Patient verharrt in bestimmten Gefühlslagen, z. B. gereizter Gehässigkeit, misstrauischer Ablehnung.

Pflegeziele

Nahziel: Patient zeigt Ansätze von Stimmungsreaktionen.

Pflegemaßnahmen und Hinweise

- Sich über die Biographie des Patienten detailliert informieren (Einstellung zu Tieren, Essen, Musik, Gerüchen, Themen, Traumata).
- An bekannte frühere Neigungen anknüpfen.
- Patient zu positiven Erinnerungen (Geschichten, Situationen) anregen und dadurch Gefühle aktivieren.
- Vermeintliche „Gleichgültigkeit" nicht als persönlichen Affront sehen.

1.9.4 Vorkommen bei organischen Psychosen

Affektlabil –
Affektinkontinenz:
Rasche Stimmungswech-
sel bewirken Unruhe,
Angst und Schwankun-
gen in der Mitarbeit des
Patienten.

Pflegeziele

Nahziel: Patient kann mit seinen Stimmungsschwankungen besser umgehen.

Pflegemaßnahmen und Hinweise

- Die erhaltenen Fähigkeiten des Patienten zur Beschäftigung nutzen und von überschießenden Gefühlsreaktionen ablenken.
- Den Patienten dazu anregen, sich selbst bewusst zu machen, wie er sich bei verschiedenen Aktivitäten fühlt.
- Durch Hinweise und/oder gegebene Aufmerksamkeit, gewünschte Gefühlsreaktionen fördern oder dämpfen
- Mit Patienten trotz seiner Stimmungsschwankungen (z. B. Lachen, Weinen) in Kontakt bleiben.

1.10 Antriebsstörungen

1.10.1 Antriebs- und psychomotorische Störungen

Vorkommen: endogene und organische Psychosen, Minderbegabung, Essstörungen

Allgemein:
Antrieb ist die vom Willen
unabhängig wirkende
Kraft, wie z.B. „Leben-
digkeit", Schwung, Auf-
merksamkeit, Tatkraft.

Pflegeziele

Fernziel: Patient ist in der Lage, durch Aktivität, den Anforderungen des Lebens, sowie den eigenen Bedürfnissen weitgehend gerecht zu werden.

Pflegemaßnahmen und Hinweise

Allgemein:
Die pflegerischen Maßnahmen dienen der Anregung oder Dämpfung von Passivität oder Aktivität des Patienten, damit er den lebensnotwendigen Anforderungen und seinen Bedürfnissen gerecht wird.
Art und Umfang der Anteilnahme des Patienten am täglichen Geschehen ist zu beobachten und zu dokumentieren.

a) antriebsarm:
Der Patient zeigt Mangel an Energie und Initiative. Versinkt ohne Anregung von außen in sich selbst (bis hin zum Stupor ☞ 3.1.3).

Pflegeziele

Nahziel: Der Patient zeigt eigene Aktivität und Ansätze zur Initiative.

Pflegemaßnahmen und Hinweise

- Den Patienten im Rahmen des Stationsalltags, z. B. Körperpflege, zur Übernahme von Aktivitäten heranziehen.
- Handlungen (z. B. Ankleiden) vorbereiten und erste Handlungsansätze zeigen oder vormachen.
- Dem Patienten Entscheidungsfragen (Alternativen) anbieten und ihn selbst auswählen und durchführen lassen.
- Patienten auf der Grundlage seiner Biografie (Beruf, Interessen, Hobbys) zur Ergotherapie ermutigen.
- Zusammen mit dem Patienten Tagesstruktur festlegen und umsetzen.

b) manieriert-bizarr/ theatralisch:
Patient führt alltägliche Verhaltensweisen (Bewegungen, Mimik, Gestik, Sprache, Kleiden usw.) verschroben, verschnörkelt aus. Das Verhalten erscheint oft betont demonstrativ.

Pflegeziele

Nahziel:
- Patient zeigt weniger Auffälligkeiten in seinen alltäglichen Verhaltensweisen.
- Patient kann seine übertriebenen Darstellungs- und Verhaltensweisen kontrollieren.

Pflegemaßnahmen und Hinweise

- Dem Patienten durch Gespräche seine eigenartigen Bewegungen, Äußerungen und Verhaltensweisen rückmelden.
- Auf Begleiterscheinungen der Medikation achten und zwischen Krankheitsbild und Nebenwirkungen von Medikamenten unterscheiden.
- Für sportliche Aktivitäten und Tanzen interessieren (zur Harmonisierung der Bewegungsabläufe).
- Gesprächsübungen mit dem Patienten durchführen und ihn dabei anhalten, ohne große Gestik zu reden (Übertreibungen vermindern).
- Durch ruhiges Reagieren Emotionen aus dem Gespräch herausnehmen.
- Auf erwünschte Verhaltensweisen eingehen und wiederholte Übertreibungen nicht durch Beachtung verstärken.

c) antriebsgehemmt:
Der Energie- und Initiativeinsatz wird als gebremst erlebt. Der gewünschte Erfolg trifft nicht ein.

Pflegeziele

Nahziel:
- Der Patient ist weiterhin gewillt, Entscheidungen und Aktivitäten in Angriff zu nehmen und durchzuhalten.
- Der Patient ist bereit, seine ganze Kraft einzusetzen.

Pflegemaßnahmen und Hinweise

- Den guten Willen des Patienten anerkennen.
- Durch gemeinsam erstellte Tages- oder Ablaufstruktur für einen realistischen Zeitplan sorgen. Diesen systematisch zusammen mit dem Patienten einüben.
- Handlungen in kleine Abschnitte zerlegen, die vom Patienten geleistet werden können.
- Für Erfolgserlebnisse sorgen und ihn dafür loben.
- Patient durch Arbeitsaufträge anregen und ermutigen (Körperpflege, Zimmerordnung und -gestaltung, Hausarbeiten).
- Mit dem Patienten gemeinsam Arbeiten durchführen und die Leistung des Patienten in kleinen Schritten steigern.
- Den Patienten zur ET motivieren.
- Auf Leistungen und Erfolge hinweisen und in geeigneter Weise loben.

d) antriebsgesteigert:
Der Patient zeigt übermäßige, wenn auch meist zielgerichtete Aktivität und Initiative.

Pflegeziele

Nahziel:
- Der Patient kann seine gesteigerte Aktivität reduzieren.
- Der Patient wird ruhiger.

Pflegemaßnahmen und Hinweise

- Im Gespräch dem Patienten seine Antriebssteigerung rückmelden.
- Für Unterbrechungen und Ruhepausen sorgen (Patienten bei Übertreibungen bremsen).
- Dem Patienten sein Verhalten und seine Wirkung auf andere rückmelden.
- Mit dem Patienten Prioritäten festlegen, evtl. feste Ruhepausen planen.
- Durch Sport oder körperliche Aktivität bzw. AT für Entspannung sorgen.
- Den Patienten auf gewünschte Aktivitäten lenken.

e) motorisch unruhig:
Der Patient zeigt eine ziellose und ungerichtete motorische Aktivität, die bis zum Erregungszustand führen kann.

Pflegeziele

Nahziel:
- Der Patient kann sich nachts ruhig verhalten, hat einen geregelte Tag-/Nachtrhythmus.
- Der Patient lässt sich in seiner Aktivität von anderen steuern.

Pflegemaßnahmen und Hinweise

- Im Gespräch beruhigend und regulierend auf den Patienten einwirken.
- Sich vom Patienten nicht aus der Fassung bringen lassen.
- Den Patienten in leichte Tätigkeiten miteinbeziehen.

- Für Unterbrechungen und Pausen sorgen.
- Den Patienten durch körperliche Arbeit auf natürliche Weise ermüden.
- Bei gefährlichen Situationen frühzeitig einschreiten und für Ruhe sorgen (Situation entschärfen).
- Für ET oder AT interessieren.
- Patient mit Berührung zum Stillhalten erinnern.
- Erkennen, ob es sich um eine Begleitwirkung der Medikation (Akathisie) handelt und dies dokumentieren.

f) mutistisch:
Der Patient ist aus psychischen Gründen wortkarg bis stumm und verweigert sprachliche Kontaktaufnahme.

Pflegeziele

Nahziel: Patient lässt Kontaktaufnahme zu und äußert Wünsche und Bedürfnisse.

Pflegemaßnahmen und Hinweise

- Dem Patienten immer wieder offene Fragen stellen, z.B. „Was wünschen Sie als Brotaufstrich?", „Was wollen Sie heute anziehen?", „Wohin soll unser Spaziergang führen?".
- Dem Patienten Zeit lassen zum reagieren
- Den Patienten im Gespräch berühren und evtl. durch Körperkontakt aufmerksam machen.
- Auf sprachliche Reaktionen des Patienten achten und diese verstärkt/vermehrt auslösen.
- Kontakte zu anderen Patienten fördern.
- Wortspiele mit dem Patienten durchführen, z.B. „Activity", „Fritz Flunker", „Stadt-Land-Fluss".
- Den Patienten immer wieder mit Entscheidungen konfrontieren und selbst entscheiden lassen.

g) logorrhoisch:
Der Patient hat übermäßigen Rededrang.

Pflegeziele

Nahziel: Patient reduziert seinen Redefluss auf das Wesentliche.

Pflegemaßnahmen und Hinweise

- Auf den Redefluss ruhig reagieren.
- Den Patienten mit Aufgaben versehen, ihn z.B. auf der Station beschäftigen.
- Darauf achten, dass der Patient nicht ständig Mitpatienten bedrängt.
- Patient in seinem Redefluss stoppen, z.B. in einer Gesprächsrunde, in der alle zu Wort kommen sollen.
- Patient zum Zuhören auffordern, z.B. durch Vorlesen, Radio, Gespräche.
- Gezielte Nacherzählung in gebündelter Form üben lassen.
- Mit dem Patienten Gesprächszeiten vereinbaren und ihn darauf verweisen.

1.10.2 Zirkadiane Störungen

= Tagesschwankungen der Befindlichkeit und des Verhaltens
Vorkommen: endogene Depressionen.

Allgemein:
Darunter sind ausschließlich tageszeitliche Schwankungen zu verstehen, keine jahreszeitlichen Schwankungen.

Pflegeziele

Nahziel: Der Patient plant die Erledigungen des täglichen Lebens in seiner positiven Befindensphase.

Pflegemaßnahmen und Hinweise

- Maßnahmen die unabhängig von der Tageszeit geplant werden können, systematisch in den positiven/aktiven Tagesstunden durchführen.
- Hilfen während der negativen Befindenszeiten nicht in den positiven Zeiten anbieten.

Morgens schlechter:
Der Zustand des Patienten ist zwischen 0 Uhr und 12 Uhr sichtbar schlechter.

Pflegeziele

Nahziel: Reduktion des schlechten Befindens am Morgen.

Pflegemaßnahmen und Hinweise

- Den Patienten morgens behutsam aktivieren.
- Den Patienten als letzten in der Arbeitsreihenfolge einbeziehen.
- Zu ausreichender Körperpflege aktivieren und diese kontrollieren.
- Aktivitäten, die den vollen Einsatz des Patienten verlangen, am Nachmittag planen.
- Versuchen, ob früheres Schlafengehen wirksam ist.

Abends schlechter:
Der Zustand des Patienten ist zwischen 12 Uhr und 24 Uhr sichtbar verschlechtert.

Pflegeziele

Nahziel: Der Patient ist während des gesamten Tages ausgeglichen und fühlt sich wohl.

Pflegemaßnahmen und Hinweise

- Der Patient kann besonders morgens und vormittags für Aktivitäten eingeplant werden.
- Den Patienten nachmittags behutsam aktivieren.
- Problemgespräche mit dem Patienten vormittags führen.
- Den Patienten zu ausreichender Abendtoilette aktivieren und ggf. überwachen.
- Auf Medikamentenverteilung und -wirkung achten.

1.11 Sexual- und Impulshandlungen

1.11.1 Sexualstörungen

a) Selbstbefriedigung: Der Patient befriedigt sich selbst vor anderen, weil er moralische Werte nicht mehr erkennen und/oder beachten kann.

Pflegeziele

Nahziel: Der Patient belästigt keine Mitpatienten durch seine Selbstbefriedigung.

Pflegemaßnahmen und Hinweise

- Versuchen, dem Patienten durch Gespräche bewusst zu machen, dass sein Verhalten unangebracht ist.
- Dem Patienten individuelle Freiräume und Rückzugsmöglichkeiten einräumen.
- Selbstbefriedigung vor anderen frühzeitig unterbinden.
- Dem Patienten die von ihm benötigte Zuwendung geben, aber richtige Distanz wahren (Bezugspflege).

b) Pädophilie:
- Der Patient sucht sexuelle Beziehung zu Kindern.
- Der Patient sucht einseitigen Lustgewinn auf Kosten des Kindes.

Pflegeziele

Nahziel:
- Patient hat keinen Kontakt zu Kindern.
- Patient erkennt, dass seine Handlungen sozial nicht akzeptiert sind.

Pflegemaßnahmen und Hinweise

- Dem Patienten klar verständlich machen, dass seine Sexualpraktiken verboten sind und strafrechtliche Folgen haben können.
- Problematische Besuche von Kindern und Angehörigen reduzieren und überwachen.
- Ausgangsregelungen müssen strikt eingehalten werden.
- Schweigepflicht absolut einhalten.
- Ins Therapieprogramm einbeziehen (AT, ET, Musiktherapie).
- Übergriffe von Mitpatienten unterbinden (Selbstjustiz).
- Den Patienten korrekt behandeln, eigene Aversionen reflektieren und unter Kontrolle halten (Supervision).

c) Hypersexualität:
- Der Patient zeigt fortwährendes, bedrängendes Sexualverhalten, sowie teilweise sexuelle Enthemmung.

Pflegeziele

Nahziel:
- Patient akzeptiert die Reaktion des anderen.
- Patient beachtet die Grenzen von Nähe und Distanz.
- Patient unterlässt sexuelle Beziehung mit Mitpatienten.
- Patient kann die Folgen für sich selbst und andere absehen (z. B. Schwangerschaft, Aids, Schuldprobleme gegenüber Partner).

- Der Patient bedrängt andere durch seine unkontrollierten sexuellen Aktivitäten.

Pflegemaßnahmen und Hinweise

- Dem Patienten rückmelden, wie sein Verhalten auf andere wirkt.
- Problematische Kontakte beobachten und rechtzeitig beenden.
- Personal und Mitpatienten sollen klare Abgrenzung aufzeigen und nicht mit ihm kokettieren.
- Überlegen, ob Verlegung von Patienten innerhalb einer Station oder einer Abteilung sinnvoll ist.
- Den Patienten durch sinnvolle Beschäftigung von seinen sexuellen Wünschen ablenken.
- Den Patienten durch körperliche Aktivität auslasten.
- Rückzugsmöglichkeiten schaffen.

1.11.2   Impulshandlungen

a) Sammeltrieb: Der Patient sammelt und hortet Gegenstände (Zigarettenstummel, Papierfetzen u.a.) woraus sich z.B hygienische oder finanzielle Probleme im Stationsablauf ergeben.

Pflegeziele

Nahziel: Patient reduziert seinen Sammeltrieb auf ein erträgliches Maß, das andere nicht stört.

Pflegemaßnahmen und Hinweise

- Den Patienten beobachten und ihn beim „Sammeln" darauf ansprechen Mit dem Patienten über „Sammelgrenzen verhandeln und diese festlegen.
- Klare Absprachen im Team.
- Den Patienten mit sinnvollen Aufgaben und Arbeiten beschäftigen.

b) Stehlen: Der Patient bestiehlt Mitpatienten, um sich selbst zu bereichern. (Geld, Wertgegenstände, Kleidung, Zigaretten usw.).

Pflegeziele

Nahziel:
- Patient achtet das Eigentum der Mitpatienten.
- Patient kann dem Drang zum Stehlen vermehrt widerstehen.

c) Kleptomanie: Patient kann dem Drang, etwas (oft auch wertlose Gegenstände) zu stehlen, nicht widerstehen.

Pflegemaßnahmen und Hinweise

- Dem Patienten klarmachen, dass sein Verhalten unerwünscht ist und nicht geduldet werden kann.
- Gegebenenfalls Wertgegenstände der Mitpatienten im Tresor verwahren.
- Der Patient hat keinen Zutritt zu anderen Patientenzimmern.
- Wenn notwendig, gemeinsam mit dem Patienten Taschen- und Zimmerkontrollen durchführen.
- Mit Anschuldigungen vorsichtig umgehen (evtl. im Zweier- oder Dreiergespräch klären).
- Den Patienten in der AT beschäftigen und ihn evt. sogar mit Geld entlohnen.
- Geldeinteilung mit dem Patienten besprechen.

- Den Patienten zum Einkaufen mitnehmen und ihn dabei beobachten.
- Mitpatienten darauf hinweisen, dass sie ihr Eigentum selbst zu beaufsichtigen haben.
- Die Zusammenarbeit mit dem Patienten darf nicht von Misstrauen geprägt sein.

c) Polydipsie:
Der Patient hat aus psychischen Gründen den Drang, übermäßig viel zu trinken, z. B. Wasser, Cola, Kaffee.

Pflegeziele

Fernziel: Patient hat keine gesundheitlichen Schäden.

Nahziel: Patient schränkt seine Trinkmenge auf ein vertretbares Maß ein.

Pflegemaßnahmen und Hinweise

- Den Patienten beobachten, wenn er in die Toilette oder aufs Zimmer geht.
- Den Patienten ruhig aber bestimmt darauf hinweisen, dass er nicht schon wieder trinken soll.
- Trinkgelegenheiten für den Patienten nach Möglichkeit reduzieren.
- Zum Mittagessen ein Glas Wasser reichen, das erst nach Einnahme der Mahlzeit getrunken werden darf.
- Den Patienten auf Gefahren seines exzessiven Trinkverhaltens hinweisen (Elektrolytverlust).
- Bei Ausflügen und Spaziergängen das Trinkverhalten des Patienten überwachen.
- Tagestrinkmenge mit dem Patienten festlegen und dokumentieren (Einfuhrbilanz).

1.12 Störungen des Sozialverhaltens

1.12.1 Störungen des Kontaktverhaltens

= Sozialer Rückzug und soziale Umtriebigkeit.
Vorkommen: verschiedenste psychiatrische Krankheitsbilder.

a) Der Patient ist für Gespräche kaum oder nicht zugänglich.

Pflegeziele

Nahziel:
- Patient ist bereit für Kontaktaufnahme.
- Patient spricht mit Mitpatienten (Gruppensituation).
- Patient gibt Auskunft über sich.
- Patient nimmt nach Aufforderung an Gesprächen in einer Gruppe teil.

Pflegemaßnahmen und Hinweise

- Dem Patienten vorwiegend offene Fragen stellen.
- Dem Patienten verschiedene Mitpatienten vorstellen.
- Mit dem Patienten erste Kontakte knüpfen.
- Den Patienten zu Zweiergesprächen (z.B. beim Spazierengehen) oder Gesprächsübungen anregen.
- Interesse an seiner Meinung zeigen (z.B. durch gezieltes Nachfragen)
- Dem Patienten Freiräume und Zeit geben.
- Den Patienten ermuntern, über sich zu erzählen.
- Hinweis auf Gesprächsgruppen.

b) Der Patient hat Schwierigkeiten, sich mit allen Problemen und Ängsten auf eine Gemeinschaft einzulassen.
Der Patient hat Schwierigkeiten, seinen Beitrag zu einem gelungenen Gemeinschaftserleben zu erbringen.
Der Patient hat Angst vor Problemen und Schwierigkeiten, die durch die Einordnung in die Gemeinschaft entstehen.

Pflegeziele

Nahziel:
- Patient erkennt seine Probleme und Ängste in der Gemeinschaft.
- Patient ist bereit, sich mit dem Thema Gemeinschaft auseinanderzusetzen.
- Patient erkennt die Notwendigkeit eigener Bemühungen.

Pflegemaßnahmen und Hinweise

- Patienten an die Möglichkeiten zur Teilnahme an einer Gemeinschaft, die für ihn bestehen, heranführen, und ihn ermutigen, in der Stationsgemeinschaft mitzumachen.
- Dem Patienten ermöglichen, eigene Interessen zu entdecken.
- Den Patienten auf Grund seiner Neigungen und Interessen in die Stationsgemeinschaft integrieren.
- Gemeinsam mit dem Patienten Tagesstruktur erarbeiten, die Zeit der Gemeinsamkeit und Rückzugsmöglichkeit beinhaltet.

Pflegeziele

Nahziel:
- Patient reduziert seine übertriebene Kontaktfreudigkeit auf angemessene, gesellschaftlich erwünschte Formen unter Berücksichtigung seiner Individualität.
- Patient erkennt die Notwendigkeit von Nähe und Distanz.

c) Der Patient zeigt auffällige oder übertriebene Kontaktfreudigkeit.

Pflegemaßnahmen und Hinweise

- Auf eigene Abgrenzung rechtzeitig achten, aber Kontakt nicht abbrechen.
- Übertriebenes Kontaktverhalten des Patienten verdeutlichen.
- Den Patienten fragen, wie er sich dabei fühlt.
- Grenzen erwünschten Kontaktverhaltens aufzeigen.
- Rollenspiele mit dem Patienten durchführen, z.B. Besuch kommt, Treffen von zwei Bekannten oder von zwei Unbekannten.

d) Patient ist auf bestimmte Person(en) fixiert.

Pflegeziele

Nahziel:
- Patient vermindert seine Kontakte zu einer bestimmten Person.
- Patient hat freie Kapazität zum Aufbau erwünschter neuer Kontakte.
- Patient hat zu unterschiedlichen Personen erwünschte, „normale" Kontakte.

Pflegemaßnahmen und Hinweise

- Neue Kontakte anregen und fördern, z. B. durch Gemeinschaftsaktivitäten, wie Spaziergänge.
- Dem Patienten erklären, welche Folgen seine Anklammerung für ihn und andere haben kann.
- Erklären, dass Distanz nicht mit Zurückweisung gleichzusetzen ist.
- Soweit möglich, soll der Patient Kontakt zu einem (Haus-)Tier aufbauen und für seine Versorgung Verantwortung übernehmen.

e) Der Patient ist distanzlos oder oberflächlich in Sozialkontakten.

Pflegeziele

Fernziel: Patient ist zu tragfähigen Beziehungen bereit und kann diese pflegen.

Nahziel:
- Patient beachtet die üblichen Grenzen von Nähe und Distanz.
- Patient erkennt und achtet die Gegenseitigkeit einer Beziehung.

Pflegemaßnahmen und Hinweise

- Den Patienten nicht duzen.
- Dem Patienten freundliche, aber deutliche Rückmeldung auf distanzloses Verhalten geben.
- Dem Patienten eigenes Distanzbedürfnis erklären und darauf hinweisen, dass Distanz nicht mit persönlicher Ablehnung gleichzusetzen ist.
- Dem Patienten erklären, in wieweit ein Kontakt erwünscht ist.
- Den Patienten darauf hinweisen, dass eine Beziehung keine einseitige Angelegenheit ist, sondern von zwei Personen mitgetragen werden muss.
- Den Patienten darauf hinweisen, dass er andere verletzt oder selbst nicht ernst genommen wird (mögliche Komplikationen aufzeigen: soziale Ausgrenzung, Aggression).
- Kontaktverhalten beobachten und dokumentieren.
- Den Patienten in Aufträge innerhalb der Stationsgemeinschaft einbinden (Mitpatienten begleiten, Besorgungen für andere).
- Der Patient soll überlegen, wie er sich in der Gemeinschaft nützlich machen kann und Aufgaben übernehmen.
- Angehörige beim Aufbau einer tragfähigen Beziehung integrieren.

1.12.2 Störungen in der Beziehung zu Angehörigen

Vorkommen: verschiedenste psychiatrische Krankheitsbildern

a) Der Patient lehnt eine konstruktive Beziehung zu seinen Angehörigen ab.

Pflegeziele

Nahziel:
- Patient reflektiert sachlich über seine Beziehung zu Angehörigen (sucht mögliche Fehler auch bei sich selbst).
- Patient ist eigenmotiviert an einer angemessenen Beziehung zu seinen Angehörigeninteressiert.
- Patient erkennt die Ursache seiner Beziehungsprobleme.
- Patient nimmt Kontakt zu Angehörigen auf.

Pflegemaßnahmen und Hinweise

- Dem Patienten erklären, welche Auswirkung seine gestörte Beziehung zu Angehörigen haben kann.
- Gemeinsam mit dem Patienten erarbeiten, wie er sich beim nächsten Besuch seiner Angehörigen verhalten könnte (keine Schuldzuweisung, aktives Zuhören, sachlich bleiben, Höflichkeit, gegenseitiger Respekt, richtige Wortwahl).
- ☞ 2.9 Kriterien eines Gesprächs
- Mit dem Patienten gemeinsam sammeln, was die Angehörigen von ihm erwarten, was er davon erbringen kann und was nicht.
- Vom Patienten gewünschte Kontaktaufnahme zu Angehörigen unterstützen und begleiten (Telefonate, Briefe, Besuche, Einladungen).
- Nach Möglichkeit Rollenspiele mitgestalten, in denen die Beziehungsproblematik des Patienten dargestellt und nach Lösungsmöglichkeiten gesucht wird.
- Im Team über Familientherapie diskutieren.
- Evtl. Kontaktverbot (mit Angehörigen) zur beiderseitigen Entlastung beachten.

b) Der Patient klammert sich in unangemessener Weise an seine Angehörigen.

Pflegeziele

Nahziel:
- Patient ist zu einer „gesunden", angemessenen Beziehung fähig.
- Patient erkennt, dass eine Beziehung auch Freiräume beinhalten muss.

Pflegemaßnahmen und Hinweise

- Durch Gespräche dem Patienten bewusst machen, wie sich seine Angehörigen durch die enge Umklammerung fühlen.

- Den Patienten ermutigen, anstehende Entscheidungen möglichst selbst zu treffen.
- Gemeinsam mit dem Patienten Tagesstruktur erarbeiten und umsetzen (Patient soll sich mit sich selbst beschäftigen können).
- Mit dem Patienten besprechen, wie er sich beim nächsten Besuch der Angehörigen besser verhalten könnte.
- Angehörige mit einbeziehen und auf erwünschte Verhaltensweisen hinweisen.

c) Der Patient ist überbehütet und kann sich nicht davon befreien.

Pflegeziele

Nahziel:
- Patient hat eine angemessene Beziehung zu seinen Angehörigen.
- Patient möchte ernsthaft „auf eigenen Beinen stehen".
- Patient wird zunehmend fähig, ein unabhängiges, selbstverantwortliches Leben zu führen.

Pflegemaßnahmen und Hinweise

- Den Patienten in seinen Bestrebungen nach Selbständigkeit unterstützen, soweit es vertreten werden kann.
- Selbstbewusstsein des Patienten fördern durch Übertragung von Aufgaben im Stationsalltag und kleine Schritte anerkennen.
- Dem Patienten bewusst machen, dass auch auf der Station, Selbstständigkeit mit Rechten und Pflichten verbunden ist.
- Besuchssituation beobachten und gegebenenfalls begrenzend eingreifen und dokumentieren.
- Zusammen mit dem Patienten und den Angehörigen die Ziele und Maßnahmen besprechen.

d) Der Patient wird von seinen Angehörigen abgelehnt.
Der Patient versteht nicht, dass seine Angehörigen nichts mehr von ihm wissen wollen.

Pflegeziele

Nahziel:
- Patient wird mit der momentanen Tatsache der Zurückweisung fertig.
- Patient entwickelt eine realistische Lebensperspektive und arbeitet an deren Umsetzung.
- Patient reflektiert sachlich über die Abweisungsgründe seiner Angehörigen.

Pflegemaßnahmen und Hinweise

- Wertschätzender Beziehungsaufbau.
- Erhebung biografischer Daten unter Beteiligung des Patienten und soweit möglich seiner Angehörigen.
- Dem Patienten in Gesprächen bewusst machen, dass er zu einer eigenen Lebensgestaltung in der Lage ist.

- Selbstkompetenz des Patienten stärken, z. B. mit dem Patienten Freiräume absprechen, für die er innerhalb der Station selbstständig zuständig ist und Verantwortung übernehmen soll.
- Soweit Fehler des Patienten als Grund für die Reaktion der Angehörigen eingestanden werden, Reflexion und Veränderung anregen.
- Gemeinsam mit dem Patienten eine Strategie erarbeiten, wie er Probleme in der Beziehung zu seinen Angehörigen bewältigen kann (Arbeitssuche, Wohnungssuche, Schuldentilgung, Umgangston, Aggressionsabbau usw.)
- Unterstützen beim Erarbeiten einer Zukunftsperspektive (z. B. Wohnen, Arbeiten) und Begleitung bei der Umsetzung zwischen Angehörigen und Patienten .
- Soweit vom Patienten gewünscht und soweit möglich, mit den Angehörigen zusammenarbeiten.

1.12.3 Finanzielle Probleme

Vorkommen: verschiedenste psychiatrische Krankheitsbilder

Pflegeziele

Nahziel:
- Patient teilt sich sein Geld bis zur nächsten Geldausgabe sinnvoll ein.
- Patient unternimmt ernsthafte Anstrengungen, seine Schulden zurückzubezahlen
- Patient unterlässt Geschäfte und Handel mit Mitpatienten.

Pflegemaßnahmen und Hinweise

- Dokumentation auffälliger Geldausgaben.
- Gegebenenfalls Absprache mit gesetzlichem Betreuer (Vermögenssorge) (Formular auf Station).
- Beobachten, ob der Patient sich mit Tricks oder Diebstählen Geld beschafft.
- Betteln verhindern.
- Das Geld des Patienten wird nach Rücksprache mit ihm (und dem gesetzlichen Betreuer) vom Pflegepersonal eingeteilt (Tagesmenge).
- Den Patienten darauf hinweisen, dass er sich von Mitpatienten kein Geld leihen darf oder anderen Patienten sein Geld leiht.

- Patient kann mit Geld nicht verantwortlich umgehen.
- Patient hat Schulden bei Mitpatienten.
- Patient macht unlautere Geschäfte auf der Station.

1.12.4 Dauernde Arbeitslosigkeit oder fehlende Arbeitsbereitschaft

Vorkommen: verschiedenste psychiatrische Krankheitsbilder

a) Patient leidet unter seiner momentanen oder immer wiederkehrenden Arbeitslosigkeit.

Pflegeziele

Nahziel:
- Patient reflektiert ernsthaft die Gründe seiner Arbeitslosigkeit.
- Patient ist bereit zu Maßnahmen der beruflichen Rehabilitation.
- Patient schätzt seine Fähigkeiten realistisch ein.

Pflegemaßnahmen und Hinweise

- Dem Patienten Gesprächsbereitschaft signalisieren.
- Den Patienten über seine frühere und jetzige Leistungsfähigkeit reflektieren lassen und Rückmeldung geben, z. B. AT.
- Belastungsfähigkeit und Ausdauer durch Beschäftigung auf der Station oder in der AT feststellen und dokumentieren.
- Neigungen und Fertigkeiten beobachten.
- Im Team Einleitung psychosozialer Maßnahmen besprechen und gegebenenfalls einleiten.
- Mit dem Patienten die möglichen Gründe besprechen, die zu seiner Arbeitslosigkeit geführt haben und dokumentieren.
- Die Bereitschaft des Patienten zu arbeitsfördernden Maßnahmen anregen.
- Dem Patienten bei seiner Suche auf dem Arbeitsmarkt behilflich sein, z. B. Anzeigen für Zeitungen verfassen helfen, Arbeitsmarktanzeigen gemeinsam durchgehen, Hilfe bei Bewerbungsschreiben.
- Bei Absagen von Arbeitgebern den Patienten weiter ermutigen.

b) Der Patient zeigt keine ernsthafte Arbeitsbereitschaft, obwohl er immer wieder Chancen bekommt.

Pflegeziele

Nahziel:
- Patient spricht und reflektiert über die Gründe seines unerwünschten Verhaltens.
- Patient ist zu einem ernsthaften Arbeitsversuch bereit.

Pflegemaßnahmen und Hinweise

- Mit dem Patienten sprechen, wie sein Verhalten empfunden wird.
- Offenheit für Probleme des Patienten zeigen.
- Gemeinsam mit dem Patienten Tagesstruktur mit Arbeitsplan festlegen, die der Patient verlässlich einzuhalten hat.
- Zusammenarbeit mit der AT oder ET (Bereitschaft, Konzentration, Ausdauer, Interessen dokumentieren)

- Dem Patienten Vergünstigungen einräumen, wenn er ernsthafte Arbeitsbereitschaft zeigt.
- Dem Patienten bewusst machen, welche Voraussetzungen im Arbeitsleben erwartet werden (Teamfähigkeit, Durchhaltevermögen, Konzentration, Gewissenhaftigkeit u.a.).

1.12.5 Fehlender Freundeskreis

Vorkommen: verschiedenste psychiatrische Krankheitsbilder

Patient leidet darunter, keinen Freundeskreis zu haben.

Pflegeziele

Nahziel:
- Patient hat das Bedürfnis, einem Freundeskreis anzugehören.
- Der Patient öffnet sich für freundschaftliche Beziehungen.

Pflegemaßnahmen und Hinweise

- Verhalten des Patienten in sozialen Situationen beobachten und dokumentieren.
- Lebensumstände des Patienten kennen lernen.
- Angehörige und Bekannte einbeziehen, soweit dies erwünscht und möglich ist.
- Den Patienten mit Mitpatienten bekannt machen.
- Wenn möglich passenden Zimmerkollegen für den Patienten suchen (kein Einzelzimmer).
- Kontakte des Patienten zu Mitpatienten fördern und anregen, z.B. gemeinsamer Ausgang, Interaktionsspiele, Tischtennis und andere Stationsaktivitäten.
- Dem Patienten aufmerksam machen, worauf es im Umgang mit Menschen ankommt (Soziale Kompetenz).
- Gemeinsame Überlegungen mit dem Patienten anstellen, was er zum Gelingen einer Freundschaft beitragen sollte/könnte.
- Interessen des Patienten nutzen und Mitgliedschaften in Vereinen, Verbänden oder Gruppen besprechen.
- Über Probleme des Patienten reden (Frustrationsbewältigung).
- Kontaktaufnahme zu ehemaligen Freunden anregen (Telefonate, Briefe, Besuche, Einladungen).
- Mit dem Patienten besprechen, wie ein krankheitsbedingter Kontaktabbruch wieder abgebaut werden kann.
- Aufbau neuer Kontakte anregen und fördern.

1.12.6 Milieuschäden

Vorkommen: verschiedenste psychiatrische Krankheitsbilder

a) Patient findet sich in der Gemeinschaft nicht zurecht, weil er es nicht gelernt hat, oder aus einem Umfeld kommt, wo andere Werte gelten.
b) Patient hat keine soziale Sicherheit.

Pflegeziele

Fernziel: Patient hat Vertrauen in die Gemeinschaft und/oder die Bezugsperson.

Nahziel:
- Patient erkennt, dass seine Außenseiterrolle für viele seiner Konflikte verantwortlich ist.
- Patient beachtet die Stationsordnung.
- Patient ist bereit, erwünschte Umgangsformen zu erlernen (Sprache, Höflichkeit, Respekt).
- Patient erlebt Geborgenheit und Wärme.
- Patient kann seine Gefühle angemessen ausdrücken und zeigen.

Pflegemaßnahmen und Hinweise

- Bezugspflege (Empathische Grundhaltung und Aufbau einer tragfähigen Beziehung).
- Den Patienten in seinen Verhaltens- und Umgangsformen beobachten und diese dokumentieren.
- Rückmeldung über seine Umgangsformen geben und deren Wirkung auf andere erläutern, z. B. durch Videoaufzeichnung.
- Gemeinsam mit dem Patienten erwünschte Umgangsformen erarbeiten und im Stationsalltag umsetzen, anfangs z. B. in Rollenspielen.
- Patient nicht überfordern.
- Rückzugsmöglichkeiten anbieten.
- Gemeinsame Freizeitgestaltung (Gruppenaktivitäten).
- Dem Patienten die Notwendigkeit der Stationsordnung erklären.
- Nach Möglichkeit eine individuelle Wohnumgebung gestalten lassen (auch von Gemeinschaftsräumen). Stützende, orientierungsgebende Gesprächsangebote im Rahmen der Bezugspflege.
- ☞ 2.9. Kriterien eines Gesprächs.
- Den Patienten in die Stationsgemeinschaft aufnehmen und erwünschte Kontakte anregen.
- Selbstständigkeit des Patienten beobachten und dokumentieren.
- Den Patienten für eine Wohngemeinschaft interessieren.
- Bestrebungen des Patienten, ein eigenes Zuhause aufzubauen, fördern und Möglichkeiten im Team besprechen.
- Dem Patienten konkrete Hilfe geben (Sozialdienst einschalten, Hilfe beim Aufsetzen einer Zeitungsannonce, gebrauchte Möbel, Arbeitsstelle).

1.12.7   Suizidalität

Vorkommen: verschiedenste psychiatrische Krankheitsbilder

a) Patient äußert Suizid-
gedanken (verbal oder
nonverbal), z. B. Patient
verschenkt liebgewor-
dene Dinge.

Pflegeziele

Nahziel:
- Patient beschäftigt sich zunehmend mit der Bewältigung seiner Schwierigkeiten bzw. seiner Zukunftsplanung.
- Patient distanziert sich von seinen Suizidgedanken und Todeswünschen.
- Patient kann für einen umschriebenen Zeitraum versprechen, sich nichts anzutun.
- Umgekehrte Reihenfolge der Punkte ist sinnvoller

Pflegemaßnahmen und Hinweise

- Suizidgedanken des Patienten ernst nehmen.
- Auf eventuelle Suizidvorbereitungen achten.
- Alle Beobachtungen dem Team mitteilen und dokumentieren (einheitliches Symbol auf Kurve). Vertrauensbasis schaffen durch Bezugsperson.
- Verstärkte Zuwendung.
- Gespräche kontinuierlich fortführen
- Festgelegte, dokumentierte Kontaktaufnahme, z. B. halbstündlich.
- Abmachung treffen, dass der Patient bei Suizidgedanken zum Personal bzw. zur Bezugsperson kommt (Antisuizidvertrag).
- Selbstwertgefühle des Patienten fördern durch Übernahme von Aufgaben, Herstellung von Kontakten.
- Mit dem Patienten über eine vorstellbare Zukunftsgestaltung sprechen (Vorstellungen und Wünsche des Patienten sammeln und realistisch mit ihm erörtern).
- Gewünschte Kontakte zu Angehörigen fördern und unrealistische Erwartungen relativieren.
- Auf Wunsch des Patienten Kontakt mit Seelsorger herstellen.
- Positive Lebensaspekte aufzeigen.
- Trauern lassen ist sinnvoller, als auf bessere Zeiten hinweisen, schweigen und behutsam antworten ist besser als fragen
- ☞ 2.9 Kriterien eines Gespräches.

b) Patient beschäftigt
sich mit konkreten Suizid-
plänen.

Pflegeziele

Nahziel: Sicherheit für den Patienten ist gewährleistet.

Pflegemaßnahmen und Hinweise

- Empathie vermitteln, bei Überforderung Hilfe im Team suchen („Floskeln" und Bagatellisierung vermeiden).

- Stufenweise Überwachung und Dokumentation: (geschützte Station, Wachraum, Sitzwache).
- Auf Medikamenteneinnahme achten (Sammeln von Medikamenten verhindern).
- Gefährliche Gegenstände entfernen (Kabel, Besteck, Gläser, Rasierklingen, Tücher, Schals, Gürtel) und den Patienten über diese Sicherheitsmaßnahmen informieren, aber individuell vorgehen (Sicherheit des Patienten versus Individualität!).
- Besucher informieren über gefährliche Gegenstände (soweit mit Schweigepflicht vereinbar).

c) Patient hat Suizidversuch unternommen. Suizidgefährdete Mitpatienten tendieren ebenfalls zum Suizid (Sogeffekt).

Pflegeziele

Nahziel:
- Erste Hilfe leisten,
- Vitalfunktionen sind stabil.
- Arzt ist informiert
- Notfallkoffer ist bereitgestellt.
- Betroffene Mitpatienten sind in die Aufarbeitung miteinbezogen.

Pflegemaßnahmen und Hinweise

- Einleitung lebensrettender Maßnahmen.
- Überwachung der Vitalfunktionen.
- Vitalfunktionen stabilisieren (evtl. Verlegung auf Intensivstation, Kontakt durch Bezugsperson, wenn möglich, aufrechterhalten).
- Beobachtung auf neurologische Ausfälle (z.B. Lähmungen, Krämpfe).
- Folgeschäden verhüten (z.B. Dekubitusgefahr nach Schlafmittelintoxikation).
- Sorgfältige Dokumentation.
- Umgang mit dem Patienten nach dem Suizidversuch:
- Schildern der eigenen Betroffenheit (nach Absprache im Team (Teamsupervision).
- Bearbeitung des Suizidversuchs im Team.
- Auslöser und Hintergründe ergründen.
- Krisenintervention: bei gefährdeten Patienten, Stabilisierung durch das gesamte Team und speziell durch die Bezugsperson.

d) Patient droht wiederholt mit Suizid und setzt dies als Druckmittel ein.

Pflegeziele

Nahziel:
- Patient erkennt, dass seine Suiziddrohung ein inadäquates Druckmittel gegenüber seinem Umfeld ist, um bestimmte Änderungen oder Ziele zu erreichen.
- Patient kann seine Wünsche in angemessener Form ausdrücken.

Pflegemaßnahmen und Hinweise

- Dem Patienten erklären, dass er offen über seine Wünsche sprechen soll und darf und dass über seine Wünsche ernsthaft gesprochen wird, wenn er sie nicht in Drohungen verpackt.
- Dem Patienten rückmelden, dass seine Androhung nicht zur erwünschten Änderung führt.
- Notfalls Fixierung.
- Dem Patienten erklären, dass er mit einem Suizid in erster Linie sich selbst schadet.
- Dem Patienten die Wirkung seiner ständigen Drohung auf andere rückmelden.

1.12.8　Selbstbeschädigung

Vorkommen: verschiedenste psychiatrische Krankheitsbilder

a) Patient fügt sich immer wieder absichtlich körperliche Schäden zu.

Pflegeziele

Fernziel: Patient erkennt seine körperliche Unversehrtheit als wertvolles Gut an.

Nahziel:
- Patient fügt sich keinen ernsthaften Schaden mehr zu.
- Patient erkennt den Hintergrund seines selbstschädigenden Verhaltens.

Pflegemaßnahmen und Hinweise

- Bezugspflegekriterien umsetzen.
- Wenn der Patient Selbstbeschädigung nicht unterbricht, gegebenenfalls nach Rücksprache mit dem Arzt, fixieren.
- Dem Patienten kontinuierlich aufmerksame Zuwendung geben, um ihm zu zeigen, dass diese nicht erst gegeben wird, wenn er sich verletzt.
- Auslöser für Selbstschädigung suchen und thematisieren
- Gemeinsame Erarbeitung von Lösungsmöglichkeiten und deren Umsetzung unterstützen und begleiten
- Den Patienten beobachten oder befragen nach Dingen, die er gerne mag und diese als Belohnung für erwünschtes Verhalten einsetzen.
- Dem Patienten Möglichkeiten einräumen, seine Bedürfnisse zu artikulieren (Zeit lassen).
- Den Patienten auf Selbstverantwortung und Kompetenz hinweisen, z. B. Patient ermöglichen, dass er im Rahmen der Körperpflege seinen unversehrten Körper erleben und spüren kann, z. B. ungestörtes Bad, Auswahl eigener Pflegeutensilien.

b) Patient droht ernsthaft mit Selbstbeschädigung, wenn auf seine Wünsche nicht eingegangen wird.

Pflegeziele

Nahziel:
- Patient erkennt, dass eine Androhung ein untaugliches Mittel ist, um Wünsche durchzusetzen.
- Patient kann seine Wünsche auf angemessene Art äußern.

Pflegemaßnahmen und Hinweise

- Dem Patienten klarmachen, dass selbstschädigende Handlungen nicht zum erwünschten Ziel führen.
- Nach selbstverletzenden Handlungen werden damit in Zusammenhang stehende Wünsche des Patienten nicht erfüllt oder gezielt vorenthalten, dies ist dem Patienten verständlich zu erklären (Alternativen anbieten).
- Wünsche des Patienten in erwünschter Form werden nach Möglichkeit erfüllt.
- Stellt der Patient auf Aufforderung von Pflegekräften die selbstverletzende Handlung ein, den Patienten loben und ihm Entgegenkommen zeigen.
- Mit dem Patienten gemeinsam einen Wunschtagesplan erarbeiten.
- Dem Patienten durch Sport, Gymnastik oder andere Therapien Möglichkeiten einräumen, seine Aggression und Anspannung unschädlich abzureagieren.

1.12.9   Aggressivität

Vorkommen: verschiedenste psychiatrische Krankheitsbilder

a) Patient ist schnell erregbar und neigt zu aggressiven Handlungen.

Pflegeziele

Nahziel:
- Patient und Mitpatienten erleiden keinen Schaden.
- Patient ist belastungsfähiger, ohne gleich zu aggressiven Verhaltensweisen zu neigen.
- Patient kann aggressive Impulse besser kontrollieren.
- Patient akzeptiert Hinweise und kann Ärger und Unmut adäquat äußern.

Pflegemaßnahmen und Hinweise

- Oberstes Gebot: Übersicht bewahren
- Pflegekräfte müssen über Alarm- und Sicherheitssysteme Bescheid wissen.
- Alarm aktivieren, im Forensikbereich Totmannmelder aktivieren.
- Erregungszustand des Patienten einschätzen und dokumentieren.
- Personal zeigt Geschlossenheit und Stärke durch erhöhte Präsenz – CAVE: Deeskalation!

- Bei unmittelbarer Gefahr für Mitpatienten oder Kollegen, diese zuerst aus dem Gefahrenbereich befreien! An Ablenkungsmanöver denken!
- Fixationsmaterialien für den Bedarfsfall bereithalten unter Beachtung der geltenden Standards.
- Maßnahmen am Patienten so planen, dass weitere Aggressionen vermieden werden können (Zeitpunkt, Stimmung, vorherige Ankündigung und Erklärung).
- Im Gespräch dem Patienten rückmelden, wie seine Reaktion von anderen erlebt wird: eigene Empfindungen in der Ich-Form vortragen, wie z. B. „Ich erlebe Sie ..., könnte das sein?".
- Den Patienten von aggressiven Handlungen abhalten (adäquate Form beachten!).
- Den Patienten beobachten und aggressionsauslösende Faktoren im Team besprechen und dokumentieren.
- Rückzugsmöglichkeiten anbieten („time-out").
- Der Patient spricht mit der Bezugsperson über aggressionsauslösende Situationen: Abmachungen werden dokumentiert.
- Bekannte aggressionsauslösende Situationen (wie Verlegungen, neuer Mitpatient, Verbot von Spaziergängen und Wochenendheimfahrten, Medikamenteneinnahme) werden nach Möglichkeit vermieden.
- Mit dem Patienten ein Zeichen vereinbaren, wenn er seine Aggressionen „aufsteigen" spürt (z. B. verlangt von sich aus nach Rückzug, Medikation oder Fixation).
- Wenn möglich, Aggression verlagern in körperliche oder geistige Aktivitäten: Spaziergang, Tischtennis, Gymnastik, Sport, Musiktherapie usw.

b) Patient neigt zu heftigen verbalen Angriffen (Beschimpfungen).

Pflegeziele

Nahziel:
- Patient reduziert häufige Beschimpfungen.
- Patient erkennt, dass er andere provoziert und verletzt.
- Patient kann seinen Ärger in vertretbarer Form äußern.

Pflegemaßnahmen und Hinweise

- Sich von Beschimpfungen nicht „anstecken" lassen!
- Beschimpfungen sachlich und entschieden zurückweisen.
- Mitpatienten schützen, wenn sie es nicht selbst können.
- Gemeinsame Verhaltensanalyse mit Erarbeitung von umsetzbaren Änderungsmöglichkeiten.
- Möglichkeit zum Aggressionsabbau anbieten (Toleranzgrenze: keine Fremd- oder Eigengefährdung).

- In Gesprächsgruppen oder Rollenspielen üben lassen, wie man es anders machen kann.
- Nicht beleidigt sein, sich das Krankheitsbild des Patienten vor Augen halten/professionelle Distanzierung.

c) Patient zeigt Angriffshaltung oder ist tätlich aggressiv.

Pflegeziele

Nahziel:

- Das Pflegepersonal kann die Anspannung des Patienten frühzeitig einschätzen.
- Patient verletzt keine Mitpatienten oder Mitglieder des Teams.

Pflegemaßnahmen und Hinweise

- Auf Distanz und Nähe zum Patienten achten (für Mitglieder des Teams und Mitpatienten).
- Den Patienten beobachten und Spannungssituationen nach Möglichkeit vermeiden.
- Aggressionsauslösende Faktoren reduzieren oder nach Möglichkeit gänzlich vermeiden/entfernen.
- Sicher und höflich gegenüber dem Patienten auftreten (keinesfalls provozieren). Angemessene Rückzugsmöglichkeiten einräumen.
- Dem Patienten Grenzen aufzeigen, persönliche Freiräume besprechen, im Rahmen der Stationsordnung respektieren und Konsequenzen bei Verstößen thematisieren.
- Klarheit in der Reaktion auf Aggressionen und Angriffe einhalten: Einheitlich handeln!
- In problematischen Situationen nicht alleine aktiv werden (eigene Sicherheit hat Vorrang!).
- Eine höhere Anzahl von Pflegepersonen wirkt meist deeskalierend und kann Tätlichkeiten verhindern.
- Rückzugsmöglichkeit anbieten („time-out").
- Den Patienten nicht in die Ecke drängen.
- Bei Zuspitzung der Situation Überwältigungsstrategien absprechen und gezielt umsetzen.
- Gesicht des Patienten mit Kissen oder Kleidung bedecken.
- Handgelenke kräftig umfassen.
- Beine umklammern.
- Patient von hinten umklammern und auf den Rücken legen.
- Scheinangriff und Angriff gleichzeitig führen.
- In Notfallsituation den Patienten mechanisch fixieren und umgehend Arztanordnung einholen.
- ☞ 2.14 Mechanische Fixation – allgemein
- ☞ 2.15 Pflege des mechanisch fixierten Pat.
- Fixation so kurz wie möglich aufrechterhalten und dokumentieren.

1.12.10 Mangelnde Frustrationstoleranz

Vorkommen: verschiedenste psychiatrische Krankheitsbilder

a) Patient kann kaum Zurücksetzungen/Zurückweisungen ertragen.

Pflegeziele

Nahziel:
- Patient erlebt Zurückweisung nicht als totale persönliche Niederlage.
- Patient kann Zurückweisungen in konstruktiver Weise verarbeiten.
- Patient ist ehrlich zu sich selbst.

Pflegemaßnahmen und Hinweise

- Aufbau einer tragfähigen Beziehung.
- Dem Patienten möglichst Respekt und Wertschätzung entgegenbringen.
- Im Gespräch erarbeiten, wo „Zurückweisungen" sachliche Gründe haben, am aktuellen Beispiel sachliche Gründe besprechen und versuchen, dies dem Patienten verständlich zu machen.
- Mit sachlichem Wohlwollen auf überempfindliche Reaktion aufmerksam machen.
- Bei aktuellen Problemen oder nach akuten Situationen Kompromisslösungen anbieten bzw. erarbeiten.
- Gemeinsam mit dem Patienten eine Strategie erarbeiten, wie er zukünftig auf Frustrationen reagieren könnte.
- Themenzentrierte Interaktionsspiele anbieten (z.B. Rollenspiele), hierzu ist jedoch Erfahrung u. Ausbildung Voraussetzung (z.B. Fachweiterbildung/Psychiatrie).

b) Patient fühlt sich grundlos zurückgewiesen, ist deswegen zu keinen pflegerischen/therapeutischen Maßnahmen zu motivieren.

Pflegeziele

Nahziel:
- Der Patient nimmt seine Überempfindlichkeit wahr.
- Der Patient ist im Rahmen des pflegerisch/therapeutischen Programms bereit mitzuarbeiten, auch wenn dies Anforderungen an ihn stellt, die für ihn problematisch sind.

Pflegemaßnahmen und Hinweise

- Den Patienten immer in höflicher und sachlicher Form darauf hinweisen, wenn er etwas falsch versteht oder zur Überreaktion neigt.
- Bei wiederkehrenden Missverständnissen den Patienten aktiv ins Gespräch einbeziehen und ihn zum Verständnis um eine Wiederholung des Gesprächsinhalts in eigenen Worten bitten.
- Dem Patienten die Notwendigkeit der Einordnung in die Stationsgemeinschaft erklären.
- Mit dem Patienten Möglichkeiten einer sachlichen Formulierung seines Problems erarbeiten.

- Dem Patienten rückmelden, wie er andere kritisiert.
- Den Patienten in Gesprächen anleiten, sein Befinden bei Kritik, sachlich zu äußern.
- ☞ 2.9 Kriterien eines Gesprächs.

c) Patient ist „mimosenhaft" und bei jeder Kleinigkeit beleidigt, neigt dann zum Rückzug oder zu Aggressivität.

Pflegeziele

Nahziel:
- Patient bleibt gesprächsbereit.
- Patient vermindert Rückzugstendenzen.

Pflegemaßnahmen und Hinweise

- Dem Patienten im Gespräch oder Rollenspiel rückmelden, wie er auf Frustrationen reagiert und Alternativen aufzeigen, wie er reagieren sollte/könnte.
- Gesprächsbereitschaft des Patienten durch Freundlichkeit und Sachlichkeit aufrechterhalten.
- Rückzugstendenzen thematisieren.
- Darauf achten, dass der Patient nicht durch ständige Kritik in die Ecke gedrängt wird.
- Den Patienten fordern, aber nicht überfordern.
- ☞ Umgang mit Aggressivität.

1.12.11 Mangel an Krankheitsgefühl und Krankheitseinsicht

Vorkommen: verschiedenste psychiatrische Krankheitsbilder

a) Patient fühlt sich nicht psychisch krank.

Pflegeziele

Nahziel: Patient lässt die Möglichkeit einer Erkrankung im Gespräch ernsthaft zu.

Pflegemaßnahmen und Hinweise

- Der Patient reflektiert, wie er oder seine Umgebung sich verändert haben.
- Im Gespräch klären, warum der Patient seine Erkrankung nicht wahrhaben will.
- Auf Ängste und Befürchtungen eingehen.
- Den Patienten auf tatsächliche und potentielle Folgen seiner fehlenden Krankheitseinsicht hinweisen.
- Dem Patienten seine Symptome aufzeigen.

b) Obwohl der Patient seine Krankheit richtig erkennen kann, akzeptiert er sie nicht.

Pflegeziele

Nahziel: Patient zeigt zunehmende Krankheitseinsicht und ist bereit, mit dem Pflege- und Behandlungsteam zusammen zuarbeiten.

Pflegemaßnahmen und Hinweise

- Dem Patienten die notwendigen Pflegemaßnahmen erklären und ihn in die Auswahl mit einbeziehen.
- Dem Patienten klarmachen, dass zum jetzigen Zeitpunkt die Behandlung unaufschiebbar ist.
- Einen schrittweisen Ausbau der Pflegemaßnahmen mit dem Patienten beschließen.
- Dem Patienten Mitspracherecht bei Pflegezielen und Maßnahmen einräumen.
- Den Patienten ermutigen, seine Ängste und Befürchtungen klar auszusprechen und gezielt darauf eingehen.
- Nicht darauf bestehen, dass der Patient die Diagnose annimmt, wichtiger ist die Mitarbeit in der Therapie.

c) Patient überschätzt seine Fähigkeiten und schädigt sich durch sein Verhalten selbst.

Pflegeziele

Nahziel:
- Patient akzeptiert Hinweise aus seiner Umgebung.
- Patient kann mit seinen Kräften haushalten.

Pflegemaßnahmen und Hinweise

- Mit dem Patienten gemeinsam persönliche Belastungsgrenzen ermitteln.
- Dem Patienten rückmelden, dass es nicht notwendig ist, sich ständig zu verausgaben, um anerkannt zu werden.
- Dem Patienten problematisches Verhalten rückmelden und mit ihm Lösungsmöglichkeiten erarbeiten.
- Gemeinsam mit dem Patienten ein Konzept erarbeiten, wie er zukünftig sein Leben ändern könnte (Tagesgestaltung, Hobbys, Zeiten der Besinnung). Persönliche Wertmaßstäbe des Patienten achten und soweit möglich aufrechterhalten.
- Den Patienten auf Entspannungsübungen und Ruhephasen aufmerksam machen (z.B. Musik, progressive Muskelentspannung nach Jacobsen).

1.12.12 Ablehnung der Behandlung

Vorkommen: verschiedenste psychiatrische Krankheitsbilder

Der Patient lehnt Behandlung ab.
Der Patient zeigt erheblichen Widerstand gegen seinen Krankenhausaufenthalt.

Pflegeziele

Nahziel:

- Patient ist bereit, über mögliche Behandlungsschritte zu diskutieren
- Patient fügt sich in die Notwendigkeit eines Krankenhausaufenthaltes und einer Behandlung.
- Patient nutzt aktiv die Möglichkeiten eines Krankenhausaufenthaltes.

Pflegemaßnahmen und Hinweise

- Rechtsgrund beachten!
- Gegebenenfalls auf Fluchttendenz achten.
- Dem Patienten zeigen, dass man Anteil an seiner Person bzw. an seinem Schicksal nimmt.
- Den Patienten bitten, sich die verschiedenen Behandlungs- und Pflegeangebote anzuhören und zu überdenken.
- Vertrauensbasis aufbauen und weitere Behandlungsschritte planen.
- Gezielt positive Kontakte fördern; wenn möglich kooperierende Mitpatienten mit einbeziehen.
- Auf Fragen und Ängste des Patienten eingehen und im Bedarfsfall auf weitere Fachleute verweisen oder diese hinzuziehen.
- Den Patienten nicht überfordern – „nicht zu viel und nicht zu rasch". Entscheidungskompetenz des Patienten fördern und achten.
- Bei akuter Verschlechterung oder Problemen den Patienten auf wirksame und mögliche Hilfen aufmerksam machen.
- Bedenken, ob ein versteckter Suizidgedanke hinter der Weigerung des Patienten steht.
- An das Verantwortungsbewusstsein des Patienten gegenüber sich selbst und seinen Angehörigen erinnern.
- Gegebenenfalls Angehörige in eine vorsichtige Überzeugungsarbeit mit einbeziehen (nach Absprache im Team).
- Gegebenenfalls auf Folgen der Behandlungsverweigerung hinweisen.
- Dem Patienten mit Freundlichkeit und Höflichkeit begegnen.
- Dem Patienten mögliche Vorteile seines Krankenhausaufenthaltes bewusst machen.
- Gemeinsam mit dem Patienten Behandlungs- und Pflegeplan erarbeiten. Ihn dabei mehr beraten als bedrängen.
- Über Interessen, Hobby oder Beruf des Patienten Kontakte zu Mitpatienten knüpfen.
- Angehörige in die Behandlung einbeziehen, so weit dies möglich und erwünscht ist.
- Dem Patienten Freiraum für Selbstgestaltung seines Aufenthaltes einräumen.

2 Abteilungsübergreifende Standards und Übungsprogramme

In der nachfolgenden Standardsammlung **Abteilungsübergreifende Standards und Übungsprogramme** ist mit der vorgegebenen Reihenfolge keine Bewertung oder Absicht verbunden. Vielmehr ist die Nummerierung im Lauf von mehreren Jahren einfach fortgeschrieben worden.

Dieses Kapitel enthält sehr unterschiedliche Standards. Es betrifft dies im Einzelnen die Form wie auch die gestufte Darstellung. Darunter sind auch grundlegende Pflegestandards, die unabhängig von der Abteilung oder Station Geltung im gesamten Haus haben.

2.1 Übungen zur zeitlichen Orientierung

Wichtig: Orientierungshilfen an gleich bleibenden Plätzen installiert und rund um die Uhr verfügbar!

Immer mit dem Patienten zusammen die Orientierungshilfen festlegen. Patienten in alle Entscheidungen mit einbeziehen. Patienten die Auswahl überlassen!

Übungen nach Schwierigkeit gesteigert, individuell ausgewählt.

Orientierungshilfen:
- Armbanduhr mit Datum
- Großkalender, Abreißkalender
- große Uhr mit Zahlen
- Infotafel (Stationstafel)
- Bilder zur Jahreszeit

Übungen:
- Patient wird in kurzen Abständen gefragt, welches Datum heute ist.
- Patient wird ans Fenster bzw. in den Garten geführt und beschreibt die Natur (Knospen, kahle Bäume, gefärbte Blätter, Schnee, Wind, Kälte usw.).
- Patient hat einen eigenen Abreißkalender.

- Patient liest die Tageszeitung bzw. sie wird ihm vorgelesen, sieht sich Nachrichten im Fernsehen an (im Anschluss darüber diskutieren).
- Patient kann Angaben zum aktuellen Zeitgeschehen machen.
- Patient erzählt von Besuchen/Tätigkeiten, aus der Ergotherapie, von Aktivitäten, die wenige Tage zurück liegen, und schreibt in der ET auf seine Zeichnungen usw. das aktuelle Datum.
- Patient kann seine momentane Situation einschätzen und beschreiben.
- Patient führt ein Tagebuch oder einen Terminkalender.
- Patient wird täglich nach dem Tag der Einlieferung, seiner jetzigen Aufenthaltsdauer und dem evtl. benannten Entlassungstag gefragt.

2.2 Übungen zur örtlichen Orientierung

Wichtig: Orientierungshilfen an gleich bleibenden Plätzen installiert und rund um die Uhr verfügbar!

Immer mit dem Patienten gemeinsam die Orientierungshilfen festlegen. Patienten in alle Entscheidungen mit einbeziehen. Dem Patienten die Auswahl überlassen!

Orientierungshilfen:
- Übersichtliche Räume oder Raumaufteilung
- Schränke, Nachtkästchen und Schubladen eindeutig zuordnen.
- Gut sichtbare Symbole, Farben, Bilder, Fotos verwenden
- Hinweisschilder aufstellen (immer gleiche Symbole verwenden, z.B: zur Toilette)
- Kleidung in der richtigen Reihenfolge auflegen
- Merkzettel für schwierige Aufgaben erstellen
- persönliche Gegenstände zur Markierung verwenden
- Zimmer in verschiedenen Farben streichen usw.
- Hinweis: Die Orientierungshilfen sollen so dezent wie möglich sein, damit sie keinen Bloßstellungscharakter annehmen.

Übungen nach Schwierigkeitsgrad gesteigert, individuell ausgewählt.

Übungen:
- Patient sucht sich seine Orientierungshilfen aus dem Angebot selbst aus (auf Farb-, Symbolwahl des Patienten achten).
- Patient zeichnet z.B. sein Zimmer, sein Bett, sein Haus, seinen Garten.
- Patient findet von verschiedenen Stellen der Station aus sein Zimmer, z.B. vom Wohnsaal, vom Bad/Toilette, vom Besucherzimmer, vom Pflegestützpunkt, vom Treppenhaus.
- Patient geht in der Gruppe oder in Begleitung im Krankenhausgelände spazieren und wird wiederholt gebeten, den Rückweg selbst zu suchen (unter Aufsicht).

- Patient geht alleine eine Parkrunde und findet seine Station zu einer bestimmten Zeit wieder (unter verdeckter Aufsicht).
- Patient erkennt eine Adresse und findet den Weg alleine (z.B. zur Musiktherapie, zur Ergotherapie).
- Patient schreibt seine (neue) Adresse (z.B. Anschrift im Krankenhaus) alleine und kennt deren Bedeutung.

2.3 Übungen zur personellen Orientierung

Wichtig: Orientierungshilfen an gleich bleibenden Plätzen installiert und rund um die Uhr verfügbar!

Immer mit dem Patienten gemeinsam die Orientierungshilfen festlegen. Patienten in alle Entscheidungen mit einbeziehen. Patienten die Auswahl überlassen!

Übungen nach Schwierigkeit gesteigert, individuell ausgewählt.

Orientierungshilfen:
- Namensschilder an Kleidung der Mitarbeiter
- Namensschild, Bild, Talisman am Bett des Patienten
- Geschenke, eigene Kleidungsstücke

Übungen:
- Patient übt täglich seinen Namen und sein Geburtsdatum, wenn es ihm vorgesagt wird.
- Patient macht Schreibübungen mit seinem Namen und seinem Geburtstag.
- Patient kann aus 5 vorgegebenen Jahreszahlen, Vornamen, Zunamen seine persönlichen Daten herausfinden.
- Patient erkennt auf Fotos (alte und neue) sich selbst und seine nächsten Angehörigen (Gatte/Gattin, Kinder Eltern).
- Patient wird aufgefordert zu erzählen aus seiner Kindheit, Schulzeit, Lehrzeit, Kriegszeit/Nachkriegszeit, Beruf, Hobbys, Bekanntenkreis, Krankenhausaufenthalten, positive/negative Lebenserfahrungen usw.
- Patient kann mit wichtigen Dokumenten umgehen: Pass, Personalausweis, Krankenschein, Versicherungskarte, Scheckkarte, amtliche Schreiben, Kontoauszügen, Sparbuch.

2.4 Übungen zur situativen Orientierung

Umgang mit Feuer

- Patient beobachten im Umgang mit Feuerzeug/Zündhölzern.
- Patient auf die Gefahren im Umgang mit offenem Feuer hinweisen.
- Patient ggf. kein Feuerzeug/Zündhölzer überlassen.
- Nachts Rauchwaren und Feuermittel abgeben lassen.
- Wiederholt Kontrollen im Zimmer des Patienten: Geruch nach Zigarettenrauch, Reservezündhölzer usw.

Patient beobachten beim Umgang mit Steckdosen und Kabeln.

- Patient eindringlich auf Gefahren im Umgang mit elektrischem Strom hinweisen.
- Kindersicherungen in Steckdosen anbringen.
- Stromleitende Gegenstände abnehmen (Metallkugelschreiber, Minen, Stricknadeln ...).
- Auf Missbrauch von Stricknadeln, Scheren, Haarklammern u.a. achten.

Patienten beobachten beim Umgang mit elektrischen Geräten.

- Patient nie alleine in die Teeküche lassen (könnte E-Herd bedienen).
- Bei Benutzung von Elektrogeräten durch Patienten immer dabei bleiben (Bügeleisen, Föhn usw.).
- Patient im Umgang mit elektrischen. Geräten anleiten.
- Leere Batterien sachgerecht entsorgen.

2.5 Kognitives Training

Bereich	Inhalt	Hinweise
Gefühl und Gedächtnis	• Patient erfühlt/riecht/schmeckt verdeckte Gegenstände/Düfte/Lebensmittel und benennt diese. • Patient betrachtet und benennt Gegenstände.	Aus dem Erfahrungsbereich des Patienten: Beschreibungen, Umschreibungen
technische Fertigkeiten und Kenntnisse abfragen	• Wie kocht man? • Wie strickt/häkelt man? • Wie ordnet man den Schrank? • Wie funktioniert: Fahrradflicken, Siphonreinigen usw.?	aufschreiben lassen, abfragen
Lesen	• Einfache bis schwierige Wörter • Ähnliche Wörter • Fremdwörter	Gebetsbücher, Schulbücher u.a. aus der Schulzeit des Patienten
Bilder	• Beschreiben lassen • Aussage erklären lassen	Familienfotos, Comics, Bilder mit soziokulturellen Inhalten
Umgang mit Büchern und Texten	• Amtliche Schreiben besprechen • Vortragen lassen • Sprichwörter ergänzen • Witze erzählen • Ober-, Unterbegriffe/Gegensätze sammeln • Lieder vorsingen lassen • Zeitung/Lokalzeitung zu lesen geben • Einfache Kurzgeschichten mit leicht erfassbarem Sinn lesen lassen und dann um eine Nacherzählung bitten • Lesen von einfachen (Kurz-)Romanen • Anspruchsvolle Literatur • Patient in der Hausbibliothek selbst ein Buch aussuchen lassen	• Texte aus dem früheren Erfahrungsgebiet • Sinn erfassen • Vortragen und erklären lassen • Evtl. alte Schulbücher beschaffen • Evtl. auf alte Schriften achten (z.B.: Fraktur)
Schreiben	• Namenszug • Worte nachschreiben lassen • Worte nach Diktat schreiben lassen • Einfachen Brief diktieren • Einfachen Brief selbst schreiben lassen • Anspruchsvolle Texte schreiben lassen, z.B. aus Fachzeitschriften • Ausfüllen von Vordrucken, Anträgen usw. (Bewerbungen, Lebenslauf, Sozialhilfe, Rente, Reha usw.)	• Etwas Sinnvolles, Nützliches, z.B. bei: • Psychosen, jüngeren Patienten • Sucht-, Akut-, Soziotherapeutischer Station

Bereich	Inhalt	Hinweise
Rechnen	• Ein- und mehrstellige Zahlen nennen lassen • Zahlen nach bestimmten Gesichtspunkten ordnen (absteigend/aufsteigend) • Grundrechenarten erklären lassen • Einfache Rechenübungen (Grundrechenarten auf Papier). • Einfache Rechnungen (Grundrechenarten im Kopf) • Kleines Einmaleins • Einfache bis längere Kettenrechnungen im Kopf • Bruchrechnungen • Rechnen mit Geld • Evtl. algebraische oder geometrische Rechnungen, so weit der Patient hier aktuelle Defizite verspürt. • Textaufgaben	• Lebenspraktisch orientiert • Evtl. aus alten Schulbüchern Aufgaben entnehmen • Nur gezielt sinnvoll
Merkfähigkeit	• Fragen zu kurzzeitig Vergangenem: • Was hat es zu Mittag gegeben? • Namen von Bezugspersonen, Team • Was haben Sie in der ET gemacht? • Welche Kleidung haben sie gestern getragen? • Namen von Mitpatienten • Nachrichten hören (2 Nachrichtenthemen erzählen lassen) • Wann haben Sie das letzte Mal geweint/gelacht? • Fragen zu länger zurückliegenden Ereignissen: • Welche Schule haben Sie besucht? • Wo sind Sie aufgewachsen? • Wann sind Sie geboren? • Seit wann sind Sie auf der Station? • Zukunftgerichtete Fragen: • Was stehen für Feste/Festtage an? • Was haben sie sich für morgen vorgenommen/geplant? • Was steht diese Woche auf dem Programm?	Literaturhinweise: • Gedächtnistraining (Tropon + Bayer) • Der Schlüssel zum besseren Gedächtnis (Ingrid Klampfl-Lehmann, Delphinverlag) • Geistig frisch und aktiv (Compact-Verlag)
Spiele und Übungen	• Memory, Schach, Rommé, Watten, Skat, Schafkopf, Halma, Mühle, Domino, Stadt-Land-Fluss, Risiko, Rummy-Cup, Schiffeversenken usw.	Mit der Bezugsperson oder Mitpatienten, bzw. allein

2.6 Sprach- und Sprechübungen

a) Der Patient hat einen zu kleinen Wortschatz. Er kann sich nur wenig ausdrücken. Sein Sprachverständnis ist u.U. eingeschränkt.

Pflegeziele

Nahziel: Der Patient möchte seinen Wortschatz erweitern.

Pflegemaßnahmen und Hinweise

- Den Patienten zu Sprachübungen regelmäßig anhalten und ihn dafür loben.
- Ablenkungen bei Sprachübungen weitestgehend ausschalten: z.B. Radio, Gespräche im Umfeld, nur einer spricht, usw.
- Wortschatz des Patienten sammeln und notieren.
- Den Patienten regelmäßig fordern, aber nicht überfordern.
- Mit Bildtafeln oder Gegenständen das Sprachverständnis und den Standardwortschatz erweitern.
- Kurze Lesetexte oder Worttafeln verwenden.
- Wöchentlich z.B. drei neue Lernwörter systematisch einüben. Sinn der Wörter erklären.
- Neue Wörter in kurze Sätze einbauen lassen.
- Wortverbindungen üben.
- Den Patienten Wörter suchen lassen, die er brauchen kann.
- Sprachübungen mit Schreibübungen verbinden.

b) Der Patient hat eine undeutliche, verwaschene Aussprache. Der Patient hat Sprechstörungen auf Grund von Störungen seiner Mund- und Gesichtsmuskulatur.

Pflegeziele

Nahziel: Der Patient kann sich verständlich ausdrücken.

Pflegemaßnahmen und Hinweise

- Erlernen der korrekten Atemtechnik
- Durch die Nase einatmen lassen und die ausströmende Luft zum Sprechen verwenden lassen.
- Übungen zur Verbesserung der Mundmotorik
- Lippen spitzen und breit ziehen, Wangen aufblasen, Mund langsam öffnen und schließen, Zungenübungen wie z.B. Löffelform, Zungenbewegung im Mundraum.
- Artikulationsübungen:
- Sätze des täglichen Lebens bilden lassen. Sätze zerlegen lassen in Wörter, Silben, Buchstaben; Einzelbuchstaben in Lautübung probieren lassen, entsprechende Mundbewegungen kontrollieren.
- Lautübungen durchführen, z.B. Buchstabenverbindungen wie Tra, Bra, Schro, Spi.
- Satzübungen durch gemeinsames Sprechen vertiefen. Auf langsames Sprechen und Silbenverschlucken achten.

c) Der Patient hat erhebliche Sprachmängel. Er spricht nur in Einzelworten oder selbsterfundenen Silbenverbindungen.

Pflegeziele

Nahziel: Der Patient beherrscht die richtigen Worte und verwendet einfache Sätze.

Pflegemaßnahmen und Hinweise

- Spracheigenheiten des Patienten sammeln, evtl. unter Mitwirkung der Angehörigen.
- Erfolge bei Sprachübungen dem Patienten rückmelden und ihn positiv verstärken.
- Sprachübungen mit Gestik und Mimik verstärken.
- Wichtige Bezeichnungen und Namen des Alltags häufig vorsagen und wiederholen lassen.
- Auf fehlerhafte Worte hinweisen und die verbesserten Worte üben lassen.
- Nur in einfachen und kurzen Sätzen sprechen.

d) Der Patient hat einen gestörten Sprachfluss, z. B. Stottern.

Pflegeziele

Nahziel: Der Patient kann seinen Sprachfluss gezielt beeinflussen.

Pflegemaßnahmen und Hinweise

- Den Patienten beruhigen und ernsthaft auf seine Ängste und Probleme eingehen. Sprechübungen am besten im Sitzen und in entspannter Atmosphäre durchführen lassen.
- Den Patienten zum Sprechen ermuntern und gezielt auf Techniken hinweisen: langsam sprechen, kurze Sätze verwenden, zuerst überlegen und dann sprechen, Zeit lassen usw.
- Durch bestimmte Techniken von der Sprechangst ablenken, z.B. durch Daumen/Zeigefingerdruck, Faustballen, Blickfixierung, Atemübung usw.
- Problemwörter und Silbenverbindungen in Übungen einpacken.
- Sprachmelodieübungen durchführen lassen, z.B. Gedichte, Schüttelreime, Wortbetonungen, Satzzeichenbetonung.
- Liedertexte zuerst singen, dann sprechen lassen.
- Sprachschnelligkeit üben lassen: Sätze schneller oder langsamer werden lassen.
- Sprachübungen mit Zungenbrechern durchführen, z.B. „Fischers Fritz fischt frische Fische", „Brautkleid bleibt Brautkleid und Blaukraut bleibt Blaukraut"; „Zwei Schwalben zwitschern im Zwetschgenbaum", „Ob Bürsten mit braunen Borsten besser bürsten, als Bürsten mit schwarzen Borsten".
- Logopädie einbeziehen und nach Absprache weiterarbeiten. Auf regelmäßige Übungen achten!

2.7 Kochgruppe

Der Patient hat Probleme mit der Vorbereitung:
- Geldeinteilung
- Organisation.

Pflegeziele

Nahziel: Der Patient kennt die wesentlichen Schritte der Vorbereitung.

Pflegemaßnahmen und Hinweise

- Die Gruppe wird in die Küche und die hier vorhandenen Möglichkeiten eingewiesen.
- Die Gruppe wählt eine bestimmte Mahlzeit aus. Dazu orientiert sie sich in Kochbüchern, Rezeptsammlungen oder Gesprächen.
- Die Gruppe schreibt eine Einkaufsliste und bespricht sie mit dem/r Kochgruppenleiter/in.
- Die Gruppe legt einen Einkaufsbetrag fest.
- Die Gruppe legt die Arbeitsaufteilung fest: Einkaufen, Kochen, Decken).
- Die Gruppe stellt Überlegungen bezüglich der Geschäfte an.

1. Stufe:
Beratung und Unterstützung bei allen Vorüberlegungen, beim Einkauf und beim Zahlen.

2. Stufe:
Begleitung bei allen Vorbereitungen ohne direkte Mitwirkung. Eingeschritten wird nur bei Problemen.

3. Stufe:
Indirekte Kontrolle der Planung. Die Gruppe entscheidet und organisiert selbständig.

Pflegeziele

Der Patient hat Probleme bei der Zubereitung der Mahlzeit und der Einteilung der Reihenfolge der Arbeitsschritte.

Nahziel:
- Der Patient kann im Kochteam Aufgaben übernehmen.
- Der Patient beherrscht die Zubereitung von einfachen Mahlzeiten.

Pflegemaßnahmen und Hinweise

1. Stufe:
Die Gruppe wird vom Kochgruppenleiter beraten, in welcher Reihenfolge am besten vorgegangen werden kann.
Die Gruppe wird vom Kochgruppenleiter bei der Herstellung der Speisen unterstützt und angeleitet.
Die Gruppe wird auf hygienische Gesichtspunkte und Zubereitungstipps hingewiesen.
Anfangs werden nur einfache Zubereitungen ausgewählt.

Darauf achten, dass alle Gruppenmitglieder gleichmäßig einbezogen werden.

2. Stufe:
- Die Auswahl des Gerichtes erfolgt durch die Gruppe.
- Bei Einkauf und Zubereitung wird Beratung angeboten aber nicht aufgedrängt.
- Evtl. werden Teile des Gerichtes vom Patienten alleine zubereitet (ohne Aufsicht).
- Die Nacharbeiten (Abwasch, Aufräumen) werden weitgehend selbstständig durchgeführt.

3. Stufe:
- Die Gruppe entscheidet sich im Geschäft spontan zum Einkauf und nutzt dabei die Angebote im Rahmen des vereinbarten „Festbetrages".
- Die Gruppe teilt die Arbeit selbständig ein und führt sie alleine durch.
- Es werden auch schwierigere Gerichte/Menüs zubereitet.
- Die Gruppe kocht evtl. für andere Personen.
- Die Gruppe beteiligt sich mit ihren Ergebnissen an Festen und Einladungen
- Alle Nacharbeiten werden selbständig erledigt.

2.8 Selbstständige Medikamenteneinnahme

☞ 3.8.1 Pflegerischer Umgang mit Psychopharmaka/Nebenwirkung
☞ 3.8.2 Pflegerischer Umgang mit Medikamenten in der Psychiatrie – allgemein

a) Der Patient ist bei der regelmäßigen Medikamenteneinnahme unzuverlässig.

Pflegeziele

Nahziel: Der Patient kommt selbstständig zu den vereinbarten Zeiten zur Medikamentenausgabe.

Pflegemaßnahmen und Hinweise

- Information des Patienten über alle Details der Medikamenteneinnahme: Häufigkeit, Zeitpunkt, Ort der Ausgabe, Wasser nachtrinken, Selbstständigkeit in der Einnahme und beim Richten.
- Vereinbarung eines Stufenprogramms in Absprache mit dem Arzt unter Kontrolle des Pflegepersonals: Die gerade geltende Stufe muss mehrere Tage voll beherrscht werden, bevor zur nächsten Stufe geschritten wird.

b) Der Patient kennt seine Medikamente nicht oder nur unzureichend.

c) Der Patient hat Probleme, an seine Medikamente selbstständig zu denken, sie alleine zu richten und sicher einzunehmen.

Pflegeziele

Nahziel:
- Der Patient kennt seine Medikamente und deren Wirkung, die Dosis und die Einnahmebedingungen.
- Der Patient richtet und nimmt seine Medikamente selbstständig und sicher.

Pflegemaßnahmen und Hinweise

- Der Patient holt sich die Medikamente selbständig am Stützpunkt ab.
- Dem Patienten die Namen seiner Medikamente sagen und ihn über die jeweilige Dosis und Tagesverteilung informieren.
- Den Patienten über Wirkung und Nebenwirkung seiner Medikamente und die Gefahren des Missbrauchs informieren. Den Patienten zu einer ausreichenden Selbstbeobachtung anleiten.
- Der Patient richtet unter Aufsicht einer Pflegeperson seine gesamten Medikamente (Tages- oder Wochenbedarf) selbst.
- Der Patient nimmt die selbst hergerichteten Medikamente selbstständig ein, ohne daran erinnert zu werden.
- Der Patient erhält einen Wochenbedarf seiner Medikamente, richtet sie selbstständig her und nimmt sie ohne Aufforderung oder Erinnerung ein (Die Medikamente verbleiben in der Regel im Stützpunkt).
- ☞ 3.8.1 Pflegerischer Umgang mit Psychopharmaka/Nebenwirkungen
- ☞ 3.8.2 Pflegerischer Umgang mit Medikamenten in der Psychiatrie allgemein

2.9 Kriterien eines Gesprächs

Störungsfreies Umfeld ist Grundvoraussetzung für ein gutes Gespräch.

Pflegeziele

Nahziel: Eine gemeinsame Gesprächsebene herstellen.

Pflegemaßnahmen und Hinweise

- Auf einen ungestörten Rahmen für ein Gespräch achten, u.a. Zeitpunkt, Ort, Dauer, keine Hintergrundgeräusche.
- Auf gleiche Bedingungen achten, z.B. gleiche Höhe des Sitzplatzes, nicht hinter dem Schreibtisch verschanzt, Notizen nur bei Einverständnis.
- Bei geplanten Gesprächen darauf achten, dass sich beide Seiten ausreichend darauf vorbereiten können.

Sprache und Inhalt einer Mitteilung sind nicht von Gefühlen trennbar.

Pflegeziele

Nahziel: Form und Inhalt einer Mitteilung müssen mit Gefühlen in Einklang stehen.

Pflegemaßnahmen und Hinweise

- Der Hilfegebende muss sich über seine eigenen Gefühle und seine momentane Stimmung selbst im Klaren sein.
- Eigene Schwächen dürfen durchaus angesprochen werden. Gegebenenfalls ein Gespräch verschieben.
- Es kommt nicht nur darauf an, was gesagt wird, sondern auch darauf, wie es gesagt wird.
- Gesprächsführung darf nicht mit Taktik verwechselt werden, um ein vom Therapeuten angestrebtes Ziel zu erreichen.
- Die „Echtheit" des Hilfegebenden drückt sich mehr durch Gefühle als durch Worte aus.

Die Qualität des Vertrauensverhältnisses zwischen Bezugsperson und Patient bestimmt die Qualität des Gesprächs.

Pflegeziele

Nahziel: Ein gutes Vertrauensverhältnis aufbauen.

Pflegemaßnahmen und Hinweise

- Ein Vertrauensverhältnis lässt sich weder vorschreiben noch erzwingen.
- Ein Vertrauensverhältnis erfordert Zeit und empathische Einstellung zum Hilfesuchenden.
- Die Qualität des Vertrauens hängt von Gegenseitigkeit ab.
- Ein gutes Vertrauensverhältnis ist von Ehrlichkeit und angemessener Offenheit gekennzeichnet.
- Ein gutes Vertrauensverhältnis hält auch Belastungen und Spannungen aushält.
- Dem Patienten vermitteln, dass die Informationsweitergabe innerhalb des Teams kein Vertrauensbruch, sondern vielmehr ein unverzichtbarer Bestandteil der Behandlung ist.

Nur gegenseitiges Ernst nehmen befähigt zu selbständiger Problemlösung.

Pflegeziele

Nahziel: Der Patient soll selbst in der Lage sein, Problemlösungen zu erarbeiten und umzusetzen.

Pflegemaßnahmen und Hinweise

- Den Patienten nach Möglichkeit annehmen, wie er ist und nicht wie er sein sollte.
- Den Patienten nicht als kleines Kind behandeln.
- Dem Patienten nach Möglichkeit zu eigenen Problemlösungen lassen.

- Dem Patienten die individuell notwendige Zeit zur eigenen Problemanalyse einräumen.
- Dem Patienten Freiräume schaffen, sich mit seinen Problemlösungen beschäftigen zu können.
- Der Pflegende soll vor allem zuhören und sich selbst dabei zurücknehmen können. Neben dem Inhalt des Gesprächs auch auf versteckte Botschaften achten: z. B. Mimik, Sprache, Körpersprache.
- Der Pflegende muss vor allem zuhören können und auch an versteckte „Botschaften" des Gesprochenen denken.
- Auf Wunsch des Patienten ihm Lösungswege exemplarisch aufzeigen und ihn ermutigen, dazu Stellung zu beziehen.
- Dem Patienten nur Hilfen anbieten wenn er überfordert und bereit zur Annahme von Hilfen ist oder wenn Hilfe unabdingbar notwendig erscheint.

Vorurteile und Ratschläge gegenüber dem Patienten behindern seine Problembewältigung.

Pflegeziele

Nahziel: Der Patient bekommt den Freiraum, eigene Erfahrungen zu machen und Lösungen selbst zu erarbeiten

Pflegemaßnahmen und Hinweise

- Der Patient braucht nicht fortwährend neue Ratschläge durch andere. Er soll vor allem selbst erkennen, was er will und wie er es erreichen könnte.
- Die eigenen Werturteile dem Patienten nicht aufzwingen.
- Mit dem Patienten über seine Lösungsmöglichkeiten offen sprechen ihn aber nicht ständig berichtigen, sondern ihm auf Wunsch mögliche Schwachstellen aufzeigen.
- Überzogene Erwartungen des Patienten relativieren, am besten durch spezielle Fragen, wie er mit zu erwartenden Entwicklungen umgehen würde.
- Soweit sinnvoll den Patienten ermutigen, die gefundenen Lösungsansätze auszuprobieren.

Aktives Zuhören und ehrliche Rückmeldungen erhöhen die Akzeptanz des Hilfesuchenden.

Pflegeziele

Nahziel: Der Patient fühlt sich angenommen und verstanden.

Pflegemaßnahmen und Hinweise

- Dem Patienten durch empathische Annahme Wege ebnen, seine Sorgen und Probleme ausdrücken zu können.
- Verständnis für Unsicherheiten des Patienten zeigen.
- Durch Eingehen auf das Gesprochene dem Patienten Akzeptanz und Verständnis signalisieren.
- Die Worte und Werteinstellungen des Patienten aufgreifen, auch wenn diese vielleicht ungenau oder problematisch sind.
- Auf eigene Ehrlichkeit und Akzeptanz beim Rückmelden achten.

Eine kurze Zusammenfassung nach den einzelnen Gesprächsabschnitten sorgt für Klarheit.

Pflegeziele

Nahziel: Beachten einer systematischen, professionellen Gesprächstechnik.

Pflegemaßnahmen und Hinweise

- Die Mitteilungen sollten kurz und überschaubar sein. Endlose Monologe sind schlecht in ihrer Gesamtheit zu erfassen.
- Der Zuhörende fasst das vorher Gesprochene kurz zusammen und vergewissert sich, dass er es richtig verstanden hat. Die Zusammenfassung ohne Bewertung und Interpretationen vornehmen.
- Wechselnde Gesprächsinhalte berücksichtigen.

2.10 Umgang mit Privatwäsche

a) Der Patient vernachlässigt die Wäschepflege und steht ihr gleichgültig gegenüber.

Pflegeziele

Fernziel: Der Patient führt die Wäschepflege selbständig durch.

Nahziel: Der Patient erkennt den Wert sauberer Wäsche und seiner Unabhängigkeit in der Wäschepflege.

Pflegemaßnahmen und Hinweise

- In Zweiergesprächen den Patienten auf die notwendige Sauberkeit seiner Kleidung hinweisen.
- Dem Patienten die Auswirkung und Folgen seiner Gleichgültigkeit im sozialen Zusammenleben aufzeigen.
- Dem Patienten Angebote machen und ihn durch Gespräche motivieren, die Wäschepflege in die Hand zu nehmen.
- Mit dem Patienten vereinbaren, eine gemeinsame Übung zur Wäschepflege durchzuführen.
- Den Patienten über wünschenswerten Wäschewechsel informieren und ggf. anleiten.

b) Der Patient weiß nicht um die Bedeutung der Wäschesortierung und wäscht alles zusammen.

Pflegeziele

Nahziel: Der Patient weiß, warum Wäsche sortiert werden muss und beherrscht die Arbeit.

Pflegemaßnahmen und Hinweise

- In Gesprächen und bei Durchsicht von Wäschestücken, den Patienten über die Bedeutung von Waschhinweisen in der Kleidung informieren.

- Den Patienten auffordern, seine Schmutzwäsche nach folgenden Kriterien zu sortieren: Handwäsche, 30°-Wäsche, 60°-Wäsche, 95°-Wäsche oder Kochwäsche, Farben, Chemische Reinigung. (Nachkontrollieren und Hilfestellung geben).
- In der Wochenstruktur feste Zeiten absprechen, zu denen der Patient seine Wäsche nach diesen Kriterien sortiert.

c) Der Patient hat Schwierigkeiten im Umgang mit Waschmaschinen, Trockner und Waschmitteln. Er weiß nicht, wie Wäsche am besten zum Trocknen aufgehängt wird.

Pflegeziele

Nahziel: Der Patient beherrscht die Bedienung der Geräte und das Aufhängen der Wäsche auf die Leine.

Pflegemaßnahmen und Hinweise

- Dem Patienten die Bedienung der Geräte und die Waschprogramme erklären, ihm alle Einstellungen erklären und zeigen und dann vom Patienten nachmachen lassen.
- Auf Bedienungsfehler achten und sofort berichtigen.
- Abklären, ob der Patient die notwendige Vorsicht im Umgang mit elektrischen Geräten beachtet!
- Auf mögliche Störungen der Geräte und auf erlaubte Gegenmaßnahmen hinweisen.
- Taschen der Wäschestücke kontrollieren und ausräumen lassen um Schäden zu vermeiden.
- Dem Patienten zeigen, welche Schäden an Textilien entstehen können, wenn die Pflegehinweise nicht beachtet werden, z.B. falsche Temperatur, falsches Waschmittel, falsche Schleuderzahl.
- Den Patienten aufmerksam machen, welche Wäschestücke in den Trockner gegeben werden dürfen und welche auf keinen Fall.
- Die korrekte Füllung der Geräte mit Wäschestücken zeigen und ausreichend erklären.
- Dem Patienten die Wirkung verschiedener Waschmittel erklären, Hinweise für die richtige Dosierung und für die korrekte Einfüllung geben. Den selbständigen Umgang mit Waschmitteln kontrollieren und notwendige Hinweise geben.
- Dem Patienten zeigen, wie Wäschestücke auf der Leine aufgehängt werden, damit sie rasch trocknen und ihre Form behalten.

d) Der Patient hat Probleme beim Bügeln und bei kleinen Näharbeiten von Wäschestücken.

Pflegeziele

Nahziel: Der Patient kann mit dem Bügeleisen umgehen und kann kleine Wäschereparaturen selbständig durchführen.

Pflegemaßnahmen und Hinweise

- Soweit notwendig, den Patienten auf Gefahren im Umgang mit dem Bügeleisen hinweisen, z.B. falsche Temperatureinstellung, Verbrennungsgefahr für die Finger, Brandgefahr, Verbrühungen durch Dampfbügeleisen.

- Dem Patienten zeigen, wie man ein Wäschestück bügelt und dies von ihm nachmachen lassen.
- Das Zusammenlegen von gebügelter Wäsche zeigen und üben lassen.
- Dem Patienten kleine Reparaturen zeigen und durchführen lassen, z.B. Annähen eines fehlenden Knopfes, nachnähen einer Naht.

e) Der Patient hat im Kleiderschrank immer wieder chaotische Unordnung.

Pflegeziele

Nahziel: Der Patient achtet selbstständig auf die Ordnung im Kleiderschrank.

Pflegemaßnahmen und Hinweise

- Gemeinsam mit dem Patienten den Kleiderschrank durchsehen.
- Den Patienten in Gesprächen auf die gewünschte Ordnung aufmerksam machen und sie ggf. gemeinsam mit ihm herstellen (den Sinn erklären.)
- Den Patienten ggf. regelmäßig auf die fehlende Ordnung im Kleiderschrank hinweisen und diese von ihm herstellen lassen.
- Dem Patienten Ordnungssysteme zeigen und im Wochenplan Zeit zur Ordnung festlegen.

f) Der Patient weiß nicht, wie eine Handwäsche durchgeführt wird.

Pflegeziele

Nahziel: Der Patient kann die Handwäsche von Wäschestücken selbstständig durchführen.

Pflegemaßnahmen und Hinweise

- Dem Patienten die Utensilien für die Handwäsche zeigen und die Durchführung erklären oder vormachen (im Waschbecken, in einer Schüssel, einweichen von Wäsche, bürsten und klar spülen).
- Dem Patienten die Vor- und Nacharbeiten erklären und zeigen.
- Dem Patienten ausreichend erklären, warum hier kein Waschmaschineneinsatz möglich oder notwendig ist.

g) Ein Wäschestück kann nur chemisch gereinigt werden.

Pflegeziele

Nahziel: Der Patient kann chemisch zu reinigende Wäschestücke von anderen unterscheiden.

Pflegemaßnahmen und Hinweise

- Der Patient wird auf die Etikettierungssymbole für chemische und Handreinigung hingewiesen.

2.11 Selbstständiger Umgang mit Geld

Kennzeichen: Ziel aller Maßnahmen ist der selbstständige Umgang mit Geld. Die Höhe der Geldbeträge ist jedem Patienten individuell selbst zu überlassen, soweit ein verantwortbarer Umgang gewährleistet ist. Schulden sollten nach Möglichkeit vermieden werden. Die Patienten sind auf mögliche Risiken, z.B. Mitpatienten, hinzuweisen. Größere Geldbeträge, z.B. über 100 €, sollten in der Kasse deponiert werden.

a) Der Patient ist in keiner Weise in der Lage, mit seinem Geld verantwortlich umzugehen oder macht überall Schulden.

Pflegeziele

Nahziel:
- Der Patient erleidet keinen Vermögensschaden.
- Der Patient macht keine neuen Schulden mehr und begleicht die alten Schulden.

Pflegemaßnahmen und Hinweise

- Der Patient wird auf seinen problematischen Umgang mit Geld hingewiesen und über die notwendigen Konsequenzen aufgeklärt.
- Soweit notwendig, werden Angehörige über die Hintergründe und Maßnahmen informiert.
- Der Patient und betroffene Mitpatient werden darauf hingewiesen, dass Schulden nicht erlaubt sind.
- Der Patient wird informiert, dass er täglich nur eine bestimmte Menge Geld erhält und damit auszukommen hat.
- Der Patient und die Angehörigen werden über die Verwaltung des Geldes umfassend informiert.
- Die Ausgabe des Geldes wird gemeinsam mit dem Patienten festgelegt und kontrolliert.
- Dem Patienten wird erklärt, dass die Beschränkungen reduziert werden können, wenn er sich an die Absprachen hält. (Mit dem Patienten sollte ein Zeit- und Stufenplan besprochen werden.)
- Gemeinsam mit dem Patienten wird eine Abmachung getroffen, wie seine Schulden zurückbezahlt werden.
- Die Bezugsperson hat alle Geldbewegungen auf dem Geldbogen des Patienten sofort zu erfassen und vom Patienten gegenzeichnen zu lassen.
- Soweit das Geld des Patienten nicht auf der Station verwahrt werden kann, wird der Patient täglich zur Kasse begleitet oder darf selbständig zur Kasse gehen. Die Kasse ist über Auszahlungsvermerke zu informieren.
- Obliegt dem Patienten die Selbstverwaltung, wird er und die Angehörigen auf mögliche Sicherheitsvorkehrungen und die möglichen Folgen einer Missachtung hingewiesen (z.B. Selbsthaftung).

- Patienten mit Selbstverwaltung ihres Geldes und freiem Ausgang können ihre Geldgeschäfte über die örtlichen Banken und Automaten abwickeln.
- Vermögenspfleger sind bei allen Maßnahmen einzubinden. Ihre Entscheidungen sind zu beachten.

b) Der Patient hat mangelnde Umsicht beim Umgang mit seinem Geld, oder er geht damit verschwenderisch um.

Pflegeziele

Nahziel:
- Der Patient ist bereit, sein Geld besser einzuteilen.
- Der Patient kommt mit den verfügbaren Beträgen zurecht.

Pflegemaßnahmen und Hinweise

- Der Patient wird regelmäßig auf einen verantwortlichen Umgang mit Geld hingewiesen.
- Soweit notwendig, wird der Patient auf Geldkontrollen hingewiesen und diese werden regelmäßig oder stichprobenartig durchgeführt (Bezugsperson).
- Der Patient erhält einen abgesprochenen Betrag und soll versuchen, damit z.B. für drei Tage auszukommen.
- Er wird wiederholt darauf hingewiesen, dass Zeit- und Geldmenge erhöht werden können, wenn er sich an die Absprachen hält.
- Mit dem Patienten eine Abmachung treffen, dass er vor Ausgabe größerer Geldbeträge (Limit ist festzusetzen) zuerst Rücksprache mit der Bezugsperson halten sollte.
- Mit dem Patienten vereinbaren, über seine Ausgaben Aufzeichnungen und Rechenschaft zu führen.
- Den Patienten zum selbständigen Umgang mit Geld anhalten und immer wieder einen Versuch mit größeren Beträgen vorsehen.

c) Der Patient hält sich nicht an die Öffnungszeiten der Kasse und fordert zwischendurch Geldbeträge.

Pflegeziele

Nahziel: Der Patient hält sich an die Öffnungszeiten.

Pflegemaßnahmen und Hinweise

- Der Patient wird wiederholt auf die Öffnungszeiten der Kasse hingewiesen und seine Merkfähigkeit geprüft.
- Den Patienten auf die schriftlichen Unterlagen verweisen, aus denen er über Öffnungszeiten informiert wird.
- Den Patienten darauf hinweisen, dass die Öffnungszeiten nicht als Schikane gedacht sind, sondern ihn zur selbständigen Umsichtigkeit und vorausschauenden Planung anregen sollen.
- Der Patient erhält im Regelfall keine Ausnahmegenehmigung, damit er schneller Disziplin im Umgang mit Zeit, Absprachen und Einteilungen erlernt.
- Den Patienten zur vorausschauenden Planung anregen, z.B. bevorstehendes Wochenende, ausserordentliche Ausgabe für Kino.

2.12 Umgang mit Analphabeten

Kennzeichen: Im Laufe einer Behandlung kommt es immer wieder vor, dass bei einem Patienten Zweifel aufkommen, ob er u.U. ein Analphabet sein könnte. Diese Patienten sind häufig in der Lage ihren Namen zu schreiben, verstehen aber die vorgelegten Texte, z.B. Einwilligungserklärung, Therapieeinverständnis, Stationsordnung, nicht. Um die Behandlungs- und Pflegeziele nicht zu gefährden und den Klinikaufenthalt zu optimieren, ist es wichtig, dieses Problem frühzeitig zu erfassen und durch geeignete Maßnahmen aufzufangen.

a) Der Patient leidet darunter, dass er nicht lesen kann, traut sich aber aus Scham nicht, darüber zu reden.
Der Patient zeigt Hemmungen im Umgang mit Geschriebenem und weicht der Situation nach Möglichkeit aus.

Pflegeziele

Nahziel: Der Patient ist in der Lage, sein Problem einzugestehen und mit der Bezugspflegeperson zu besprechen.

Pflegemaßnahmen und Hinweise

- Genaue Beobachtung des Patienten beim Lesen von Texten (z.B. Nimmt er das Blatt richtig in die Hand; geht er Zeile für Zeile durch den Text; weiß er nach Lesen des Textes, was von ihm verlangt wird? Reagiert er richtig?).
- Gegebenenfalls fragen, ob der Patient ohne Brille lesen kann (Die fehlende Brille ist eine häufige Ausrede!).
- Kontrollfragen stellen, um sicherzustellen, dass der Patient die vorgelegten Texte ausreichend verstanden hat.
- Abklären, ob es sich um ein Verständnis-, ein Lese- oder ein analphabetisches Problem handelt.
- Dem Patient erklären, wie wichtig es ist, dass er die unterzeichneten und ausgehändigten Texte versteht, weil ansonsten Fehler in der Behandlung oder in seinem Verhalten auftreten können.
- Die Bezugspflegeperson zeigt Verständnis für den Patienten, bietet ihm ihre Hilfe an, schützt ihn vor Gelächter und Spott.
- Ist Analphabetismus gesichert, liest die Bezugsperson dem Patienten jeden Text eingehend vor und bespricht die wesentlichen Passagen, die sich der Patient merken soll.

b) Der Patient verhält sich so, als ob er lesen könnte und versucht, seine Umgebung zu täuschen.

Pflegeziele

Nahziel:
- Der Patient erkennt, dass er sich durch sein Verhalten gefährden kann.
- Der Patient ist bereit für ein offenes Gespräch mit der Bezugspflegeperson.
- Der Patient möchte lesen lernen.

Pflegemaßnahmen und Hinweise

- Die Bezugsperson überprüft die Lesefähigkeit des Patienten (☞ oben) und bespricht mit dem Patienten ihre Vermutung.
- Der Patient wird darauf hingewiesen, dass er mit seinem Verhalten sich selbst oder den Aufenthalt in der Klinik gefährden kann.
- Dem Patienten glaubhaft versichern, dass er nichts zu befürchten hat, wenn er seine Schwäche eingesteht und dass er vor Bloßstellung ausreichend geschützt wird.
- Mit dem Patienten die Gründe für sein Problem erörtern und ihm Angebote zum Erlernen des Lesens und Schreibens machen.
- Feste Zeiten für Übungen im Tagesplan vorsehen.
- Es sollten verschiedene Methoden angeboten werden. Am schnellsten geht es mit Bild-Texttafeln, die neben dem Bild eines Gegenstandes auch das Wort zeigen (Ganzheitsmethode).
- Die Lernfortschritte des Patienten täglich mit ihm überprüfen, nach Bedarf verbessern und durch Lob fördern.
- Den Patienten nicht überfordern und ein angemessenes Tempo beachten.
- Im Idealfall ist eine Logopädin oder eine Förderlehrkraft hinzuzuziehen. Hierzu sollte das Einverständnis des Patienten vorher eingeholt werden, damit das Vertrauensverhältnis zur Bezugsperson nicht unnötig belastet wird.

c) Der Patient verneint sein Analphabetentum, obwohl er offensichtlich nicht lesen kann und reagiert auf Nachfrage abweisend, verärgert oder aggressiv.

Pflegeziele

Nahziel:
- Der Patient lässt ein Gespräch über sein Problem zu.
- Der Patient ist bereit zu einer kooperativen Zusammenarbeit mit der Bezugspflegeperson bzw. dem therapeutischen Team.

Pflegemaßnahmen und Hinweise

- Vorausgesetzt es ist offensichtlich, dass der Patient Analphabet ist, sollten Gespräche zu diesem Thema nur unter vier Augen geführt werden.
- Ruhig bleiben, auch wenn der Patient abwehrend, verärgert oder aggressiv reagiert. Soweit er schlechte Erfahrungen beim Lesenlernen gemacht hat, sollten diese erörtert und vermieden werden.
- Dem Patienten immer wieder Gespräche zu diesem Thema anbieten und ihm erläutern, welche Gefahren er mit seinem Verhalten eingeht und welche Vorteile er aus einem Eingeständnis und der Bereitschaft zum Lesenlernen ziehen könnte.
- Ihm probeweise Lernangebote geben, die ihn zu nichts verpflichten, damit er eine Vorstellung von seinem Lernvermögen und der Lernsituation entwickeln kann.
- Soweit seine Bereitschaft hergestellt ist ☞ b.

2.13 Nottestament – Dreizeugen-testament

Kennzeichen: Dieses kommt nur in Frage, wenn keine andere Form des Testaments (Notar-Testament, Bürgermeister-Testament) mehr möglich ist und angesichts des Todes oder weil eine dem Tod vorausgehende Bewusstlosigkeit zu befürchten ist.

Es besteht unmittelbare Todesgefahr für den Erblasser.

- Die Erstellung eines anderen Testaments ist nicht mehr möglich.
- Der Erblasser muss noch testierfähig sein.
- Drei volljährige und geschäftsfähige Zeugen.
- Zeugen müssen die Sprache des Erblassers beherrschen.
- Die Zeugen müssen während des gesamten mündlichen Testaments anwesend sein.
- Unmittelbar nach der mündlichen Erklärung ist eine Niederschrift anzufertigen.
- Die drei Zeugen dürfen weder verwandt noch verschwägert mit dem Erblasser sein.
- Keiner der drei Zeugen darf im Testament als Erbe bedacht werden.

Muster

☞ Abb. 2.1
Die wesentlichen Formalien sind:
Bezeichnung als Nottestament, Angaben zu Ort und Zeit der Testamentserrichtung, namentliche Nennung der drei Zeugen, Angaben zum aktuellen Zustand des Erblassers, Unterschriften.

Weiteres Verfahren

- Der Wortlaut des letzten Willens wird aufgezeichnet (mitgeschrieben, soweit möglich).
- Die Niederschrift ist dem Erblasser wortgetreu vorzulesen.
- Die Niederschrift muss vom Erblasser genehmigt worden sein.
- Sofern er selbst nicht mehr unterschreiben kann, genügt eine andere klare Willensäußerung.
- Unterschrift der drei Zeugen.

Aufbewahrung

- Muss dem Wunsch des Erblassers entsprechen.
- Amtliche Verwahrung, z. B. im Nachlassgericht.
- Der Hinterlegungsschein kann beim Erblasser verbleiben oder wird zu einer von ihm benannten Person/Institution übersandt.

Gültigkeitsdauer

- Die Gültigkeitsdauer beträgt drei Monate ab dem Zeitpunkt, wo der Erblasser wieder ein reguläres Testament errichten kann.
- Der Arzt muss den Patienten darüber informieren und den Zeitpunkt dokumentieren.
- Ist der Patient noch am Leben, kann aber keine weitere Willenserklärung abgeben, verlängert sich die Gültigkeit.
- Der Erblasser kann das Nottestament jederzeit widerrufen oder ein neues Testament aufsetzen.

Anhang
Nottestament der/des Frau/Herrn (Vor- und Zuname) aus (Wohnort) vor drei Zeugen

Geschehen in *Taufkirchen*, im Fachkrankenhaus des *Bezirkes Oberbayern* am *03.03.2004* um *10.35* Uhr. Als Testamentzeugen sind anwesend:

1._____ 2._____ 3._____

Diese drei Zeugen befinden sich im Zimmer Nr.:____ der Station____, wo Frau/Herr
_____, geboren am _____ in _____, wohnhaft in
_____ krank liegt.

Frau/Herr_____ will im Hinblick auf seinen sehr ernsthaften Zustand ein Dreizeugentestament errichten. Nach Überzeugung der drei Zeugen ist mit dem Ableben der/des Frau/Herrn_____ eher zu rechnen, als die Einrichtung eines notariellen Testaments oder eines Bürgermeistertestaments möglich sein wird. Der Erblasser ist jedoch bei klarem Bewußtsein und testierfähig. Ihm ist bekannt, dass dieses Dreizeugnistestament nur drei Monate Gültigkeit hat, gerechnet von dem Zeitpunkt an, in dem der Erblasser wieder imstande ist, ein Testament vor einem Notar zu errichten. Der Erblasser erklärt, dass er nicht mehr Schreiben kann (gegebenenfalls nicht unterschreiben kann). Die drei Zeugen sind von der Richtigkeit dieser Angaben überzeugt.

(Die drei Zeugen hören daraufhin den letzten Willen des Erblassers mündlich. Hier wird der Wortlaut des letzten Willens aufgezeichnet!)

Der Erblasser wünscht, dass dieses Testament bei dem Nachlassgericht am Amtsgericht in _____ in besondere amtliche Verwahrung gegebenen wird. Der Hinterlegungsschein soll ihm (oder einer von ihm genannten Person) übersandt werden.

(Evtl.: Im Kosteninteresse gibt er den Wert mit Euro _____ an.)

Vorstehende Niederschrift wurde dem Erblasser wörtlich vorgelesen, von ihm genehmigt und von ihm (sofern er noch schreiben kann) und den drei Zeugen, die während der gesammten Gewissensäußerung ununterbrochen zugegen waren, eigenhändig wie folgt unterschrieben.

Unterschrift des Erblassers: _____

Unterschrift des Zeugen: _____

Unterschrift des Zeugen: _____

Unterschrift des Zeugen: _____

Abb. 2.1 Beispiel eines Nottestamentes vor drei Zeugen.

2.14 Mechanische Fixierung – allgemein

Rechtliche Grundlagen

- **GG Art. 2,1:** „Jeder hat das Recht auf freie Entfaltung seiner Persönlichkeit, soweit er nicht die Rechte anderer verletzt."
- **GG Art. 2.2, S.2+3:** „Die Freiheit der Person ist unverletzlich. In diese Rechte darf nur auf Grund eines Gesetzes eingegriffen werden."
- **StGB § 239:** Freiheitsberaubung.
- **StGB § 32:** Notwehr und Nothilfe; und **§ 34** rechtfertigender Notstand; und **§ 35** entschuldigender Notstand.
    - Freie Einwilligung des Patienten (kann in besonderen Fällen nachgeholt werden).
    - Richterlicher Beschluss (z.B. auf Grund ärztlichen Antrags)
    - Regelfall: vorherige, schriftliche, **ärztliche Anordnung**
    - in Ausnahmefällen durch Notstand (nachträgliche ärztliche Anordnung)
    - Information von Betreuer, Angehörigen, Gericht ist Arztaufgabe

Fixierungsgründe

Eine Fixierung ist nur erlaubt, wenn weniger einschneidende Maßnahmen den notwendigen Erfolg nicht sicherstellen. Sie ist sowohl im zeitlichen Umfang wie in der Art auf das minimal ausreichende, zweckdienliche Maß zu reduzieren.

Selbstschutz des Patienten:
- bei akut autoaggressiven Patienten.
- bei akut suizidalen Patienten.
- bei verwirrten Patienten.

Unterbindung von Fremdaggressionen:
- gegen Mitpatienten und Teammitglieder.
- gegen Sachwerte, z.B. Mobilar, technische Geräte.
- zum Schutz einer notwendigen Stationsordnung (z.B. bei manischen Pat.).

Schutz einer therapeutischen Maßnahme:
- Sonden, Katheter, Schläuche usw. die der Patient mutwillig entfernt oder herausreißt.
- Ruhigstellung eines Körperteils.
- Einhaltung der zwingend notwendigen Bettruhe.

Arten der Fixation

- **Bettgitter:** alleine nur sinnvoll bei stark bewegungseingeschränkten Patienten zum Schutz vor Stürzen aus dem Bett oder auf besonderen Wunsch des Patienten (Betthöhe auf unterste Stufe stellen).

Bei allen weiteren Fixierungen sind immer auch Bettgitter zu verwenden!

- **5-Punkt-Fixierung:** Weitestgehende Fixierung. Alle vier Extremitäten und Körper (Hand-, Fuß- und Bauchgurt).
- **4-Punkt-Fixierung:** An Armen und Beinen. Nur bei sonst ruhigliegenden Patienten zu empfehlen, wenn ein Bettgitter allein nicht reicht.
- **3-Punkt-Fixierung:** An Bauch und Füßen. Soll nur als zeitlich begrenzte Teilfixierung eingesetzt werden, um dem Patienten beim Essen bzw. der Körperpflege mehr Bewegungsraum zu ermöglichen. **Aufsichtspflicht!**
- **2-Punkt-Fixierung: nur im Bereich Gerontopsychiatrie/Neuropsychiatrie:** Fixierung mit Bauchgurt und des Beines auf der Wandseite.
- **Fixieren auf dem Sessel/Stuhl:** mittels Bauchgurt, der unter den Armlehnen und hinter der Rückenlehne durchgeführt wird. Anwesenheit durch Pflegeperson ist Bedingung.
- **Festhalten:** Zur Vorbereitung einer mechanischen Fixation oder zur Verhinderung eines Gefahrenmoments (hier nur von kurzer Dauer). Auf einen festen aber schonenden Griff achten, der vor allem die Gelenke fixiert.
- **Absonderung: Einsperren im Zimmer, auf der Station oder in Stationsteilen:** Die Gründe können hier verschiedenartig sein und umfassen sowohl den Schutz des Patienten vor sich selbst (z. B. bei verwirrten Patienten) bis hin zum Schutz von Mitpatienten und Personal (z. B. bei aggressiven Patienten).

Durchführung bei Selbst- und Fremdaggression:

- **Vorbereitung der Materialien:** Verschiedene Gurte; kompletter, kontrollierter Satz für die 5-Punkt-Fixierung muss immer bereitliegen; Bettgitter anbringen; Bett mit Durchzug, passende Gurtstifte und Gurtschlüssel (für Zweipunktplatte oder Magnetplatte, sonstige). Grundgurte zuerst am Bett befestigen.
- **Sonstige Vorbereitung:** Besucher vorübergehend aus dem Sichtbereich verweisen. Mitpatienten nach Möglichkeit aus dem Gefahrenbereich bringen. Unbeteiligte Personen ausschließen. Mobiliar zur Seite räumen, um Stolperschwellen und Stoßkanten zu verringern.
- **Hilfe der Mitarbeiter:** Information; ausreichende Anzahl (so viele wie möglich); Absprache einer Strategie zur Überwältigung; Verteilung der Personen auf den Patienten bzw. seine Extremitäten; Kraft der Pflegepersonen einschätzen und auf gleichmäßige Verteilung am Patienten achten.

Hinweis: Die große Anzahl von Mitarbeitern kann bewirken, dass der Patient ohne Überwältigung den gestellten Aufforderungen nachkommt, bzw. ohne Gewaltanwendung fixiert werden kann.

- **Überwältigung:** Immer zuerst versuchen, die Kooperation des Patienten herzustellen. Ist dies nicht möglich, wird der Patient von mehreren Pflegekräften überwältigt (rasches und gemeinsames Handeln ist erforderlich) und in das Bett gebracht. Dabei nie am Ende von Extremitäten stehen (Stoßverletzungen), sondern an der Seite und auf Beiß-, Kratz- und Spuckattacken gefasst sein.
- **Fixierung:** Zuerst Bauchgurt straff anlegen (eine handbreit Luft). Dann beide Beine und anschließend die Hände fixieren. Das Fixieren übernimmt in der Regel eine Pflegeperson, während die anderen festhalten. Beim Fixieren der Hände darauf achten, dass der Pat. keine Faust macht (sonst sitzt die Fixierung danach zu locker).
- **Überprüfung der Fixation:** Hand- und Fußgurte müssen straff sitzen, dürfen aber keinesfalls einschneiden. Stifte und Platten müssen vollständig eingerastet sein. Die Fixierung der Gurte am Bett wird auf Straffheit und richtige Höhe kontrolliert. Die Arretierung des Bettgitters muss eingerastet sein. Soweit Sicherungsstifte vorliegen sind diese anzubringen.
- Für ausreichenden **Schutz des fixierten Patienten** sorgen, soweit Übergriffe durch Mitpatienten zu befürchten sind (z.B.: Rache für vorausgegangene Aggressionen). Aufsichtspflicht durch Pflegende gewährleisten.
- ☞ 2.15: Pflege des mechanisch fixierten Patienten und Aufsichtspflicht

Beendigen/Unterbrechen der Fixation

Beendigungs- oder Unterbrechungskriterien bei Fixationen im Team und mit Beteiligung des Arztes festlegen. Bei notwendigen Unterbrechungen trotz akuter Aggression (z.B. Pflegemaßnahmen, Untersuchungen) muss das ganze Team vorinformiert und evtl. zu raschem Eingreifen in der Lage sein.
- **Allgemeine Sicherheitsgründe:** Katastrophen- und Brandschutzalarm.
- **Rechtliche Gründe:** Akute Fixierungsgründe liegen nicht mehr vor, z.B.: Erregung des Pat. ist abgeklungen. Sedierung des Pat. ist erfolgreich.
- **Pflegerisch/therapeutische Gründe:** Bewegung des Pat. zur Vermeidung von Zusatzerkrankungen, Erhalt der Selbständigkeit des Patienten, vertrauensbildende Maßnahmen, Bewährungsprobe.

Dokumentation

- Im Pflegebericht des Dokumentationssystem eines Patienten. Soweit die Fixation wiederholt wird, sollte eine Fixierungsliste verwendet werden.
- Zur Dokumentation empfehlen sich zwei gesonderte Blätter:
  - Fixierungsanordnung durch den Arzt
  - Durchführungsdokumentation für die Pflege

- **Besonderheiten während der Fixation**: Angstzustände, Verletzungen, Medikamente und Injektionen, Wundversorgung bei Scheuerwunden, Anfälle, Verletzungen des Pflegepersonals (**Unfallbericht** ausfüllen und weiterleiten).

Weitere Fixationsmaterialien:

Für die Ruhiglagerung von einzelnen Extremitäten (z. B. bei einer laufenden Infusion) dienen spezielle Schienen oder Halteapparate. Soweit sie die Bewegungsfreiheit einschränken, bedürfen sie der ärztlichen Anordnung bzw. der freiwilligen Einwilligung des Patienten Eine ausreichende Erklärung für den Pat. ist unerlässlich.

2.15 Pflege des mechanisch fixierten Patienten

Kennzeichen: Jede Fixierung bedarf einer beständigen Aufsicht und Überwachung. Dies setzt voraus, dass der Patient in der Regel nur in Räumen fixiert werden darf, die unter ständiger Kontrolle sind (am besten im Wachraum) und bei denen nach Möglichkeit eine Pflegeperson anwesend ist. Bei einer Absonderung des Patienten in Ersatzräumen muss die Kontrolle unter Sicht mindestens halbstündlich erfolgen. Alle 5–10 Minuten ist eine Hörkontrolle (Horchen an der Tür) durchzuführen. Die verschärfte Aufsichtspflicht ist zu beachten.
☞ 2.14 Mechanische Fixierung, allgemein

Pflegeziele

Nahziel: Der Patient ist sicher fixiert und vor Verletzungen geschützt.

Pflegemaßnahmen und Hinweise

- Regelmäßige und kurzzeitige Kontrolle der gefährdeten Körperstellen (Dokumentation).
- Auf guten Sitz und ausreichende Polsterung der Gurte und Handschuhe achten.
- Beruhigend und besänftigend auf den Patienten einwirken.
- Regelmäßige Hautpflege durchführen, z. B. mit Fettcreme (gut einziehen lassen, damit sie nicht als Gleitmittel wirkt!).
- Evtl. potentielle Scheuerstellen prophylaktisch polstern.
- Scheuerstellen steril abdecken und gut polstern. Fixierung nach Möglichkeit in anderer Form durchführen (Rücksprache mit dem Arzt).
- Soweit möglich, verordnete Medikamente geben bzw. diese mit dem Arzt besprechen. Auch Bedarfsmedikation abklären.

a) Der Patient ist sehr unruhig, versucht sich aus der Fixation zu befreien und scheuert dabei seine Haut auf.

113

Der Patient nimmt überwiegend Rückenlage ein und ist dekubitus- und kontrakturgefährdet.

- Patient ist allgemein bettlägerig.
- Patient hat problematischen Norton-Skala-Wert.
- Patient ist langzeitfixiert.
- Patient hat schlechten Allgemeinzustand.

Pflegeziele

Nahziel: Der Patient ist vor Gefahren geschützt und erleidet weder Druckstellen noch Kontrakturen.

Pflegemaßnahmen und Hinweise

- Rücken und Gelenke des Patienten regelmäßig auf Zustand und Veränderungen kontrollieren (dokumentieren).
- Kontrakturen sind nur bei langdauernden Fixierungen und ruhigen Patienten zu befürchten. Tägl. wenigstens 1–2-mal aufstehen lassen.
- Dekubiti sind bei sehr unruhigen Patienten schnell möglich (Scherkräfte). Durchzug regelmäßig nachspannen und auf Faltenfreiheit achten. Prophylaxen durchführen!
- Durch Lageveränderungen (z.B. Schräglage) für regelmäßige Entlastung sorgen.
- Im Beisein von zwei Pflegekräften Extremitäten regelmäßig einzeln freigeben und für eine Durchbewegung der Gelenke sorgen.

c) Der Patient ist teilweise inkontinent oder verlangt während der Fixationszeit nach Steckbecken bzw. Urinflasche.

Pflegeziele

Nahziel: Der Patient ist vor Folgen der Inkontinenz geschützt und kann seinen Ausscheidungsbedürfnissen in hygienischer Form und unter Beachtung seiner Intimsphäre nachkommen.

Pflegemaßnahmen und Hinweise

- Ausscheidungen regelmäßig dokumentieren.
- Bett mit Durchzug ausstatten und regelmäßig kontrollieren.
- Evtl. den Patienten mit Einmalwindel versorgen. Regelmäßig kontrollieren und b.B. erneuern.
- Auf Meldungen von Stuhl- und Harndrang umgehend reagieren. Nach Möglichkeit mit dem Patienten absprechen, ob die Fixierung gelöst werden kann, ohne dass es zu aggressiven Handlungen kommt, damit der Patient in Begleitung alleine zur Toilette gehen kann, ggf. für zwei oder mehr Pflegekräfte sorgen.
- Für gute Hygiene und Sauberkeit sorgen.
- Intimschutz beachten.
- Soweit der Patient die Lösung der Fixation wiederholt missbraucht, das ganze Team informieren und Vorgang dokumentieren.
- Frischmachen des Bettes beim fixierten Patienten durch Rollentechnik von Seite zu Mitte zu Seite. (Fixation ist immer nur auf einer Seite gelöst).

d) Der Patient ist während der Fixation in seiner Körperpflege vollständig abhängig (z.B. wegen Aggressivität, Autoaggression, Demenz)

Pflegeziele

Nahziel: Die Körperpflege des Patienten ist ausreichend gewährleistet.

Pflegemaßnahmen und Hinweise

- Durch Beobachtung und Gespräch abklären, ob der Patient einen Teil der Körperpflege selbständig machen kann. (Evtl. nur obere Extremitäten befreien)
- Dem Patienten Angebote zur Teilkörperpflege machen und unter Aufsicht durchführen lassen.
- Dem Patienten regelmäßig Angebote zur selbständigen Körperpflege machen und ihm die Bedingungen erklären. Nicht aus Angst vor Aggressivität den Patienten vollständig abhängig machen.
- Gefährliche Materialien zur selbständigen Körperpflege vermeiden (z.B. Nagelscheren und -feilen, Metallkämme, Spiegel usw.)
- Kooperationsbereitschaft des Patienten dokumentieren und evtl. Fixationsunterbrechung probieren (Rücksprache mit dem Team).
- Baden oder Duschen des Patienten nur mit wenigstens 2 Pflegekräften. Im Bad nur niedrigen Wasserstand zulassen. Pflegekräfte sollten Schutzkleidung bzw. Einmalschürzen tragen. Ständige Anwesenheit gewährleisten.
- Nägelschneiden, Fönen usw. bei aggressiven Patienten nur mit Hilfe genügender Pflegepersonen durchführen. Beim Fönen und bei der Elektrorasur Abstand zu Waschbecken und Badewanne halten.

e) Der Patient ist bei der Nahrungsaufnahme eingeschränkt oder vollständig abhängig.

Pflegeziele

Nahziel: Der Patient ist ausreichend ernährt.

Pflegemaßnahmen und Hinweise

- Nahrungsaufnahme und auftretende Probleme beobachten und dokumentieren.
- Nach Möglichkeit Wunschkost geben.
- Soweit möglich, den Patienten regelmäßig fragen, ob er bereit ist zu einer verantwortbaren Essenseinnahme. Versuche mit Freilassen einer Hand machen.
- Essgeschirr und Besteck aus weniger gefährlichen Materialien (z.B. Plastik) verwenden. Messer, Gabel und Glasgefäße sind zu vermeiden.
- Wenn eine Fixationslösung nicht verantwortet werden kann, unter Vorsicht Nahrung eingeben (nur Löffel, Schnabeltasse oder Trinkhalm verwenden). Den Patienten soweit aufsitzen, wie dies möglich ist.
- Nahrungsverweigerung dokumentieren und mit Arzt weiteres Vorgehen beratschlagen.
- Gewichtskontrollen unter den erforderlichen Sicherheitsvorkehrungen durchführen.

f) Der Patient ist sehr laut und unruhig und stört die Nachtruhe von Mitpatienten erheblich.

Pflegeziele

Nahziel: Der Patient ist ruhig und kann sich zunehmend entspannen. Mitpatienten sind in ihrer Nachtruhe nicht gestört.

Pflegemaßnahmen und Hinweise

- Lärm und Unruhe dokumentieren.
- Mit dem Patienten regelmäßig sprechen und ihn beruhigen, ihn ablenken.
- Bedarfsmedikation rechtzeitig geben.
- Regelung im Team besprechen, wo der laute Patient im Bedarfsfall untergestellt werden darf. (Ärztliche Anordnung dazu sollte schriftlich sein.) Darauf achten, dass die Fenster geschlossen sind.
- Für regelmäßige Aufsicht des abgesonderten Patienten sorgen und dabei die Lage und das Befinden des Patienten sowie die Fixierung wenigstens halbstündlich kontrollieren.
- Absonderung dokumentieren und begründen (Beginn und Ende, Grund).

g) Der Patient zeigt während der Fixation große Ängste und ist anhaltend erregt.

Pflegeziele

Nahziel: Der Patient kann seine Ängste und Erregung verringern.

Pflegemaßnahmen und Hinweise

- Die Fixation so ruhig und schonend wie möglich durchführen. Den Patienten nicht beschimpfen oder bedrohen. Die Zahl der Pflegenden und Hilfspersonen nach erfolgter Fixation schnell auf das erforderliche Maß reduzieren (die Übermacht macht nur zusätzliche Angst oder erzeugt Aggressionen).
- Bezugspflegekriterien beachten.
- Durch Gespräche und Informationen beruhigend auf ihn einwirken. Dem Patienten die Maßnahme ausreichend erklären.
- Ängste des Patienten ernstnehmen und für eine ruhige Atmosphäre sorgen.
- Sich nicht von der Erregung anstecken lassen, sondern ruhig und besonnen bleiben.
- An Medikamenteneinnahme bzw. Bedarfsmedikation denken, evtl. Arzt informieren.

h) Der Patient erleidet während seiner Fixation einen Krampfanfall (Grand mal).

Pflegeziele

Nahziel: Der Patient kann frei krampfen und ist vor Verletzungen geschützt.

Pflegemaßnahmen und Hinweise

- Das Krampfleiden des Patienten wird dokumentiert und das Team wird informiert.

- Soweit ein Anfallskalender geführt wird, ist die akute Gefahreneinschätzung durchzuführen.
- Die Lagerung des Patienten sollte vorwiegend seitlich sein (Lagerungsplan).
- Die Fixierung sollte auf einer Seite mehr Spielraum lassen.
- Im akuten Anfall ist der Patient umgehend von der Fixierung zu befreien und nach Möglichkeit sollte eine Seitenlagerung durchgeführt werden.
- Nach Krampfanfällen können Patienten sehr entspannt sein. Tritt dies ein, ist die Fixierung zu unterbrechen (Arztinformation).

i) Der fixierte Patient erhält Besuch von seinen nahen Angehörigen.

Pflegeziele

Nahziel: Die Besucher haben Verständnis für die mechanische Fixation.

Pflegemaßnahmen und Hinweise

- Besucher werden informiert, dass sie sich zum Besuchsantritt bei der Stationsleitung/zuständigen Pflegepersonal melden müssen.
- Der Umfang der Besucherzahl wird nach Rücksprache mit dem Arzt auf ein Minimum reduziert. Kinder werden nur in Ausnahmefällen zugelassen.
- Die Angehörigen werden in verständlicher Weise über die erforderliche Maßnahme und den Grund informiert.

j) Auslösung eines Katastrophen- bzw. Brandalarms.

Pflegeziele

Nahziel: Gefahren durch die Fixation sind vermieden.

Pflegemaßnahmen und Hinweise

- Rasche Abklärung der Alarmursache, weil häufig Fehlalarme gegeben werden. (Anruf bei der Pforte)
- Bei Bestätigung des Alarms Mitarbeiter informieren und umgehend durch die gesamte Station gehen: Alle Patienten wecken, informieren und sämtliche Fixationen lösen.
- Weiteres Vorgehen nach dem Katastrophenplan bzw. dem Brandschutzplan!

2.16 Pflegerisches Aufnahmegespräch

Grundlegendes

Die Aufnahmesituation wird im Wesentlichen von den Schritten des stationsspezifischen Aufnahmeverfahrens und der durchführenden Person bestimmt. Das Aufnahmeverfahren soll nicht von Eigenheiten des Patienten, sondern von der pflegerischen Fachkompetenz geprägt sein. Von ihr hängt die Qualität und Struktur des Aufnahmegesprächs ab.

Dazu ist notwendig, den Patienten in seiner Gesamtheit zu sehen und zu akzeptieren. In dem Bewusstsein, dass gerade die Aufnahmesituation für den Patienten einen wesentlichen Teil des Ersteindruckes bestimmt, sollte das Aufnahmegespräch generell gut vorbereitet und überlegt werden. Selbstverständlich muss es die notwendigen Formen der Höflichkeit ebenso beinhalten, wie Informationen zum Aufenthalt, zum Pflege- und Behandlungskonzept und in seiner Verständlichkeit auf den Patienten zugeschnitten sein.

Die „Grundsätze der Arbeit und Pflege in der Psychiatrie" (☞ Teil I) sind auch die Grundlagen des pflegerischen Aufnahmegesprächs, das von einer qualifizierten speziellen Krankenbeobachtung begleitet werden soll.

Das Aufnahmegespräch sollte vor allem evtl. Ängste und Unsicherheiten des Patienten abbauen, mögliche Kontaktpunkte aufdecken und von einer Atmosphäre des Wohlwollens und Empathie getragen sein. Durch das Auftreten des Pflegenden sollte eine erste Vertrauensbasis gelegt werden.

☞ 2.9 Kriterien eines Gesprächs

Zeitpunkt

Für das Aufnahmegespräch gibt es keinen absolut festgeschriebenen Zeitpunkt, jedoch sollte es möglichst früh stattfinden. Im Regelfall findet das Gespräch im Zuge der Aufnahme statt. In vielen Fällen ist es erstrebenswert, das Aufnahmegespräch mit den zu diesem Zeitpunkt notwendigen pflegerischen Arbeiten zu verbinden und mit einem anschließenden ungestörten Gespräch abzuschließen. Der ungestörte Gesprächsabschluss muss in jedem Fall ohne äußere Störfaktoren (Lärm, Telefon, Zwischenfragen von Kollegen usw.) angestrebt werden.

Die Zeitdauer sollte angemessen sein und als Richtzeit dem Patienten mitgeteilt werden. Wenn möglich, wird die Zeitdauer von den Inhalten des Gesprächs und der Bereitschaft des Patienten bestimmt. Auf die Belastungsfähigkeit ist zu achten.

Hinführung

1. Gegenseitige Bekanntmachung:

Der Patient muss wissen, mit wem er sich in ein Gespräch einlässt und welche Bedeutung das Gespräch für seinen Aufenthalt haben kann. Folgende Informationen über den Patienten sollten einfließen:

- Name und Vorname, Alter, Familienstand, Wohnort, Beruf, usw.
- Fragen zum momentanen Befinden, zu Ängsten und Sorgen, soweit sie im Vordergrund stehen.

2. Einführung in die Station:
- Der Patient wird den Mitarbeitern der Station und soweit notwendig den Mitpatienten (im Zimmer) vorgestellt.
- Er wird mit den Räumlichkeiten der Station bekannt gemacht.
- Überblick über das mögliche Angebot der Station, bzw. der eigenen Person.

Wesentliche Fragen und Informationen

Der wesentliche Teil des Aufnahmegesprächs orientiert sich am Grund der derzeitigen Aufnahme sowie an seiner derzeitigen Problematik. Aus diesem Abschnitt stammen die ersten, wichtigen Informationen für die Pflegeanamnese. Eine wichtige Rolle spielen hier wortwörtliche Äußerungen des Patienten und beobachtete Reaktionen und Verhaltensweisen.

Folgende Gesprächsinhalte sind anzustreben:
- Grund der jetzigen Aufnahme, bzw. früherer Aufnahmen
- Befinden und Leben vor und zwischen den stationären Aufenthalten
- Familienstand, Wohnsituation, Freizeitverhalten
- Beruflicher Werdegang , Berufszufriedenheit bzw. -probleme
- Erwartungen und Befürchtungen für den jetzigen Aufenthalt
- Selbsteinschätzung und Bereitschaft, am Genesungsprozess mitzuwirken
- Ziele, die sich der Patient selbst gesteckt hat
- Psychisches Befinden
- Physisches Befinden
- Beantwortung von Fragen des Patienten zum Aufenthalt und zur Pflege.

Folgende Informationen sind zugeben:
Inhalt der Stationsordnung und des Stationskonzeptes, z. B.
- Sinn und Bedingungen der Bezugspflege
- Tages- und Wochenpläne auf der Station
- Ausgang, Kurzurlaube, Besuche, Telefon usw.
- Umgang mit Geld
- Zimmer, Schrank und Effekten

Abschluss und Dokumentation

Die anfangs festgesetzte Zeit sollte eingehalten werden. Themen, die während des Aufnahmegespräches nicht angesprochen werden konnten, sind in einem späteren Gespräch zu behandeln. Der Zeitpunkt wird gemeinsam festgesetzt.
Die Informationen und Beobachtungen aus dem Aufnahmegespräch bilden die ersten Grundlagen der Pflegeanamnese und sind daher aufzuzeichnen. Dies sollte mit dem Patienten besprochen werden und dieser ggf. um Einverständnis für sofortige Notizen gebeten werden.

119

Bei wahnhaften, misstrauischen Patienten könnte dies jedoch den Verlauf des Gespräches unerwünscht beeinflussen. In diesem Fall werden z. B. die Fakten hinterher notiert.

☞ 2.9 Kriterien eines Gespräches

Die Dokumentation über die Pflegeanamnese sollte kurz und prägnant sowie strukturiert sein. Folgendes Muster hat sich bewährt:
- Daten zur Person, zur Familie und zum Beruf
- Körperliche Merkmale und Erkrankungen
- Psychische Merkmale und Erkrankungen

Zitate und Reaktionen des Patienten sind möglichst genau und ohne Interpretation wiederzugeben.

Auf die wesentlichen Erkenntnisse im Rahmen der Pflegeanamnese sollten Prioritäten gesetzt und begründet werden um diese in die weitere Pflegeplanung einzubeziehen.

2.17 Pflegerische Begleitung bei Gruppenaktivitäten

Kennzeichen: Gruppenaktivitäten während des klinischen Aufenthalts bilden häufig den Boden für wichtige Entwicklungen und Selbstreflexionen des einzelnen Patienten. Sie zeigen das Gruppenverhalten des Individuums auf und lassen unter Umständen Defizite, Übertreibungen aber auch Ressourcen erkennen, die für das Sozialverhalten des Patienten problematisch oder nützlich sind. Der Patient hat bei Gruppenaktivitäten Gelegenheit, andere Verhaltensweisen kennen zu lernen und auszuprobieren.

Pflegeziele

Nahziel: Der Patient hat Vertrauen zu sich und anderen.

Pflegemaßnahmen und Hinweise

a) Der Patient hat Schwierigkeiten, z. B. Schüchternheit, Misstrauen), sich an den Gruppeaktivitäten zu beteiligen

- Der Patient wird mit Umsicht gefördert und gefordert (nicht überfordert!), z. B. bei gemeinsamen Aktivitäten, Sport, Rollenspielen usw.
- Ihm bei Aktivitäten gezielt geeignete Gelegenheiten einräumen und Erfolgserlebnisse verschaffen.
- Dem Patienten in Gesprächen rückmelden, welche Leistungen er erbringt und dass diese nicht selbstverständlich sind.
- Dem Patienten in Gesprächen spüren lassen, dass sein Misstrauen nicht notwendig ist.

- Den Patienten anregen, über die Gründe seines Misstrauens zu sprechen. Ihn dabei ernstnehmen!
- Darauf achten, zu wem der Patient am ehesten Zutrauen zeigt und diese Kontakte gezielt fördern.

b) Der Patient ist ein Einzelgänger und spricht nicht oder kaum über sich und sein Befinden. Er meidet nach Möglichkeit die Gruppe.

Pflegeziele

Nahziel:
- Der Patient lässt vermehrt Kontakte zu.
- Der Patient spricht über sein Befinden.
- Er kann auch über unangenehme Dinge ein Gespräch aushalten.

Pflegemaßnahmen und Hinweise

- In Einzel- oder Gruppengesprächen dem Patienten rückmelden, wie sein Verhalten erlebt wird.
- Den Patienten in der Gruppe motivieren, dazu Stellung zu beziehen und die Gründe für sein Verhalten zu erklären.
- Den Patienten ermutigen, auch Problembereiche anzusprechen und ihm dazu Einzel- oder Gruppengespräche anbieten.
- Den Patienten fragen, wie er von anderen gerne gesehen werden möchte.
- Dem Patienten vermitteln, wie wichtig das Äußern seiner Gedanken für andere (die Gruppe) sein kann.
- Dem Patienten aufzeigen, wie wichtig andere für seine Genesung sein können und wie viel Energie er in sein bisheriges Verhalten investiert.
- Den Patienten für Rollenspiele, Theaterspiele oder die Märchengruppe interessieren und motivieren. Hier unter fachkompetenter Leitung gezielt Rollen spielen lassen, die ihn von seiner anderen Seite zeigen. Bei Nachbesprechungen den Patienten zu seinem Befinden während der Rolle befragen.

c) Der Patient hat Kontakt- oder Minderwertigkeitsprobleme und spielt deshalb häufig die Rolle des „Stationsclowns", weil er Anerkennung sucht.

Pflegeziele

Nahziel:
- Der Patient erkennt die Gründe seiner Clownerien.
- Der Patient kennt andere Möglichkeiten, um in einer Gruppe anerkannt zu werden.

Pflegemaßnahmen und Hinweise

- Der Patient wird bei seinen Clownerien nicht dadurch unterstützt, dass darüber gelacht wird.
- Ihn bei übertriebenen Späßen gezielt fragen, warum er sie macht und was er sich dabei erhofft.
- Die Auswirkungen der Clownerien für den Patienten selbst aufzeigen (sein Bild, seine Wirkung auf andere und ihn fragen, ob er so gesehen werden möchte).

121

- Eigenschaften und Verhaltensweisen des Patienten aufzeigen, die wesentlich besser geeignet sind, ihm die erwünschte Anerkennung zu verschaffen.
- Das Selbstwertgefühl des Patienten durch gezielte Anerkennung entwickeln.

d) Der Patient fühlt sich den anderen Personen überlegen und lässt sich nur oberflächlich oder spielerisch auf Gruppenaktivitäten ein.

Pflegeziele

Nahziel:

- Der Patient ist bereit, seine vermeintliche Überlegenheit zu hinterfragen und kennt die Gefahren seiner bisherigen Verhaltensweise.
- Der Patient ist bereit, seine Emotionen in die Gruppe einzubringen.

Pflegemaßnahmen und Hinweise

- Dem Patienten rückmelden, dass sein Verhalten als hochnäsig oder arrogant eingeschätzt werden kann.
- Der Patient kann unter kompetenter Begleitung einem gewissen Gruppendruck ausgesetzt werden (mit dem Ziel einer angemessenen Verunsicherung). Darüber dem Patienten ein Gespräch anbieten.
- Im Rollenspiel (Rollentausch) den Patienten mit seinen typischen Verhaltensweisen konfrontieren und ihn dazu Stellung nehmen lassen.
- Den Patienten gezielt schwache Charaktere darstellen lassen, z. B. Aschenputtel, die Hexe in Hänsel und Gretel usw.
- Den Patienten bitten, sich eine Gruppenaktivität auszudenken, bei der alle mitmachen können und diese dann in der Gruppe durchführen.
- Dem Patienten Gelegenheiten einräumen, sich von seiner anderen (gefühlsbetonten) Seite zu zeigen.
- Dem Patienten aufzeigen, wie wichtig Gefühle und gegenseitige Anerkennung sind.
- In Gesprächen thematisieren, dass es keine Schande ist, Gefühle zu haben und sie zu zeigen.

2.18 Bezugspflege optimieren

a) Der Patient hat krankheitsbedingte Hemmungen oder Ängste vor einer Beziehung zu einem Menschen.

Pflegeziele

Fernziel: Der Patient kennt seine Hemmungen und versucht, sie abzubauen.

Nahziel:

- Der Patient reflektiert seine Ängste vor einer neuen Beziehung.
- Der Patient wird selbstbewusster und traut sich, seinen Willen zu äußern.

Pflegemaßnahmen und Hinweise

- Für eine freundliche Umgebung sorgen.
- Verständnis und Einfühlungsvermögen für Ängste und Hemmungen aufbringen.
- Dem Patienten die Bedeutung und Funktion einer Bezugspflegeperson (= BP) erklären.
- Die Beziehung durch Lob und konstruktive Kritik aufbauen.
- Die Bezugsperson muss verantwortungsvoll mit der Beziehung umgehen.
- Auf angemessene Distanz und Nähe zum Patienten achten.
- Dem Patienten Nähe vermitteln durch geplante, regelmäßige Gespräche, Kontakte, Präsenz, Freundlichkeit und ruhige Atmosphäre.
- Eigene Probleme als Bezugsperson im Team besprechen (Teamsupervision).
- Wenn die eigene Belastungsfähigkeit in der Bezugspflege zum Problem wird, dies rechtzeitig dem Team mitteilen (eigene Grenzen erkennen).
- Reaktionen des Patienten auf verschiedenen Beziehungsebenen beobachten und genau dokumentieren (Grenzen des Patienten erkennen).
- „Alarmzeichen" im Verhalten des Patienten beobachten, dokumentieren und ggf. sofort darauf reagieren, z. B. bei akuter Suizidalität.
- Geplante Abwesenheit mit dem Patienten besprechen. Vertretung im Team klären.

b) Der Patient ist misstrauisch.

Pflegeziele

Nahziel: Der Patient fasst zunehmend Vertrauen in die Bezugsperson.

Pflegemaßnahmen und Hinweise

- Dem Patienten keinen Grund für Misstrauen geben und ihm ggf. Maßnahmen und Schritte verständlich erklären (für Transparenz sorgen).
- Wenn möglich, mit dem Patienten über sein Misstrauen sprechen.
- Dem Patienten wiederholt erklären, dass für eine Beziehung ein Vertrauensvorschuss notwendig ist.
- Dem Patienten die Beziehungsprobleme erklären, die durch Misstrauen oder mangelndes Vertrauen entstehen.

c) Der Patient hat schlechte Erfahrungen in früheren Beziehungen erlebt und hat jetzt Angst vor einer erneuten Enttäuschung.

Pflegeziele

Nahziel:
- Der Patient hat Vertrauen zu einer Bezugspflegeperson.
- Der Patient spricht über seine Erfahrungen und kann sie realistisch begründen.

Pflegemaßnahmen und Hinweise

- Dem Patienten Vertrauen entgegenbringen.
- Auf Fragen und Probleme des Patienten ehrlich und höflich reagieren.
- Dem Patienten bei der Verarbeitung früher Beziehungserlebnisse Hilfen anbieten: Zuhören, zur Selbstreflexion anregen, eigene Gefühle dem Patienten mitteilen.
- Mit dem Patient erarbeiten, was die Projektion seiner früheren Erfahrung auf andere Personen oder Situationen bewirkt.
- Dem Patienten den Konflikt auch als Chance aufzeigen.
- Den Patienten ermuntern, über seine Vorbehalte zu sprechen.

d) Der Patient ist unentschlossen, eine Beziehung einzugehen.

Pflegeziele

Nahziel:
- Der Patient äußert differenzierte Wünsche und Befürchtungen.
- Der Patient ist zu einem Vertrauensvorschuss bereit.

Pflegemaßnahmen und Hinweise

- Mit dem Patienten Lösungswege und Hilfen erarbeiten und ihn selbst entscheiden lassen.
- Auf Interessen des Patienten eingehen, ihn darin fördern und fordern.
- Fortschritte wahrnehmen und positiv vermerken.

d) Der Patient möchte eine andere Bezugsperson als die ihm zugeteilte.

Pflegeziele

Nahziel: Der Patient ist bereit, seine Beweggründe hinterfragen zu lassen.

Pflegemaßnahmen und Hinweise

- Die Wahl der Bezugspflegeperson kann evtl. dem Patienten innerhalb eines festgelegten Rahmens überlassen werden.
- Dem Patienten die Chance einer Bezugspflege verdeutlichen.
- Dem Patienten erklären, dass ein Wechsel der Bezugsperson nicht immer als Lösung gesehen werden darf.
- Die Beweggründe des Patienten beim Wechsel der BP berücksichtigen (nach Absprache im Team).
- Modalitäten der Zuweisung von BP und Zahl der Patienten pro BP sollten gemeinsam im Team festgelegt werden.
- Beide Beteiligte haben das Recht auf Abbruch der Beziehung, allerdings soll dies die absolute Ausnahme sein!

e) Beziehungen des Patienten sind wenig belastungsfähig.

Pflegeziele

Nahziel: Der Patient kann eine trag- und belastungsfähige Beziehung eingehen.

Pflegemaßnahmen und Hinweise

- Mit dem Patienten gemeinsam Aktivitäten planen, z.B. Spiele, Sport, Basteln, Unternehmungen, Fahrten.
- Die tragfähige Beziehung zunehmend für gezielte, vorrangige Aufgaben einsetzen, z.B. Erhöhung der Selbstpflegekompetenz des Patienten, der Kontaktfähigkeit, der Frustrationstoleranz.
- Dem Patienten die Bedeutung von Beziehungen für seine eigene Zukunft transparent machen.
- Auf der Basis einer tragfähigen Beziehung dem Patienten zunehmend schwierigere Belastungsproben abverlangen: Dem Patienten sein Verhalten spiegeln, Nähe bzw. Distanz bedarfsweise erhöhen, mehr Selbständigkeit abverlangen usw.
- Den Freiraum für Entscheidungen des Patienten zunehmend vergrößern.
- Rückzugsund Freiräume für den Patienten belassen.
- Auch die eigene Frustrationstoleranz in der Beziehung ist zu beachten!

f) Der Patient versucht, die Beziehung zu seinem Vorteil zu missbrauchen.

Pflegeziele

Nahziel: Der Patient erkennt die Folgen einer missbräuchlichen Beziehung.

Pflegemaßnahmen und Hinweise

- Dem Patienten Konsequenzen des Beziehungsmissbrauchs aufzeigen.
- Dem Patienten die eigenen Grenzen deutlich aufzeigen, z.B. „Ich habe keine Zeit mehr", „Ich kann im Moment nicht mehr".

2.19 Verlegungs- und Entlassungsmanagement

a) Verlegung innerhalb des Hauses

Pflegeziele

Nahziel:
- Der Patient setzt seine Genesung kontinuierlich fort.
- Die Compliance des Patienten bleibt erhalten.
- Die Dokumentation des Verlaufs steht lückenlos zur Verfügung

Pflegemaßnahmen und Hinweise

- Information: Der Patient wird in verständlicher Weise von der bevorstehenden Verlegung informiert.
- Der Patient wird beraten über die wesentlichen Eigenanteile seiner Pflege und die Wichtigkeit ihrer Fortsetzung.

125

- Die Bezugspflegeperson steht der neuen Bezugspflegeperson zur Information und Beratung zu Verfügung: Wünsche und Ängste des Patienten werden besprochen, Eigenheiten und Rituale erläutert.
- Die neue Bezugspflegeperson holt den Patienten nach einer ersten Kontaktaufnahme ab und begleitet ihn auf die neue Station.
- Die Unterlagen, z.B. Dokumentationsmappe, und das Eigentum des Patienten werden zur Verlegung zusammengestellt. Wertgegenstände und dergleichen werden entweder dem Patienten ausgehändigt oder der neuen Station übergeben. (Dokumentation nicht vergessen).
- Information beim Übergabegespräch weitergeben
- Evtl. müssen bestimmte Medikamente zur Überbrückung einiger Tage (spez. am Wochenende) abgezählt mitgegeben werden. (Genaue Beschriftung ist notwendig: Name des Medikaments, Einnahmehinweise, Einzel- und Tagesdosis, notwendige Therapiedauer, evtl. auf Absetzproblematik hinweisen – mündlich und schriftlich!)
- Gebrauchtes Bett abziehen, Nachtkästchen entleeren und reinigen, bzw. zur Bettenzentrale bringen lassen.
- Zimmerbeschriftung und Bettenplaner aktualisieren. Bestandsänderung eintragen. Essenabmeldung.

b) Verlegung zu einem diagnostischen oder therapeutischen Eingriff mit nachfolgender Rückverlegung

Pflegeziele

Nahziel:
- Die laufende Pflege und Behandlung wird nicht unterbrochen.
- Der Patient erleidet keine abwendbaren Gefahren. Die Fortsetzung der Prophylaxen ist garantiert

Pflegemaßnahmen und Hinweise

- Verständliche Information über die bevorstehende Verlegung und den Grund. Offene Fragen gezielt ansprechen und nach Möglichkeit und Rücksprache mit dem verlegenden Arzt beantworten.
- Fotodokumentation soweit notwendig durchführen.
- Transportdienst abklären.
- Nüchternheit klären.
- Transportmedikation abklären!
- Ängste des Patienten ernst nehmen und durch gezielte Informationen relativieren oder beseitigen.
- Zeitpunkt der Verlegung und Abholung klären und alle notwendigen Vorbereitungen treffen: Eigentum des Patienten, Wertsachen, Arztbrief, Verlegungsbogen mit Pflegeplan und Medikationsbogen.
- Begleitung abklären.
- Pforte und Angehörige entweder vorher oder schnellstmöglich informieren.

- Übergabe an den Transportdienst oder bei Begleitung unmittelbar an das neue Pflegeteam vorbereiten und durchführen.
- Gebrauchtes Bett abziehen, Nachtkästchen entleeren und reinigen, bzw. zur Bettenzentrale bringen lassen.
- Zimmerbeschriftung und Bettenplaner aktualisieren. Bestandsänderung eintragen. Essenabmeldung.
- Information beim Übergabegespräch weitergeben

c) Entlassung in eine nachsorgende Einrichtung (Heim, WG, Reha)

Pflegeziele

Nahziel: Der Patient ist auf die Entlassung und seine neue Bleibe vorbereitet.

Pflegemaßnahmen und Hinweise

- Patient in geeigneter Weise informieren.
- Auf Ängste und Wünsche eingehen.
- Über die nachsorgende Einrichtung informieren (Sozialdienste)
- Frühzeitige Kontaktaufnahme mit der nachfolgenden Einrichtung: bei schwierigen Fällen (z.B. fortgeschrittene Huntingtonkrankheit) Pflegekräfte einladen und über spezielle Pflegetechniken und Pflegeplanung durch Anleitung und Einsichtnahme informieren.
- Kontaktperson für Nachfragen festlegen (Telefonnummer mitgeben!).
- ☞ a

d) Entlassung nach Hause in die eigene Wohnung oder zu Angehörigen.

Pflegeziele

Nahziel:
- Der Pat. erhält weiterhin die notwendigen Hilfen durch ambulante Dienste oder von Angehörigen
- Die nachfolgend Pflegenden sind über den aktuellen Pflege- und Behandlungsplan informiert.

Pflegemaßnahmen und Hinweise

- Information des Patienten über sein Selbstpflegedefizit und seine Selbstpflegekompetenz.
- Den Patienten anregen, eine geeignete Tagesstruktur zu planen, die ihn nicht überfordert und die er umsetzen kann.
- Für notwendige Hilfsmittel sorgen, soweit er sie zuhause braucht. (Verschreibung, Sozialdienst, Betreuer oder Angehörige informieren)
- Es ist sinnvoll, die Wohnung des Patienten von der Bezugsperson vor Entlassung zu inspizieren.
- Verlegungsbogen und Pflegeplanung mitgeben. Arztbrief bereitlegen.
- Termine schriftlich fixieren und mitgeben.

- Wenn möglich Begleitung durch Bezugsperson vorsehen. Diese sollte auch Kontaktperson für eine befristete Übergangszeit sein. Telefonnummer mitgeben!
- Wenn möglich, ambulanten Pflegedienst einbestellen und über spezielle Pflegetechniken und Umgangsweisen informieren/anleiten.
- An Übergangsmedikamente denken!
- ☞ a

3 Standards in der Akutpsychiatrie

In diesem Kapitel finden Sie Pflegestandards zu häufig vorkommenden Krankheitsbildern in der Akutpsychiatrie, die auf die wesentlichen Facetten und in ganzheitlicher Form auf das Krankheitsbild eingehen. Da verschiedene psychiatrische Krankheitsbilder neben den klassischen Merkmalen auch andere psychopathologische Symptome aufweisen können, sollten in diesem Fall die Pflegestandards aus den symptombezogenen Pflegestandards herangezogen werden. Auf die häufigsten Überschneidungen weisen die Querverweise im Standardtext hin.

3.1 Schizophrene Störungen – allgemein

Kennzeichen: Es kommt zu grundlegenden und charakteristischen Störungen des Denkens und der Wahrnehmung, sowie zu inadäquater oder verflachter Affektivität.

Im Einzelnen können folgende Symptome auftreten:
- Gedankenlautwerden, Gedankenentzug
- Wahngedanken, Wahnwahrnehmungen, Gefühl des Gemachten
- Kommentierende, imperative oder dialogisierende Stimmen
- Denkzerfahrenheit, Neologismen
- Katatone Symptome wie Erregung, Stereotypien oder Stupor
- „Negative Symptome" wie Apathie, Sprachverarmung, sozialer Rückzug, Leistungsknick

Pflegeziele

Nahziel: Der Patient reduziert sein Rückzugsverhalten und sucht Kontakte.

Pflegemaßnahmen und Hinweise

- Aufbau einer tragfähigen Beziehung bereits in der Aufnahmesituation.
- Den Patienten mit Zimmerkollegen bekannt machen.
- Dem Patienten die Station zeigen und ihn den Mitarbeitern vorstellen.

a) Der Patient zeigt psychisch auffällige Verhaltensweisen, die im Privat- oder Arbeitsleben zu Isolation oder Rückzug beitragen und zu einer stationären Aufnahme führen.

- Gemeinsam mit dem Patienten den Tagesund Wochenablauf besprechen.
- Auf aktivierende Pflege achten, den Patienten dabei aber nicht überfordern. (Ressourcen einbeziehen)
- Auf Rückzugstendenzen achten und diese nicht durch Überforderung verstärken. Trotzdem sind Rückzugsmöglichkeiten einzuräumen.
- Kontakte zu Angehörigen sind zu erhalten.

b) Der Patient zeigt Wahrnehmungs- und Denkstörungen sowie inadäquaten oder verflachten Affekt. Gelegentlich können auch akustische Halluzinationen auftreten.

Pflegeziele

Nahziel: Der Patient ist bereit, über seine Störungen zu sprechen und sich damit auseinander zu setzen.

Pflegemaßnahmen und Hinweise

- Wahrnehmung, Denken und Affekt wertfrei dokumentieren, auch in ihren zeitlichen und situativen Zusammenhängen.
- Auf mögliche Störungen achten, die zu einer differentialdiagnostischen Klärung beitragen können.
- Den Patienten und seine Ängste generell ernst nehmen, auch auf unausgesprochene Ängste achten.
- Mit dem Patienten in offener und empathischer Weise über seine Störungen und Fähigkeiten reden, soweit der Patient dies zulassen kann.
- Dem Patienten rückmelden, dass man seine Störungen zwar akzeptiert, aber nicht nachvollziehen kann.

c) Der Patient ist sehr mit sich selbst oder seiner „eigenen Welt" beschäftigt und kann den gewünschten sozialen Erfordernissen nicht ausreichend nachkommen, z.B. Körperpflege, Kleidung, Umgangsformen, Kommunikation.

Pflegeziele

Nahziel: Der Patient kann den sozialen Erfordernissen weitgehend nachkommen.

Pflegemaßnahmen und Hinweise

- Dem Patienten die gewünschten Verhaltensweisen erklären und ihn ggf. anleiten (gemeinsam erledigen!), z.B. auf ausreichend Tischsitten und Umgangsformen achten und bei Einhaltung anerkennen.
- Den Patienten zu gemeinsamen Aktivitäten anregen und ihm regelmäßig Angebote machen: Spiele, Spaziergänge, Besuche von Veranstaltungen usw.
- Auf Rückzugstendenzen achten und den Patienten mit Beschäftigung, Gesprächen oder Arbeiten ablenken.
- Den Patienten an die Realität heranführen, z.B. mittels Zeitung, Nachrichten.

d) Der Patient ist unter Umständen wiederholt und für längere Zeit krank, wird arbeitslos oder erwerbsunfähig.

Pflegeziele

Nahziel: Der Patient sieht nach Abklingen der akuten Krankheitsphase wieder einen Lebensinhalt. Er kann sich z.B. wieder sinnvoll beschäftigen.

Pflegemaßnahmen und Hinweise

- Die Ressourcen des Patienten systematisch fördern, um seine Selbstständigkeit zu erhalten oder auszubauen.
- Informationsaustausch über den Patienten mit der ET und AT sicherstellen, z.B. Entwicklung der Leistungsfähigkeit und des Gruppenverhaltens.
- Dem Patienten die Bedeutung eines ungekündigten Arbeitsplatzes erläutern.
- Bestehende Kontakte erhalten und fördern.
- Soweit der Patient dies wünscht, Arbeitgeber und Angehörige in die weitere Planung einbeziehen.
- Zur sozialen Absicherung des Patienten rechtzeitig Kontakte zum Sozialdienst herstellen.

3.1.1 Schizophrenie paranoid-halluzinatorische Form

Kennzeichen: Der Krankheitsbeginn ist eher uncharakteristisch und schleichend. Das klinische Bild wird von nahezu dauerhaften Wahnvorstellungen beherrscht, meist begleitet von Halluzinationen.

- Wahnideen: meist in Form von Beziehungsideen, Beeinträchtigungsideen, Größenwahn, Verfolgungsideen, Vergiftungswahn usw.
- Halluzinationen: akustische (z.B. Geräusche, Stimmen), optische (z.B. Fratzen schauen aus der Wand), olfaktorische (z.B. melden Gasgeruch), Geschmack (z.B. Gift schmeckt aus dem Essen), taktile (z.B. Gefühlsstörungen auf der Haut), Körpermissempfindungen (z.B. Empfinden von Strahlen, elektrischen Strom usw.) bzw. Zönästhesie (z.B. Fremdheit eines Körperteils, Taubheit, Ziehen, Schwäche)

Die Patienten sind gekennzeichnet von einer ausgeprägten Produktivsymptomatik:
- Ichstörungen: innere Zerrissenheit, gestörte Abgrenzung des Eigenbereichs.

Pflegeziele

Nahziel:
- Der Patient kann sich auf eine Beziehung einlassen und hat Vertrauen in seine Bezugsperson.
- Der Patient verliert seine Produktivsymptomatik und ist bereit, sein Verhalten zu hinterfragen.

131

- Affektive Erregung: Parathymien, gehobene Stimmungslage, Angst, depressive Verstimmung, Agitiertheit.

Ressource: Die Intelligenz bleibt meist unverändert erhalten.

Pflegemaßnahmen und Hinweise

Wichtig:
Bereits in der Aufnahmesituation besonders auf alle Formen der Höflichkeit und Freundlichkeit achten.
Das Team verfolgt gegenüber dem Patienten eine einheitliche Linie!

Der Patient fühlt sich meist nicht krank:
- Bezugspflege nach Möglichkeit auf tragfähiger Empathie (☞ Teil I) aufbauen.
- Reaktionen des Patienten auf verschiedene Pflegekräfte beobachten und aufgrund dessen eine Bezugsperson auswählen.
- Auf Vertrauensansätze des Patienten achten und ihn darin bestärken.
- Ehrlichkeit im Umgang mit dem Patienten signalisieren.
- Die Zahl der notwendigen Pflegepersonen im Umgang mit dem Patienten möglichst klein halten.
- Den Patienten genau beobachten und Produktivsymptomatik regelmäßig dokumentieren.
- Paranoide Gedanken des Patienten registrieren, aber keinesfalls verstärken oder bestätigen.
- Gespräche mit dem Patienten klar strukturieren und auf wenige, notwendige Inhalte reduzieren.
- Die Äußerungen des Patienten generell ernst nehmen und vorsichtig darauf eingehen.
- Alle Maßnahmen sind dem Patienten zu erklären und mit ihm abzustimmen.
- Kontakte und Strukturen zum Patienten über gemeinsames Tun herstellen.
- Kurze und regelmäßige Kontakte sind sinnvoller als länger dauernde Gespräche.
- Auf regelmäßige Einnahme der Medikamente und evtl. Nebenwirkungen achten! (Vergiftungsängste des Patienten ernst nehmen).
- ☞ 3.8.1 Pflegerischer Umgang mit Psychopharmaka/Nebenwirkung

c) Der Patient leidet unter Wahnvorstellungen:
- Beeinträchtigungswahn
- Verfolgungswahn
- Vergiftungswahn
- Größenwahn
- Hypochondrie

Pflegeziele

Nahziel:
- Der Patient reduziert seine Wahnvorstellungen und lässt sich darüber auf ein Gespräch ein.
- Der Patient distanziert sich von seinen Wahnvorstellungen.

Pflegemaßnahmen und Hinweise

- Hinweis: Die Wahngedanken sind für den Patienten Realität!
- Die Bezugsperson nach Kriterien auswählen, die aus der Sicht des Patienten positiv sind.

- Wahnäußerungen exakt dokumentieren, evtl. auf erkennbare Zusammenhänge bzw. Auslöser achten.
- Den Patienten ernst nehmen.
- Auf Wahngedanken eingehen, den Patienten aber nicht darin bestärken, sondern ihm rückmelden, dass man seine Gedanken nicht teilt.
- Ängste des Patienten ernst nehmen, durch Gespräche und Anwesenheit beruhigend auf ihn einwirken.
- Dem Patienten regelmäßig Gespräche anbieten.
- Dem Patienten vermitteln, dass man um ihn besorgt ist, seine Befürchtungen aber nicht gänzlich verstehen kann.
- Möglichst keinen Zwang auf den Patienten ausüben!
- Den Patienten durch Gespräche auf andere Gedanken bringen (biografische Anknüpfungspunkte).
- Den Patienten genau beobachten und vor selbst- oder fremdgefährlichen Verhaltensweisen abhalten.
- Auf hypochondrische Äußerungen sachlich reagieren (ernst nehmen, solange nicht das Gegenteil bewiesen ist).
- Pflegepersonen, die in den Wahn eingebunden worden sind, sollten auf einen nicht allzu engen Kontakt zum Patienten achten.
- ☞ 1.6.1 Wahngedanken und -ideen
- ☞ 1.6.2 Wahnstimmung und -formen

d) Der Patient berichtet über verschiedene Halluzinationen:
- **akustische**
- **optische**
- **zönästhetische**
- **olfaktorische**
- **taktile**

Pflegeziele

Nahziel:
- Der Patient lernt seine Halluzinationen von der Realität zu unterscheiden.
- Der Patient kann über seine Halluzinationen sprechen.
- Patient hat keine Halluzinationen.

Pflegemaßnahmen und Hinweise

- Exakte Beobachtung der Halluzinationen, ihrer möglichen Auslöser und der Reaktionen darauf.
- Inhalt, Art und Dauer der Halluzination möglichst genau erfassen und dokumentieren.
- Halluzinationen beschreiben lassen und mögliche Auslöser beseitigen.
- Ängste des Patienten ernst nehmen, bei ihm bleiben und beruhigend auf ihn einwirken.
- Evtl. dem Patienten erlauben, während der Nacht das Licht brennen zu lassen.
- Bei Geschmackshalluzinationen möglichst auf fertige, abgepackte Nahrungsmittel zurückgreifen, evtl. Speisen vorkosten.
- Bei olfaktorischen Halluzinationen evtl. das Fenster kippen oder einen gemeinsamen Spaziergang vorschlagen (nach Absprache mit dem Arzt).

- Auf Leibhalluzinationen evtl. mit Lagerungen, anderer Kleidung, körperlichen Übungen reagieren.
- Den Patienten zu nichts zwingen.
- Mit Verständnis auf den Patienten eingehen.
- ☞ 1.7 Sinnestäuschungen

e) Der Patient ist misstrauisch und nur eingeschränkt beziehungsfähig.

Pflegeziele

Nahziel:
- Der Patient ist bereit, sein Misstrauen abzubauen.
- Der Patient hat Vertrauen zu seiner Bezugsperson.

Pflegemaßnahmen und Hinweise

- Ehrlichkeit und Toleranz im Umgang mit dem Patienten pflegen.
- Den Patienten ernst nehmen!
- Dem Patienten alle Handlungen und Entscheidungen erklären und wenn möglich, ihn selbst in die Entscheidungsauswahl einbeziehen.
- Auf eine tragfähige Beziehung hinarbeiten.
- ☞ 2.18 Bezugspflege
- Dem Patienten Sicherheit geben, soweit dies möglich ist, z.B. ihn begleiten, Zimmer zuerst betreten, den nächsten Mitpatienten vorstellen, Speisen evtl. vorkosten.
- Enge Zusammenarbeit mit Angehörigen, zu denen der Patient Vertrauen hat.
- Auf Wunsch Familiengespräche und Vermittlung an eine Angehörigengruppe anbieten.
- Angehörige fragen, wovor der Patient besonders Angst hat.
- Dem Patienten Maßnahmen soweit möglich vormachen und ihn bitten, dies zu wiederholen.
- ☞ 1.6.1.a Misstrauen

f) Der Patient leidet an einem chronifizierten Wahn

Ressource: Der Patient hat keine weiteren Behinderungen und kann mit den Alltagsproblemen zurechtkommen.

Pflegeziele

Nahziel: Der Patient lernt mit seinem Wahn zurechtzukommen und sein Leben weitestgehend selbständig zu gestalten.

Pflegemaßnahmen und Hinweise

- Wichtig: Der Patient ist als Persönlichkeit zu achten! Der Patient erlebt den Wahn als Realität!
- Den Wahn als unveränderliche Eigenheit des Patienten akzeptieren.
- Auf wahnverstärkende Situationen und Maßnahmen achten und diese nach Möglichkeit vermeiden.
- Nicht versuchen, dem Patienten den Wahn auszureden.
- Probleme des Patienten ernst nehmen, soweit keine höheren Interessen beeinträchtigt sind.

- Den Patienten in das Tagesgeschehen integrieren, soweit es sein Krankheitsbild zulässt.
- Den Patienten ggf. vor Mitpatienten in Schutz nehmen.
- Den Patienten in die Normalität des Stationsalltags einbinden, Selbstverantwortung übernehmen lassen.
- Auf die Erhaltung aller lebenspraktischen Fertigkeiten achten (Erhalt oder ggf. Erweiterung der Selbstpflegekompetenz).
- ☞ Teil I „Grundlagen der psychiatrischen Pflege"
- Auf regelmäßige Medikamenteneinnahme und mögliche Nebenwirkung achten.
- Gemeinsam mit dem Patienten eine Tagesstruktur erarbeiten. Die Freizeitplanung dem Patienten soweit wie möglich selbst überlassen.
- Auf eine zuträgliche Beziehung des Patienten achten und diese positiv unterstützen.
- Der Patient soll möglichst immer von den gleichen Bezugspflegepersonen versorgt werden.
- Den Patienten für Arbeits- oder Ergotherapie interessieren.
- Sozial verträgliche Interessen des Patienten fördern.
- Kontakte zu Angehörigen und Selbsthilfegruppen fördern.
- Für den Patienten Rückzugsmöglichkeiten einplanen.
- Soweit möglich und nötig, den Patienten für eine therapeutische Wohngemeinschaft oder betreutes Einzelwohnen interessieren.

3.1.2 Schizophrenie hebephrene Form

Kennzeichen: Der Beginn der Erkrankung liegt meist im Jugendalter (zwischen 15. und 25. Lebensjahr). Die hebephrene Form der Schizophrenie hat meist einen schleichenden Beginn und eine eher schlechte Prognose.

Im Vordergrund stehen affektive Veränderungen, verantwortungsloses und unvorhersehbares Verhalten, verflachte Stimmung, oft begleitet von Kichern oder selbstversunkenem Lächeln bzw. von hochfahrenden Umgangsweisen. Das Denken ist ungeordnet, die Sprache weitschweifig und zerfahren.

Auffallend: Wahnvorstellungen und Halluzinationen sind entweder flüchtig und bruchstückhaft oder nicht erfassbar.

a) Der Patient ist kontakt- und spracharm, wirkt kindisch oder läppisch.

Kennzeichen:
- Unterhält nur oberflächliche Kontakte und zeigt eine Tendenz, sich zu isolieren

Pflegeziele

Nahziel:
- Der Patient nimmt in angemessener Form an der Kommunikation in der Station teil.
- Der Patient erhält bestehende Kontakte aufrecht.
- Der Patient folgt den Anforderungen und reduziert seine ständigen Fragen.

- Hat immer die gleichen Fragen oder Äußerungen (Stereotypien)
- Grimassieren, Manierismen, Faxen.

Pflegemaßnahmen und Hinweise

- Umgangs- und Kommunikationsformen des Patienten beobachten und dokumentieren.
- Rückzugstendenzen beobachten und dokumentieren.
- Angehörige in die Kommunikation einbeziehen.
- Kontakte zu Angehörigen erhalten, bzw. sie wieder herstellen.
- Beobachtete Kontakte kontrollieren und soweit möglich fördern.
- Bezugspflege anbieten und dadurch speziell auf seine Kontaktfähigkeit eingehen.
- Verschiedene Stationsarbeiten gemeinsam mit dem Patienten erledigen
- Möglichkeiten neuer Kontaktaufnahmen anbieten: Bekannt machen mit Mitpatienten, Mitnahme zu Spaziergängen, Zusammenarbeit in der AT oder ET, usw.
- Isolierungstendenzen in geeigneter Weise entgegenwirken: In Stationsaufgaben einbinden, aus dem Zimmer holen, zum Essen im Speisesaal auffordern usw.
- Beachte: Dem Patienten Rückzugsmöglichkeiten einräumen!
- Nur auf ordentliche Fragen des Patienten in gewünschter Weise reagieren.
- Den Patienten auf seine wiederholten Fragen hinweisen und ihm rückmelden, dass die ständige Wiederholung keinen Sinn ergibt.
- Den Patienten nach den früher gegebenen Antworten fragen.
- Den Patienten auf seine Faxen und Manierismen hinweisen.
- ☞ 1.12.1 Störungen des Kontaktverhaltens

Pflegeziele

Nahziel: Der Patient ist in der Lage, seine Gefühle (adäquat) zu äußern.

Pflegemaßnahmen und Hinweise

b) Im Vordergrund stehen Veränderung des Gefühlslebens und der Affekte:
- Oberflächliches Gefühlsleben
- Affektverflachung
- Parathymien (= inadäquate Affekt- bzw. Gefühlsumkehrung).

- Verhalten und Gefühlsleben des Patienten beobachten und dokumentieren.
- Auf angemessene Gefühlsäußerungen des Patienten achten und diese anerkennend wahrnehmen.
- Bei „läppischen" Verhaltensweisen den Patienten unmissverständlich auf sein Verhalten hinweisen.
- Die Bezugspflege achtet auf einen angemessenen Umgang mit dem Patienten.
- Bei Selbst- oder Fremdaggression des Patienten rechtzeitig reagieren.
- Belästigung von Mitpatienten nach Möglichkeit unterbinden.
- Dem Patienten rückmelden, wie man seine Gefühlsreaktionen empfindet.

- Dem Patienten alternative Verhaltensweisen aufzeigen und ihm vermitteln, wie eine zu erwartende Gefühlsreaktion aussehen könnte.
- ☞ 1.9 Affektstörungen

c) Der Patient hat ausgeprägte Antriebsstörungen. Er ist gelegentlich enthemmt.
Der Patient ist gelegentlich teilnahmslos bzw. gleichgültig und zeigt verantwortungsloses Verhalten.

Pflegeziele

Nahziel:
- Der Patient ordnet sich in den Stationsalltag ein.
- Der Patient schadet durch seine Enthemmung weder sich noch anderen.
- Der Patient übernimmt Verantwortung.
- Hinweis: Der Patient ist angemessen zu fordern, aber nicht zu überfordern! Der Patient ist je nach Art der Störung eher zu fordern oder einzuschränken.

Pflegemaßnahmen und Hinweise

- Klare Tagesstruktur vorgeben und sie dem Patienten wiederholt erklären und ihm zunehmend Verantwortung übertragen.
- Das Interesse des Patienten für seine Umgebung und die Gestaltung des Alltags fördern.
- Frühere Hobbys des Patienten aktivieren.
- Bei Angehörigen nach besonderen Vorlieben des Patienten fragen und diese als positive Verstärker einsetzen.
- Den Patienten zur Übernahme seiner Körperpflege anhalten und ihn dabei kontrollieren.
- Überschießende Aktivitäten sind zu bremsen oder umzulenken.
- Den Patienten im Rahmen der Stationsarbeiten beteiligen und gemeinsam mit ihm Verrichtungen durchführen (klare Struktur vorsehen und einhalten).
- Dem Patienten zunehmend Entscheidungen abverlangen.
- Den Patienten immer wieder zu Aktivitäten auffordern.
- Die Teilnahmslosigkeit des Patienten durch verlockende Angebote an den Patienten unterbrechen (auf bekannte Wünsche des Patienten eingehen).
- Den Patienten für Angebote und Möglichkeiten in der AT, ET oder anderen Therapien motivieren.
- In schwierigen Fällen ist nur durch energisches Auftreten eine Aktivierung des Patienten möglich.
- ☞ 1.10.1 Antriebs- und psychomotorische Störungen

d) Der Patient zeigt Denk- und Konzentrationsstörungen

Pflegeziele

Nahziel:
- Der Patient kann seine Bedürfnisse verständlich äußern.
- Der Patient kann sich zumindest kurzfristig auf eine Sache konzentrieren.

137

Kennzeichen:
- Ungeordnete und zerfahrene Gedanken
- Verminderte Konzentrationsfähigkeit
- Zunehmender Leistungsabfall („Leistungsknick")

Pflegemaßnahmen und Hinweise

- Auf ungeordnete und zerfahrene Gedankengänge achten und diese dokumentieren.
- Im Gespräch mit dem Patienten einfache Sätze verwenden (einfache Fragen stellen).
- Die Aufmerksamkeit des Patienten sicherstellen (störende Aktionen in der Umgebung ausschalten, ungestörtes Umfeld für ein Gespräch suchen).
- Mit dem Patienten Konzentrationsübungen durchführen (kleine Rechenaufgaben, einen Satz wiederholen lassen, einen Auftrag wiederholen lassen, sich die Tagesstruktur auf der Station vom Patienten erklären lassen usw.).
- Auf klare Aussagen und Antworten des Patienten achten und sie, wenn nötig, berichtigen lassen.
- Den Patienten entsprechend seines Bildungsstandes mit geistigen Aufgaben beschäftigen.
- ☞ 1.4 formale Denkstörung

3.1.3 Schizophrenie katatone Form

Kennzeichen: Im Vordergrund stehen psychomotorische Störungen mit Schwankungen zwischen Erregung und Stupor, Befehlsautomatismus und Negativismus. Auffällig sind Zwangshaltungen und -stellungen, die oft über lange Zeit eingenommen werden.
Gelegentlich können traumähnliche (oneiroide) Zustände von lebhaften szenischen Halluzinationen begleitet auftreten.

a) Beim Patienten stehen stuporöse Merkmale im Vordergrund:
- Haltungsstereotypien: freiwilliges Einnehmen und Beibehalten unsinniger und bizarrer Haltungen
- Sperrung, die sich bis zum Stupor steigern kann
- Der Patient liegt scheinbar teilnahmslos und äußerst angespannt im Bett.
- Der Patient kann im Stupor plötzliche Erregungszustände zeigen

Pflegeziele

Fernziel: Die Sicherheit des Patienten ist gewährleistet.

Nahziel: Der Patient erleidet keine körperlichen Schäden, z. B. Druckstellen, Flüssigkeitsmangel, Ausscheidungen.

Pflegemaßnahmen und Hinweise

- Hinweis: Der Patient braucht eine intensivpflegeähnliche Überwachung und Pflege!
- Genaue Krankenbeobachtung und Dokumentation aller stuporösen Zeichen, evtl. Halluzinationen.
- Auf Zeichen einer Verschlechterung achten, wegen Gefahr der perniziösen Katatonie.
- Auf Zeichen von Gespanntheit („stille Erregung") achten, da sie sich plötzlich in Aggression entladen kann.
- Auf beginnende Erregungszeichen achten und vorbereitet sein (Umsichtigkeit!).

- Flexibilitas cerea (= wächserne Biegsamkeit), der Patient setzt einen zähen Widerstand gegen jede passive Bewegung.
- Katalepsie: Der Patient verharrt in einer fremdbestimmten, auffälligen, oft auch unbequemen Körperstellung
- Negativismus: Patient tut das Gegenteil dessen, worum man ihn bittet
- Der Patient ist im stuporösen Zustand vollständig pflegeabhängig.

Ressource: Patienten sind während des Stupors meist voll aufnahmefähig und wissen nach Abklingen der Symptomatik detailliert zu berichten.

b) Beim Patienten stehen motorische Erregungszustände im Vordergrund (psychomotorische Unruhe und Hyperkinesien).
- Der Patient „explodiert" förmlich, indem sich die Spannung plötzlich entlädt.
- Es können kurzzeitige Bewusstseinsstörungen auftreten.
- Patienten haben einen anhaltenden Bewegungsdrang.
- Echopraxie: (Nachahmung von Bewegungen anderer).

- Reizüberflutung ist zu vermeiden (grelles Licht, Lärm, Unruhe im Zimmer, zu viele Aktivitäten).
- Kontakte möglichst auf die Bezugspersonen beschränken.
- Alle Pflegemaßnahmen dem Patienten vorher erklären, auch wenn er keine erkennbare Reaktion zeigt.
- Der Patient hat im Stupor meist Bettruhe, eine Aktivierung sollte gut überlegt sein.
- Auf eine optimale Weichlagerung achten!
- Im Stupor ist die gesamte Pflege des Patienten vom Pflegepersonal zu übernehmen: tägliche Ganzkörperwaschung, Mundpflege soweit möglich, Augenpflege, Intimpflege wegen Urin- und Stuhlinkontinenz oder -verhalten (Bettschutz), Bilanzierung, Prophylaxen gegen Dekubitus und Pneumonie, Kontrakturen.
- Berührung des Patienten vorher ankündigen und sanft durchführen (sonst verstärkt sich die Muskelspannung).
- Die Gelenke des Patienten sind täglich mindestens einmal passiv durch zu bewegen.
- Geduld mit dem Patienten haben.
- Keine Zwangsmaßnahmen anwenden, wenn das Verhalten des Patienten nicht fremd- oder selbstschädigend ist.
- Leise Hintergrundmusik kann bei einzelnen Patienten zur Entspannung beitragen.
- In Greifnähe des Patienten Nahrungsmittel und Getränke bereitstellen, wo er sich unbeobachtet bedienen kann (keine Glasflaschen).
- Dem Patienten genügend Zeit für Reaktionen geben.
- Angehörige über den Umgang mit dem Patienten informieren.

Pflegeziele

Nahziel: Der Patient schadet weder sich noch Mitpatienten oder Personal.

Pflegemaßnahmen und Hinweise

- Beobachtung und Dokumentation der Eigenarten der Hyperkinesien und der Unruhezustände.
- Dem Patienten genügend Freiraum für seine motorische Unruhe einräumen.
- Dem Patienten Rückzugsmöglichkeiten einräumen.
- Bewusstseinslage des Patienten beobachten kann im Erregungszustand getrübt sein (Pat. kann evtl. seine Handlung nicht steuern).
- Darauf achten, dass der Patient nicht von Mitpatienten belästigt wird oder seinerseits diese belästigt.
- Bei Vorliegen einer Befehlsautomatie beachten, dass der Patient keine problematischen Aufforderungen von Mitpatienten erhält.

- Befehlsautomatie (Patient führt willenlos aus, was ihm aufgetragen wird).

c) Veränderungen des Sprachverhaltens: Die Sprache kann sowohl verringert als auch vermehrt sein.
- Mutismus: Die Sprachproduktion ist maximal verringert.
- Echolalie: wiederholtes Nachsprechen von Sätzen anderer.
- Verbale Perseveration (☞ 1.4)

d) Der Patient leidet unter einer schweren Psychose mit möglichem, lebensbedrohlichem Verlauf:
- Perniziöse Katatonie:
- hohes Fieber, Tachykardie, Kreislaufstörungen, Zyanose, Hämatome, Muskelschädigungen, akutes Nierenversagen, Stoffwechselentgleisung usw.
- Der Patient kann kaum Medikamente oral zu sich nehmen.
- Der Patient schwitzt stark und ist stark gefährdet für Zusatzerkrankungen.

- Vitalwerte regelmäßig kontrollieren, speziell Körpertemperatur und Puls (Tachykardien).
- Den Patienten höflich und freundlich behandeln, ihm Geduld entgegenbringen und ihn nach Möglichkeit nicht bedrängen.
- Körperliche Aktivitäten des Patienten in seinen Tagesablauf einplanen, z.B. Gymnastik, Sport, Spazieren gehen in Begleitung.

Pflegeziele

Nahziel: Der Patient kann seine Bedürfnisse ausreichend artikulieren.

Pflegemaßnahmen und Hinweise

- Den Patienten in höflicher und korrekter Weise auf sein Sprachverhalten aufmerksam machen, z.B. auf Echolalie, Perseveration.
- Den Patienten mit mutistischen Zügen regelmäßig ansprechen und ihm Alternativfragen stellen. Ihn nach seinen Bedürfnissen fragen.
- Dem Patienten Zeit lassen, sich auszudrücken und aktiv zuhören.
- Auf sprachlichen Negativismus ruhig und sachlich reagieren.
- Bei schweren Erregungszuständen mit sprachlichen Ausfälligkeiten und Aggressionen sich nicht anstecken lassen!
- Beschimpfungen nicht persönlich nehmen!
- Den Patienten durch Beschäftigung ablenken.

Pflegeziele

Nahziel:
- Sicherheit des Patienten gewährleisten. Der Patient erleidet keine weiteren Komplikationen.
- Lebensbedrohliche Zustände können schnellstens reduziert werden.
- Der Patient braucht engmaschige Beobachtung und Versorgung der somatischen Störungen:

Pflegemaßnahmen und Hinweise

- Regelmäßige Feststellung der Vitalwerte (vor allem der Temperatur) und der Ausscheidungen (Nieren-/Blasenfunktion) evtl. Katheterismus und Bilanz.
- Physikalische Pflegemaßnahmen zur Temperatursenkung.
- Übernahme der gesamten allgemeinen Pflege, ähnlich der Pflege des Bewusstlosen.
- Evtl. ist eine Sitzwache anzuordnen!
- Sichere Gabe der vorordneten Medikation (parenteral auf Anordnung).
- Bei längerem Anhalten des Zustandes an künstliche Ernährung und Flüssigkeitssubstitution denken.

- Alle Prophylaxen sind täglich mehrmals durchzuführen.
- Alle Maßnahmen sind dem Patienten zu erklären, auch wenn er nicht erwartungsgemäß reagiert!

3.1.4 Schizophrenia simplex blande Form

Kennzeichen: Seltenes Zustandsbild mit schleichender Progredienz von merkwürdigem Verhalten und der Unmöglichkeit, soziale Anforderungen zu erfüllen. Die allgemeine Leistungsfähigkeit nimmt ab. Wahnvorstellungen und Halluzinationen treten nicht auf. Die „negativen" Merkmale entwickeln sich ohne vorhergehende, floride Symptome und führen zum weiteren sozialen Abstieg (Nichtsesshaftigkeit, selbstversunkenes, untätiges und zielloses Verhalten).

Pflegeziele

Fernziel: Der Patient ist gewillt, seine täglichen Aktivitäten in ausreichender Weise selbstständig zu bewältigen.

Nahziel: Der Patient ordnet sich in wesentliche Bereiche der Stationsordnung ein.

Pflegemaßnahmen und Hinweise

- Hinweis: Patienten mit Schizophrenia simplex sind wegen dieser Erkrankung kaum in stationärer Behandlung. Es ist wahrscheinlicher, dass sie aufgrund einer anderen Störung/Erkrankung stationär aufgenommen worden sind und dabei die Schizophrenia simplex diagnostiziert wurde.
- Im Vordergrund stehen aktivierende Maßnahmen und Programme: Körperpflege, Kleidung, Kommunikationstraining, Kochtraining usw.
- Krankenbeobachtung: Negativismen, Antriebsverminderung, Affektverflachung, psychosoziale Störungen, Denkstörungen usw.
- Mit dem Patienten wiederholt die Stationsordnung besprechen.
- Beobachtung der Leistungsfähigkeit und Leistungsbereitschaft bei lebenspraktischen Fertigkeiten, sowie in der AT oder ET bzw. bei Sport- und Freizeitverhalten.
- Nach Möglichkeit Kontakte zu Angehörigen intensivieren.
- Herausfinden, womit beim Patienten Leistungsbereitschaft erweckt werden kann dokumentieren und systematisch für seine Förderung einsetzen.
- Mit dem Patienten feststehende tägliche Arbeiten festlegen, z.B. Zimmerordnung, Wäscheordnung, Einhalten von Therapiezeiten.
- Motivierung des Patienten zur Erledigung der ihm aufgetragen Arbeiten und Tätigkeiten.

Die Patienten sind meist als Sonderlinge oder Eigenbrötler bekannt. Sie kommen selten zur stationären Aufnahme.
- ☞ 3.1.6 Residuum
- Der Patient zeigt kaum auffallende psychotische Störungen, die klassischen Charakteristika fehlen meist.
- Der Patient zeigt eine auffallende Schwunglosigkeit, Gleichgültigkeit sowie zunehmende Lustlosigkeit
- Im Alltag fällt eine allgemeine Abnahme der Leistungsfähigkeit auf.
- Der Patient ist nicht in der Lage, eine tragfähige Beziehung aufzubauen. Der Patient besitzt keine Krankheitseinsicht.

- Einbinden des Patienten in Gesprächsrunden und Einzelgespräche.
- Die Krankheitseinsicht durch Gespräche fördern.
- Auf soziales Rückzugsverhalten achten und dies nach Möglichkeit reduzieren: Einladung zu Spaziergängen, Stationsarbeiten, Spielen, Gesprächen. Auf sozial verträgliche Umgangsformen achten und diese mit dem Patienten besprechen.
- Eigeninitiative des Patienten fördern, soweit dies sozial verträglich ist.
- Bezugspflegekontakte vorsichtig intensivieren.
- Den Patienten nicht überfordern und auch an Rückzugsmöglichkeiten denken!
- ☞ 1.12.11 fehlende Krankheitseinsicht
- ☞ 1.10.1 Antriebsstörungen

3.1.5 Schizophrenie postschizophrene Depression

Kennzeichen: Depressive Episode nach Abklingen einer schizophrenen Erkrankung. Möglicherweise bestehen noch einige schizophrene Symptome weiter. Die depressiven Symptome sind selten so stark ausgeprägt, um von einer schweren depressiven Episode sprechen zu können. Suizidrisiko ist gegeben (auch: Postremissives Erschöpfungssyndrom).

Pflegeziele

Nahziel:
- Die Sicherheit des Patienten ist gewährleistet.
- Der Patient ist bereit, über seine Krankheit zu sprechen.
- Der Patient fühlt sich angenommen.

Pflegemaßnahmen und Hinweise

- Den Patienten genau beobachten und Symptome der Schizophrenie und der Depression lückenlos dokumentieren.
- Auf Medikamenteneinnahme achten!
- Den Patienten engmaschig überwachen.
- Zum Patienten eine tragfähige Beziehung aufbauen und ihn Anteilnahme an seinem Schicksal spüren lassen.
- ☞ 2.18 Bezugspflege
- Dem Patienten Gespräche anbieten und seine Aussagen ernst nehmen.
- Auf Ängste des Patienten ernsthaft eingehen und ihm die erwünschten Hilfen anbieten.
- Wenn möglich, Kontakte zu Mitpatienten herstellen.

Die quälenden depressiven Symptome im unmittelbaren oder baldigen zeitlichen Anschluss an eine schizophrene Erkrankung stehen im Vordergrund:
Die Patienten sind ratlos, hilflos, anlehnungsbedürftig, gelegentlich situationsabhängig abgelenkt und aufgeheitert, unvermittelt tief verstimmt, mit kaum vorhersehbarer Suizidalität. Der gesamte Affekt ist instabil.

Beachte: Die depressiven Symptome können auch Teil einer psychischen Reaktion auf die vorausgegangene Schizophrenie sein, z.B. Verarbeitung der Diagnose Schizophrenie und/oder seiner Verhaltensauffälligkeiten während der Krankheit.

- Auf ausreichende Befriedigung aller physiologischen Bedürfnisse achten: Essen, Trinken, Körperpflege, usw.
- Aktivierende und übernehmende Pflege in Abhängigkeit vom Zustand des Patienten planen.
- Den Patienten durch Beschäftigung ablenken und ihm sinnvolle Aufgaben übertragen.
- Gemeinsam mit dem Patienten eine Tagesstruktur entwickeln und auf deren Einhaltung achten.
- Nach Möglichkeit mit dem Patienten gemeinsame Unternehmungen planen, z.B. Spiele, Spaziergänge, Arbeiten, sportliche Aktivitäten usw.
- Ruhezeiten für den Patienten einräumen und ihn nicht durch zu viele Aktivitäten überfordern.
- Bei Erregungszuständen des Patienten ruhig bleiben und die Konfliktauslöser nach Möglichkeit beseitigen.
- Den Patienten motivieren, positiven Gedanken nachzugehen.
- Dem Patienten positive Rückmeldung geben, wann immer es sinnvoll ist.
- ☞ 3.2.1 Depressive Episode
- ☞ 1.9 Deprimiertheit

3.1.6 Schizophrenie – (schizophrenes) Residuum

Kennzeichen: Sie tritt im Laufe einer ungünstig verlaufenden, chronischen Schizophrenie auf, mit Zeichen eindeutiger Verschlechterung gegenüber früherer Stadien. Dabei treten langdauernde „negative" Symptome und Beeinträchtigungen auf, z.B. psychomotorische Verlangsamung, verminderte Aktivität, Passivität, affektive Verflachung, Sprachreduktion, Verringerung von Mimik und Gestik, Vernachlässigung der Körperpflege und Reduktion der sozialen Leistungsfähigkeit. Wahn und katatone Symptome treten meist in den Hintergrund (auch Restzustand, schizophrener Residualzustand).

a) Der Patient wird zunehmend inaktiv, nimmt kaum Hilfen an und ist allgemein verlangsamt. Beeinträchtigt sind: Leistungsfähigkeit, Bewegung, Gefühlsleben, Anteilnahme an seiner Umgebung usw.

Pflegeziele

Nahziel:
- Der Patient kann die angebotenen Hilfen annehmen.
- Der Patient kann seine Fähigkeiten im täglichen Leben einsetzen.
- Der Patient erkennt seine Ressourcen und kann sie einbringen.

Pflegemaßnahmen und Hinweise

- Hinweis: Mangelnde Aktivierung und Isolierung verstärken die Residualzustände durch Unterstimulation! (= Anstaltsartefakt).
- Die Förderung aller möglichen Aktivitäten stehen pflegerisch im Vordergrund! „Fördern durch Fordern!"

- Die Pflegeplanung muss schwerpunktmäßig auf breite Ressourcenförderung zielen:
- Dem Patienten nichts abnehmen, was er noch selbst erledigen kann.
- Der Patient soll entsprechend seiner noch vorhandenen Fähigkeiten aktiviert werden.
- Die bestmögliche Zusammenarbeit mit dem Patienten bietet sich durch die Bezugspflege.
- Der Patient ist in eine feststehende Tagesstruktur einzubeziehen. Auch aktive Freizeitanteile sollten in Absprache mit dem Patienten geplant werden. Er soll in das allgemeine Stationsleben integriert werden und hier selbständig Aufgaben erledigen.
- Der Patient wird ermuntert, möglichst viele Entscheidungen selbst zu treffen.
- Rückzugstendenzen des Patienten sind mit ihm zu besprechen und wenn möglich zu reduzieren.
- Die Kommunikation des Patienten ist durch regelmäßige Gespräche zu fördern.
- Erwünschte Aktivitäten des Patienten positiv verstärken.
- Besondere Fähigkeiten des Patienten z. B. beim Spiele und Basteln regelmäßig fördern.

b) Der Patient zeigt kaum Bedürfnisse und teilt sich nur unzureichend mit. Der Patient zeigt gelegentlich eingespielte Verhaltensrituale.

Pflegeziele

Nahziel: Der Patient kann sich angemessen ausdrücken und seine Bedürfnisse formulieren.

Pflegemaßnahmen und Hinweise

- Sprachverhalten des Patienten beobachten und dokumentieren.
- Kommunikationsfähigkeit durch Gesprächsübungen, Rollenspiele usw. fördern.
- Der Patient wird zu Gesprächen ermuntert.
- Den Patienten ermutigen, eigene Bedürfnisse vorzutragen.
- Eingespielte Verhaltensrituale als Ausdruck eigener Bedürfnisse, soweit möglich und nötig, bestehen lassen.

c) Der Patient vernachlässigt seine Körperpflege und Kleidung, obwohl er die damit verbundenen Fertigkeiten besitzt.

Pflegeziele

Nahziel:
- Der Patient betreibt ausreichende Körperpflege und kleidet sich angemessen.
- Der Patient ist bei der Körperpflege weitgehend selbstständig.

Pflegemaßnahmen und Hinweise

- Den Patienten zu angemessener Körperpflege und Kleidung anleiten bzw. diskret auffordern.
- Die Körperpflege des Patienten regelmäßig kontrollieren.

- Hilfestellung und Anleitung nur soweit unbedingt erforderlich geben.
- Entscheidungen zunehmend alleine treffen lassen.
- Wenn möglich, den Patienten zu einer selbständigen Kontrolle im Spiegel anhalten.
- Verantwortung für Ordnung im „privaten" Bereich (Bett, Kleiderschrank, ...) dem Patienten übertragen und das Ergebnis gemeinsam mit dem Patienten besprechen.
- Erwünschtes Verhalten positiv verstärken.

Pflegeziele

Nahziel: Der Patient hält sich an die gewünschten Tischgepflogenheiten.

Pflegemaßnahmen und Hinweise

- Essverhalten beobachten und dokumentieren.
- Auf Beschwerden von Mitpatienten angemessen eingehen.
- Anfangs evtl. für den Patienten einen unproblematischen Platz im Speisesaal festlegen.
- Dem Patienten angemessene Tischsitten erklären und ihn dazu anleiten.
- Einfügung in eine feste Tischordnung, z. B. fester Essensplatz, Einhaltung der Essenszeiten.

d) Der Patient zeigt problematisches Tischverhalten: unappetitliche Esssitten, isst mit den Händen, greift mit seinem Essbesteck in fremde Teller, schlingt das Essen hinunter, kleckert sich regelmäßig voll, isst die Speisereste anderer usw.

3.1.7 Schizophrenie – schizoaffektive Störung

Kennzeichen: Episodische Störung mit gleichzeitig oder innerhalb weniger Tage hintereinander auftretenden affektiven wie auch schizophrenen Symptomen. Die affektiven Störungen können dabei als manische oder auch als depressive Symptome, bzw. gemischt auftreten. Sie sind aber immer von schizophrenen Symptomen begleitet. Entsprechend der Art der affektiven Störung treten die einzelnen Leitsymptome besonders hervor.
Schizoaffektive Störungen remittieren meist vollständig, nur in seltenen Fällen (eher bei der depressiven Form) kommt es zu einem Residuum.

Pflegeziele

Nahziel:
- Der Patient fügt weder sich, noch seinen Angehörigen Schaden zu.
- Der Patient beachtet die Stationsordnung.
- Der Patient ist bereit, andere Sichtweisen zuzulassen.

a) Der Patient hat eine schizoaffektive Störung, mit gegenwärtig manischen Symptomen: Gehobene Stimmung, vermehrtes Selbstbewusstsein, Größenideen,

Antriebssteigerung, Über-
aktivität, Konzentrationsstörungen, Distanzlosig-
keit und gleichzeitig z.B.
Gefühl der Gedankenaus-
breitung oder -beeinflus-
sung, Fremdsteuerung,
evtl. Stimmenhören,
Wahnideen (Beziehungs-
wahn, Verfolgungswahn).

Pflegemaßnahmen und Hinweise

- Sich nicht von der Hektik und Betriebsamkeit des Patienten anste-
cken lassen.
- Beobachtung und Dokumentation der Verhaltensweisen und
Symptome.
- Probleme schon im Vorfeld verhindern (z.B. Distanzlosigkeit,
Geldverschwendung, sexuelle Belästigung).
- Übertriebene Aktivitäten auf ein verträgliches Maß reduzieren.
- Kontakte nach außen in Absprache mit dem Arzt regeln.
- Auf eine konsequente Linie im Team achten.
- Den Patienten regelmäßig an die Stationsordnung erinnern.
- ☞ 3.2.2 Manische Episoden
- ☞ 3.1 ff. Schizophrenie (allgemein)
- ☞ 1.6.1 Wahngedanken, -ideen
- ☞ 1.6.2 Wahnstimmung, -formen

b) Der Patient hat eine
schizoaffektive Störung
mit gegenwärtig depres-
siven Symptomen:
Verlangsamung, Schlaflo-
sigkeit, Antriebs-, Kon-
zentrationsstörungen,
Appetit- und/oder Ge-
wichtsverlust, Interesse-
losigkeit, Schuldgefühl,
Gefühl der Hoffnungslo-
sigkeit und Suizidideen
und gleichzeitig z.B. Ge-
fühl der Fremdbeeinflus-
sung, des Ausspioniert-
werdens, des Komplotts,
akustische Halluzinatio-
nen (Verdammung, o.Ä.).

Pflegeziele

Nahziel:
- Sicherheit des Patienten gewährleisten.
- Der Patient beteiligt sich in angemessener Form an den Aktivitäten
der Station.

Pflegemaßnahmen und Hinweise

- Den Patienten genau beobachten, besonders auf Zeichen einer
akuten Suizidalität und exakt dokumentieren.
- Dem Patienten Gespräche anbieten.
- Den Patienten aktivieren aber keinesfalls überfordern.
- Den Patienten an einen strukturierten Tagesablauf gewöhnen
(feste Schlaf- und Wachzeiten).
- Bei geplanten Aktivitäten die Tagesschwankungen des Patienten
beachten.
- Gemeinsam mit dem Patienten verschiedene Stationsarbeiten erledigen.
- Auf ausreichende Körperhygiene achten.
- Bezugspflegeperson sorgt für angemessene Nähe zum Patienten
(Aufbau einer Vertrauensbasis).
- Den Patienten von suizidalen Gedanken abbringen, durch Ablenkung und Beschäftigung.
- ☞ 3.2.1 Depressive Episode
- ☞ 3.1 Schizophrenie allgemein
- ☞ 1.6.1 Wahngedanken
- ☞ 1.7. Sinnestäuschungen
- ☞ 1.10.2 Zirkadiane Störungen

c) Der Patient hat eine gemischte schizoaffektive Störung:
Der Patient zeigt bipolare affektive (zyklothyme) Störungen und gleichzeitig schizophrene Symptome.

Pflegeziele

Fernziel: Der Patient orientiert sich längerfristig an einem Ziel.

Nahziel: Sicherheit des Patienten gewährleisten.

Pflegemaßnahmen und Hinweise

- Den Patienten engmaschig überwachen, seine Symptome beobachten und dokumentieren.
- Zur Sicherheit des Patienten bzw. der Mitpatienten gefährliche Gegenstände aus dem Umfeld des Patienten beseitigen.
- Beachten, dass Suizidalität beim Eintritt in die depressive Phase am gefährlichsten ist.
- Den Patienten an die Tagesstruktur heranführen.
- Eine tragfähige Beziehung zum Patienten herstellen, in die der Patient Vertrauen fassen kann.
- Entsprechend seiner affektiven Störung entweder vorsichtig aktivieren oder beruhigen.
- ☞ 3.2.3 bipolare, affektive Störung Zyklothymie
- ☞ 3.1 Schizophrenie allgemein

3.2 Affektive Störungen

3.2.1 Depressive Episode – akute und postakute Phase

Kennzeichen: Die Depression kann in verschieden gradiger Form ausgeprägt sein und unterschiedlich lange, mindestens aber zwei Wochen andauern. Es sind Verläufe mit und ohne psychotische Symptome zu unterscheiden. Als Leitsymptome sind zu betrachten: gedrückte Stimmung, Interessenverlust, Freudlosigkeit und Antriebsverminderung.

a) Der Patient zeigt gedrückte Stimmung, jammert oder zieht sich zurück.
Der Patient leidet an Mut- und Interesselosigkeit.

Pflegeziele

Nahziel:
- Der Patient soll seine Empfindungen und Gefühle angemessen
- beschreiben können.
- Der Patient nimmt innerlich und äußerlich Anteil an seinem Umfeld.
- Der Patient ist über sein Krankheitsbild informiert.

Pflegemaßnahmen und Hinweise

- Dem Patienten Gesprächsbereitschaft anbieten.

- Den Patienten nicht überfordern, sondern auf erkennbare Wünsche eingehen.
- Auf ständiges Jammern von Seiten des Patienten nicht vermehrt eingehen, aber ernst nehmen!
- Rückzug ins Bett anfangs zulassen (Ort der Sicherheit), später für schrittweisen Steigerung der Aktivitäten sorgen.
- Den Patienten ermuntern, positive Einstellungen zu erkennen und dies anerkennen.
- Auf richtige Fragestellung achten, z.B. „Was ist heute anders als gestern?" und nicht „Wie geht's ihnen?" oder „Ihnen geht's doch heute besser als gestern!"
- Den Patienten über seine Krankheit informieren und ihm Hoffnung auf Besserung geben.
- Den Patienten auf positive Gedanken bringen, ihn von schwermütigen Gedanken ablenken (Gespräche, Berichte, Musik, leichten Lesestoff, individuelle Gestaltung des Krankenzimmers und des Nachtkästchens).
- In der akuten Phase den Patienten in das Stationsgeschehen einbinden, ihn aber nicht zu Aktivitäten drängen.
- In der postakuten Phase den Patienten informieren, dass er aktiv an seiner Besserung mitwirken kann, z.B. durch Klären von Kontakten zu Angehörigen, durch ablenkende Tätigkeiten und Gedanken, durch Einhalten einer sinnvollen Tagesstruktur.
- Dem Patienten Angebote zur Eingliederung machen, z.B. Kochgruppe, Spaziergänge, Musik- und Kunsttherapie, ET.
- Angehörige über wichtige Details im Umgang mit dem Patienten hinweisen: Verständnis, Einhaltung einer Tagesstruktur usw.
- Wichtig: Der Patient soll in der Regel während der akuten Depression keine größeren Entscheidungen für sein Leben treffen (Partnerschaft, Beruf).

b) Der Patient vernachlässigt seine persönliche Hygiene.

Pflegeziele

Nahziel: Der Patient ist bereit, auf ausreichende persönliche Hygiene selbst zu achten.

Pflegemaßnahmen und Hinweise

- In der Akutphase wird der Patient in seiner Pflege soweit nötig durch das Pflegepersonal (Bezugsperson) unterstützt.
- Ansätze zur Mithilfe des Patienten nicht übersehen und anerkennen.
- Körperpflege und Grundversorgung nur auf das notwendige Maß beschränken und dem Patienten erklären.
- Nach Abklingen der Akutphase dem Patienten mehr Eigenverantwortung für die Körperpflege übertragen. Darauf achten, dass er nicht überfordert ist!

- Erscheinungsbild des Patienten beobachten und ggf. positive Veränderungen verstärken.
- Den Patienten über die Bedeutung der regelmäßigen Körperpflege für sein Wohlbefinden informieren.
- Auf angemessene Kleidung achten (Jahreszeit, Anlass, Farbe, Bequemlichkeit usw.)

c) Der Patient leidet an Appetitlosigkeit und aufgrund seiner depressiven Verstimmung verweigert er die Nahrungsaufnahme oder die Medikamenteneinnahme.

Pflegeziele

Nahziel: Der Patient nimmt regelmäßig Mahlzeiten und Medikamente zu sich.

Pflegemaßnahmen und Hinweise

- Mahlzeiten appetitlich servieren.
- Darauf achten, dass der Patient ausreichend trinkt (mindestens 1,5 Liter/tägl.) und Nahrung zu sich nimmt.
- Zwischenmahlzeiten anbieten.
- Unter Umständen gemeinsame Einnahme der Mahlzeiten (z.B. bei Vergiftungswahn).
- Regelmäßige Gewichtskontrolle.

d) Der Patient klagt über anhaltende Obstipation und neigt zur Überbewertung der Ausscheidungsprobleme.

Pflegeziele

Nahziel: Der Patient hat eine geregelte Darmtätigkeit.

Pflegemaßnahmen und Hinweise

- Stuhlentleerung dokumentieren.
- Den Patienten informieren, dass Stuhlentleerung in 3-tägigem Abstand ausreichend sein kann.
- Den Patienten informieren, wie er sein Stuhlverhalten ohne Medikamente verbessern könnte (Ernährung, Trinken, Bewegung).
- Den Patienten auf Folgen eines Laxantienabusus hinweisen.
- Auf ständige Klagen über Obstipation nicht vermehrt eingehen, aber ernst nehmen.
- Den Patienten informieren, dass seine Darmträgheit durch die Grunderkrankung und die medikamentöse Behandlung vorübergehend verstärkt sein kann.

e) Der Patient hat Schlafstörungen (Ein- und/oder Durchschlafstörungen, morgendliches Früherwachen).
Der Patient findet keine Erholung im Schlaf und neigt dazu, sich tagsüber ins Bett zurückzuziehen.

Pflegeziele

Nahziel:
- Der Patient hat ausreichend Schlaf.
- Der Patient zeigt einen normalen Schlaf-Wach-Rhythmus.

Pflegemaßnahmen und Hinweise

- Das Schlafverhalten des Patienten beobachten und exakt dokumentieren. Hinweis an die Nachtwache.
- Den Patienten auf die Bedeutung des richtigen Schlafrhythmus hinweisen und Regeln vereinbaren:
- Den Patienten anregen, nicht vor 22:00 Uhr ins Bett zu gehen.
- Mit dem Patienten eine individuelle Tagesstruktur festlegen.
- Mit dem Patienten feste Schlaf- und Wachzeiten absprechen und ausprobieren lassen.
- Schlaf während des Tages ist nach Möglichkeit zu vermeiden (kontrollieren!), ggf. Mittagsschlaf von 1 Std. zugestehen.
- Mit dem Patienten die Möglichkeit einer abendlichen Gymnastik besprechen und den Effekt erklären.
- Den Patienten informieren, ab Spätnachmittag keine anregenden Getränke mehr zu sich zu nehmen.
- Mit dem Patienten physikalische Maßnahmen und Riten zur Förderung eines erholsamen Schlafes besprechen.
- Nachtwache: Bedarfsmedikamente nicht mehr nach 1:00 Uhr nachts ausgeben.
- Den Patienten ermuntern, selbst herauszufinden, wie er sein Schlafproblem verringern könnte.

f) Der Patient leidet evtl. unter Ängsten, bis hin zu Wahnvorstellungen (Schuld- oder Verarmungswahn) und ist im Denken verlangsamt.

Pflegeziele

Nahziel: Der Patient ist bereit, seine Ängste und Wahnvorstellungen zu hinterfragen und nach Möglichkeit zu korrigieren.

Pflegemaßnahmen und Hinweise

- Die Ängste und Wahnvorstellungen des Patienten ernst nehmen (sie sind für ihn Realität!), aber nicht bestätigen.
- Dem Patienten Gesprächsbereitschaft signalisieren.
- Den Patienten anregen, positive Aspekte seines Lebens zu sehen und darüber zu berichten.
- Dem Patienten Zeit lassen zur Klärungen seiner Gedanken und Entschlüsse.
- Dem Patienten die Realität vor Augen führen (Hinweis auf Rente, Krankenversicherung usw.).
- Den Patienten anregen, selbst Problemlösungen zu erarbeiten und auszuprobieren. Allerdings sollte er in dieser Zeit keine schwerwiegenden Entscheidungen treffen (Partnerschaft, Beruf).
- Angehörige auf erwünschtes Verhalten im Umgang mit Wahnvorstellungen hinweisen.
- Dem Patienten Zeit lassen und nicht überfordern.
- ☞ 1.6.1 Wahngedanken, Wahnideen
- ☞ 1.6.2 Wahnstimmung, Wahnformen
- ☞ 1.4 Formale Denkstörung

g) Der Patient ist gegenüber allem gleichgültig und nimmt nicht am Tagesgeschehen teil.

Pflegeziele

Nahziel:

- Der Patient nimmt zunehmend Anteil am Tagesgeschehen Der Patient ist bereit, eigene Vorschläge zu machen, wie er aktiv am Stationsgeschehen mitwirken könnte.
- Der Patient übernimmt selbständig Aktivitäten, die er nach seiner Entlassung wieder benötigt.

Pflegemaßnahmen und Hinweise

- Besonders in der postakuten Phase darauf achten, dass sich der Patient zunehmend in das Stationsgeschehen integriert!
- Kontakte zu Mitpatienten aufbauen.
- Dem Patienten verschiedene Angebote machen: Gruppengespräche, Gesellschaftsspiele, gemeinsames Spazieren gehen, Musik-, Kunst- und Beschäftigungstherapie.
- Mit dem Patienten besprechen, wie er sich in der Station nützlich machen könnte: Zimmerordnung, Blumenpflege, Tisch decken usw.
- Mit dem Patienten besprechen, welche Tätigkeiten er für die Zeit nach seiner Entlassung nutzen könnte und diese durchführen lassen:
- Post erledigen.
- Planung von Fahrten.
- Amtsgänge.
- Gemeinsam mit dem Patienten eine sinnvolle Tagesstruktur erarbeiten und von ihm schriftlich fixieren lassen (Einhaltung überwachen!).
- Im Gespräch die früheren Interessen des Patienten ansprechen und nach Möglichkeiten suchen, diese wieder zu fördern.
- Die Biografie des Patienten erörtern und Ansatzpunkte für Interessen suchen.
- Mit dem Patienten Nachrichten und Zeitungsberichte besprechen.
- Beginnende erwünschte Aktivitäten registrieren und anerkennen, sowie zum Weitermachen ermuntern (Dem Patienten ein Erfolgserlebnis vermitteln).
- Belastbarkeit schrittweise fördern: Tagesurlaub Wochenendurlaub.
- ☞ 1.9 Affektstörungen
- ☞ 1.10.1 Antriebsund psychomotorische Störungen
- ☞ 1.10.2 Zirkadiane Störungen

h) Der Patient hat verminderte Libido.

Pflegeziele

Nahziel: Der Patient weiß über Nebenwirkungen der Medikamente Bescheid.

Pflegemaßnahmen und Hinweise

- Patient über Nebenwirkungen der Medikamente aufklären.
- Soweit notwendig und möglich Lebenspartner/in informieren (dem Patient Hilfe dazu anbieten)

i) Der Patient ist möglicherweise suizidal.

Pflegeziele

Nahziel:
- Der Patient distanziert sich von Suizidgedanken.
- Der Patient kann über seine Suizidgedanken sprechen.

Pflegemaßnahmen und Hinweise

- Kriterien der Bezugspflege beachten.
- Auf suizidale Äußerungen des Patienten achten und diese dokumentieren.
- Dem Patienten Möglichkeit einräumen, über seine Suizidgedanken zu sprechen.
- Mit dem Patienten in überschaubaren Intervallen (z.B. für einen Tag/eine Nacht) einen „Anti-Suizid-Vertrag" abschließen.
- Die Sicherheit des Patienten beachten und ihn engmaschig beobachten.
- Gefährliche Gegenstände im Besitz des Patienten unter Verschluss nehmen und ihm dies erklären (Scheren, Kabel, Gürtel, Medikamente usw.)
- ☞ 1.12.7 Suizidalität

3.2.2 Manie – manische Episode

Kennzeichen: Die Patienten zeigen ein äußerst euphorisches Stimmungsbild, haben keinerlei Krankheitsgefühl und keine Krankheitseinsicht, überschätzen sich und ihre körperliche Leistungsfähigkeit und sind hyperaktiv, weit über die Grenzen ihrer Leistungsfähigkeit hinaus.

a) Zustand mit Antriebssteigerung, gehobener Stimmungslage sowie Beschleunigung aller psychischen Funktionen. Der Patient nimmt zunehmend Anteil am Tagesgeschehen

Pflegeziele

Nahziel:
- Der Patient ist bereit, seine gesteigerte Energie in sozial verträglicher Weise einzubringen.
- Der Patient ist für pflegerische und therapeutische Maßnahmen einsichtig und erleidet keinen körperlichen, finanziellen, sozialen oder beruflichen Schaden.

Der Patient ist bereit, eigene Vorschläge zu machen, wie er aktiv am Stationsgeschehen mitwirken könnte. Ressource: In ausgeglichenem Zustand ist der Patient wieder voll remittiert.

Pflegemaßnahmen und Hinweise

- Sich nicht von der Hektik und Umtriebigkeit des Patienten anstecken lassen!
- Auf manische Symptome achten und exakt dokumentieren, z.B. sehr lebhaft, großer Rededrang, großzügiger Umgang mit Geld und Privateigentum, ständige Telefonate, häufige Einladungen und Geselligkeiten, fehlende Krankheitseinsicht, ständige Unruhe, immer in Aktion, geringes Schlafbedürfnis, aber auch depressive Elemente.
- Auf Wahnideen (Größenwahn) sachlich reagieren.
- Dem Patienten die Problematik seines Verhaltens wiederholt rückmelden.
- Dem Patienten erklären, dass die angeordneten Beschränkungen zu seiner eigenen Sicherheit dienen.
- Auf Fluchttendenzen des Patienten achten.
- Der Patient hat nur in Begleitung Ausgang (erfahrene Pflegeperson, am besten Bezugsperson).
- Kontakte nach außen (Briefe, Telefonate, Bestellungen etc.) beobachten und ggf. in Absprache mit dem Arzt, Betreuer und Patient regeln.
- Auf exakte Einhaltung der ärztlichen Maßnahmen achten, z.B., rechtzeitige Medikamenteneinnahme (Bedarfsmedikamente frühzeitig geben).
- Auf konsequente pflegerische Linie im Team achten, z.B. Tagesstruktur einhalten, Ausgangsregelung.
- ☞ 1.9 Affektstörungen: e) euphorisch, f) dysphorisch
- ☞ 1.10.1 Antriebsstörungen: d) antriebsgesteigert, e) unruhig, g) logorrhoisch
- ☞ 1.4 Formale Denkstörungen: d) ideenflüchtig
- ☞ 1.11.1 Sexualstörungen: e) Hypersexualität
- ☞ 1.11.2 Impulshandlungen: d) Polydipsie

Pflegeziele

Nahziel:
- Der Patient kann seine Kräfte richtig einschätzen.
- Der Patient akzeptiert die Anweisungen des Teams und der Stationsordnung.
- Der Patient macht bei therapeutischen Maßnahmen angemessen mit.

b) Der Patient ist überaktiv, innerlich und äußerlich unruhig und überschätzt seine Leistungsfähigkeit.

Pflegemaßnahmen und Hinweise

- Hinweis: Der Patient muss in allen Überaktivitäten gelenkt werden!
- Den Patienten wiederholt informieren, welchen Schaden sein jetziges Verhalten bewirken kann (körperlich, familiär, beruflich, gesellschaftlich).
- Darauf achten, dass sich der Patient nicht verausgabt.

- Vitalzeichen bei Bedarf kontrollieren.
- Den Patienten auffordern, dass er sich hinsetzt, eine übertragene Aufgabe ganz erledigt. (Vollständigkeit), Pausen macht und dass er seine körperlichen Aktivitäten in Grenzen hält.
- Die körperliche Unruhe kann durch Ergo- oder Sporttherapie in vernünftige Bahnen gelenkt werden (günstig dafür sind Nachmittags- oder Abendtermine, um das Schlafverhalten zu verbessern).
- In der ET für kreative Arbeiten anbieten (Malerei, Töpferei usw.)
- Dem Patienten Freiraum gewähren, sonst wird er leicht gereizt.
- Dem Patienten mögliche Alternativen zu seinen Unternehmungen anbieten, nicht nur Verbote aussprechen, z.B. Tischtennis, Sportgeräte, Stationstätigkeiten.
- Auf vertretbaren Zigarettenkonsum achten (evtl. einschränken).

c) Der Patient hat keine Geduld zur Körperpflege, kleidet sich, seiner euphorischen Stimmung entsprechend, auffallend.

Pflegeziele

Nahziel: Der Patient kleidet sich angemessen.

Pflegemaßnahmen und Hinweise

- Auf ausreichende Körperpflege und Kleidung achten.
- Den Patienten regelmäßig kontrollieren und gegebenenfalls ihn dazu anhalten.
- Auf passende Kleidung achten und ihn nicht der Lächerlichkeit preisgeben.

**d) Ruhe und Geduld zum Essen fehlt. Der Patient verschlingt teilweise das Essen.
Der Patient nimmt Sättigungsgefühl nicht wahr, isst und trinkt unkontrolliert.**

Pflegeziele

Nahziel: Der Patient nimmt in sozial verträglicher Weise die Nahrung zu sich.

Pflegemaßnahmen und Hinweise

- Auf ausreichende Ernährung und Trinkmenge achten wöchentliche Gewichtskontrolle!
- Evtl. müssen Trinkmengenbeschränkungen mit dem Patienten abgesprochen werden (speziell Kaffee, schwarzer Tee, Cola).
- Auf Ausscheidungen achten (Patienten haben nicht immer Zeit dafür).

**e) Der Patient hat erhebliche Schlafstörungen und ist während der Nacht sehr unruhig.
Die Patienten vermissen den Schlaf nicht, glauben keinen Schlaf mehr nötig zu haben.**

Pflegeziele

Nahziel: Der Patient hält die Nachtruhe weitgehend ein.

Pflegemaßnahmen und Hinweise

- Nachtwache informieren: Schlafverhalten dokumentieren und auf rechtzeitige Gabe der Bedarfsmedikation achten, um Nachtruhe zu gewährleisten.

- Nach Möglichkeit allein im Zimmer unterbringen oder räumliche Ausweichmöglichkeit anbieten.
- Auf Zeichen achten, die auf einen Stimmungsumschwung hinweisen (werden einsichtiger, bedauern den Schaden, den sie angerichtet haben, sind über ihr bisheriges Verhalten entsetzt), denn hier können Kurzschlussreaktionen entstehen, besonders wenn eine Depression folgt!

f) Der Patient kann mit seinen Finanzen nicht verantwortungsbewusst umgehen.

Pflegeziele

Nahziel: Der Patient und seine Angehörigen erleiden keinen größeren Schaden.

Pflegemaßnahmen und Hinweise

- Der Patient ist im akuten Zustand oft geschäftsunfähig.
- Den Patienten auf seine Verschwendungssucht hinweisen und in Absprache mit Arzt oder Betreuer eine tägl. Geldmenge festlegen.
- Mitpatienten darauf hinweisen, dass sie dem Patienten keine finanziellen Ausleihen geben dürfen, oder dass sie andernfalls mit den entstandenen Problemen selbst zurechtkommen müssen.
- Manische Patienten von depressiven und labilen Patienten fernhalten (Geld leihen und Geschäftsgründungen verhindern).
- ☞ 2.11 Selbständiger Umgang mit Geld

g) Der Patient ist enthemmt, distanzlos und neigt gelegentlich zu Aggressionen.
Der Patient hat ein gestörtes Kommunikationsverhalten, ist übersteigert kontaktfreudig und gelegentlich rücksichtslos.

Pflegeziele

Nahziel:
- Dem Patienten keine Gelegenheit für aggressives Verhalten bieten!
- Der Patient respektiert Nähe und Distanz.

Pflegemaßnahmen und Hinweise

- Wichtig: sich nicht provozieren lassen!
- Auf Zeichen von Gereiztheit frühzeitig achten, weil sie leicht in rücksichtslose Aggression und Erregungszustand übergehen können.
- Bei Aggressivitäten frühzeitig einschreiten und sie unterbinden.
- Problematische Mitpatienten fernhalten oder informieren (auf passende Bettnachbarn achten).
- Den Patienten zurechtweisen und ihm erklären, dass Aggressionen nicht geduldet werden können.
- Evtl. muss der Patient fixiert werden (Anordnung beachten ☞ 2.14 Fixation).
- Dem Patienten das unerwünschte Kontaktverhalten rückmelden und ihm korrektes Verhalten aufzeigen.
- Auf professionelle Nähe und Distanz zum Patienten achten.

- Auf vertretbares Kommunikationsverhalten achten: Auf richtiges Zuhören aufmerksam machen, sachlich und ruhig bleiben, den Patienten am Thema halten.
- Dem Patienten die eigene Distanz erklären, die zu professioneller Pflege gehört.
- Sich nicht persönlich angegriffen fühlen (z. B. durch derbe Witze).
- ☞ 1.12.9 Aggressivität

h) Der Patient hat kein Schamgefühl und zeigt hypersexuelle Aktivitäten (unbedachte Schwangerschaft).

Pflegeziele

Nahziel: Der Patient wahrt die Intimsphäre.

Pflegemaßnahmen und Hinweise

- Auf sexuelle Angebote zurückweisend und korrekt reagieren (darüber keinen Spaß zulassen).
- Auf sexuelle Belästigung von wehrlosen Mitpatienten achten und verhindern (dokumentieren).
- Den Patienten konsequent auf die erwartete Disziplin sowie auf die Einhaltung der Stationsordnung hinweisen.
- Den Patienten über Verhütungsmöglichkeiten aufklären.

i) Der Patient zeigt keine Krankheitseinsicht und ordnet sich den Stationsgepflogenheiten kaum unter.

Pflegeziele

Fernziel: Der Patient zeigt Anzeichen zur Selbstreflexion bzw. einer beginnenden Krankheitseinsicht

Nahziel:
- Der Patient lernt, die Stationsordnung zu akzeptieren.
- Der Patient kommt den Anforderungen des Teams nach.

Pflegemaßnahmen und Hinweise

- Wichtig: Geduld und Verständnis haben!
- Dem Patienten wiederholt seine Krankheit erklären, auch wenn er sich topfit fühlt!
- Evtl. nützt es, den Patienten auf frühere Folgen seiner Manie hinzuweisen.
- Den Patienten evtl. in Gruppengesprächen damit konfrontieren, wie ihn andere Mitpatienten erleben.
- Den Patienten auf regelmäßige Medikamenteneinnahme hinweisen und ihn gewissenhaft kontrollieren (manische Patienten sind sehr findig im Verschwindenlassen von Medikamenten).
- Nach Medikamentengabe reichlich nachtrinken lassen und evtl. Mundhöhle kontrollieren.
- Den Patienten auf der Station beschäftigen: Zimmerordnung, Speiseraum usw.

- Den Patienten wiederholt auf die Stationsordnung hinweisen. Gemeinsam mit dem Patienten die Tagesstruktur festlegen und schriftlich fixieren.
- Akzeptable Vorschläge des Patienten in die Struktur aufnehmen und auf Einhaltung kontrollieren.
- Den Patienten konsequent auf die erwartete Disziplin, sowie die Einhaltung der Stationsordnung hinweisen.

3.2.3 Zyklothymie bipolare, affektive Störungen

Kennzeichen: Es liegt eine andauernde Instabilität der Stimmung vor, mit zahlreichen Perioden leichter Depression und leicht gehobener Stimmung. Meist entwickelt sich daraus ein chronischer Verlauf. Die einzelnen Phasen erfüllen aber nicht die Kriterien der manischen oder depressiven Episode.

Pflegeziele

Nahziel: Der Patient kann seine Stimmungsschwankungen mitteilen, ist krankheitseinsichtig, schädigt sich nicht durch Suizid oder unsinnige Geldausgaben.

Pflegemaßnahmen und Hinweise

- Engmaschige Überwachung und Krankenbeobachtung mit Dokumentation.
- Auf lückenlose, regelmäßige Medikamenteneinnahme achten!
- Stationsordnung aufrechterhalten.
- Selbst Ruhe bewahren, sich nicht anstecken lassen.
- Enge Zusammenarbeit mit Angehörigen, damit sie Verständnis für den Patienten entwickeln können.
- Patient und Mitpatienten vor Schäden schützen (Hypersexualität, Finanzen).
- Hinweis: auf frühzeitige Zeichen achten, die einen Wechsel der Stimmungslage ankündigen! Der Patient ist besonders suizidgefährdet, wenn er aus der Depression herauskommt.

In den einzelnen Phasen der Krankheit:
- ☞ 3.2.1 Depressive Episode
- ☞ 3.2.2 Manische Episode
- ☞ 3.2.4 Rapid cycling

Zu unterscheiden sind:
a) leichte, nicht psychotische Verlaufsform periodischer, endogener Stimmungsschwankungen bis hin zur
b) schweren psychotischen manisch-depressiven Erkrankung (bipolare, affektive Störung).

3.2.4 Rapid cycling

Kennzeichen: Andauernde Stimmungsschwankungen mit einem extrem hochfrequenten Verlauf, mit unter Umständen täglichem Wechsel zwischen gesund und melancholisch, bzw. allen weiteren Phasen der Zyklothymie, soweit sie mehr als viermal jährlich auftreten.

Pflegeziele

Nahziel:
- Die Sicherheit des Patienten ist gewährleistet.
- Der Patient kann sich trotz Stimmungsschwankungen adäquat verhalten.

Pflegemaßnahmen und Hinweise

- Den Patienten genau beobachten und in seiner Nähe bleiben.
- Enge Zusammenarbeit mit dem ganzen Team ist absolut notwendig (Medikamentengabe, Therapiewechsel).
- Bestmögliche Dokumentation der Stimmungs- und Antriebsschwankungen.
- Auf alle suizidalen Zeichen achten und diese unbedingt ernst nehmen.
- Eine tragfähige Beziehung zum Patienten aufbauen, für seinen Schutz sorgen und Stabilität bieten: für ihn da sein, Verständnis haben, ihn vor Lächerlichkeit und Spott schützen.
- Für möglichen Freiraum des Patienten sorgen.
- Den Patienten ernst nehmen und ihm Empathie entgegen bringen.

Der Patient hat im raschen Wechsel (Wochen – Tagen) manische und depressive Phasen. Stimmung und Antrieb sind bei den Wechseln nicht im Einklang! Während z.B. Stimmung noch in Depression verharrt, ist Antrieb schon gesteigert! Zyklus wechselt sehr schnell und zeigt immer kürzer werdende Remissionsphasen. Die Prognose ist häufig schlechter als bei sonstigen Zyklothymien. Sonderform: Sog. mischbildhafter Zustand (Depression und Manie treten nahezu zeitgleich auf oder gehen fließend ineinander über).

3.3 Neurotische/somatoforme Störungen und Persönlichkeitsstörungen

3.3.1 Phobische und andere Angststörungen/Panikreaktionen

Kennzeichen: Es können sowohl körperliche Phänomene (Herzklopfen, zugeschnürte Kehle, motorische Unruhe, Zittern, kalter Schweiß, Durchfall) als auch psychische Phänomene (Unbehagen, Angst vor bestimmten Ereignissen, Situationen, Orten oder Personen oder auch vor unbestimmten Phänomenen) auftreten. Unterschieden werden phobische Störungen (z.B. Agoraphobie, soziale Phobien, spezifische, isolierte Phobien, wie Tierphobien, Klaustrophobien u.a.) und Panikstörungen bzw. generalisierte Angststörungen. Bei den phobischen Störungen ist häufig Vermeidungsverhalten zu beobachten.

a) Der Patient hat überhöhte Angst vor durchschnittlichen Anforderungen des täglichen Lebens und versucht, diesen auszuweichen.

Pflegeziele

Nahziel:
- Der Patient. ist bereit, stufenweise den Anforderungen seines Lebens zu begegnen, statt ihnen auszuweichen.
- Der Patient ist bereit, seine Ängste zu reflektieren.

Pflegemaßnahmen und Hinweise

- Im Vordergrund steht der Aufbau einer tragfähigen Beziehung. Das Vertrauen zur Bezugspflegeperson ist die Basis einer erfolgreichen Zusammenarbeit.
- Genaue Beobachtung des Patienten bezüglich seiner Angststörung, angstauslösender Phänomene und seiner evtl. Erwartungsangst. Auch auf somatische Erscheinungen seiner Angst achten, wertfrei dokumentieren und wenn nötig den Arzt zuziehen.
- Die Ängste sind generell ernst zunehmen.
- Dem Patienten strukturierte Angebote für Gespräche machen: Einzelgespräche, Gruppengespräche: (Angsthierarchie erstellen).
- Auf Hebung des Selbstwertgefühls beim Patienten achten. Besonders bewältigte Angstsituationen beachten und den Patienten positiv bestärken.
- Über bestandene Angstsituationen mit dem Patienten sprechen, z. B. wie er sich während und nach der Situation fühlt (Angstprotokoll führen).
- Gemeinsam mit dem Patienten eine Tagesstruktur erarbeiten, die bewusst auch Anforderungen enthält.
- Bei allen Angstäußerungen dem Patienten gezielte, gestufte Hilfe- und Begleitungsangebote machen.
- Im Rahmen des Therapieplanes den Patienten begleiten (Expositionstraining).
- Entscheidungen dem Patienten nicht abnehmen oder ersparen, sondern Hilfestellungen anbieten.
- Kontakte zu Selbsthilfe- und Betroffenengruppen aufzeigen.

b) Das Vermeiden angstbesetzter Situationen nimmt nahezu alle Aufmerksamkeit und Kräfte in Anspruch. Regressive Tendenzen und Anspannung nehmen zu und chronifizieren. Es kann sich eine generalisierte Angststörung entwickeln.

Pflegeziele

Nahziel:
- Der Patient ist bereit, in angstbesetzten Situationen ruhig zu bleiben.
- Der Patient versucht, den Anforderungen des täglichen Lebens gerecht zu werden.

Pflegemaßnahmen und Hinweise

- Bezugspflege.

159

- Mit dem Patienten gezielt über angstbesetzten Situationen sprechen (Angsthierarchie erstellen).
- Mit dem Patienten erarbeiten, welche Folgen sein Vermeidungsverhalten nach sich zieht: privat, beruflich, gesellschaftlich usw.
- Dem Patienten Entspannungsübungen anbieten.
- Mit dem Patienten besprechen, was er gerne machen würde, wenn er keine Angst davor hätte.
- In Absprache mit dem Team verhaltenstherapeutische Maßnahmen aufstellen und schrittweise vorsichtig durchführen.

c) Der Patient hat vor ganz bestimmten Situationen, Ereignissen, Orten etc. Angst und sucht mit allen Mitteln ihnen auszuweichen (Agoraphobie, Platzangst, Klaustrophobie, Tierphobien, Höhenangst u.a.)

Pflegeziele

Nahziel:
- Der Patient ist bereit, über seine Ängste zu sprechen und mit der Bezugspflegeperson zusammenzuarbeiten.
- Der Patient kann über seine Ängste sprechen.

Pflegemaßnahmen und Hinweise

- Hinweis: Das Therapiekonzept (von Reizüberflutungsverfahren bis schrittweises Annähern an die angstauslösenden Situation) entscheidet über die Art der Pflegemaßnahmen.
- Bezugspflege anbieten.
- Gesprächsführungskriterien beachten! Ängste ernst nehmen aber nicht bestärken, sondern eher relativieren.
- ☞ 2.9 Kriterien eines Gesprächs
- Bei auftretenden Ängsten oder in problematischen Situationen entsprechend der Therapievereinbarung reagieren.
- Beziehungen zur Realität fördern.
- Auf Ausweichverhalten und Auslöser achten: Wann? Warum? Wie? Umstände? Dauer? und dies dokumentieren.
- Die Biografie des Patienten erfragen, um Ansätze einer ressourcenorientierten Pflegeplanung zu erhalten.
- Erwünschte Leistungen des Patienten erkennen und positiv verstärken. Dies gilt vor allem für seine sozialen Fähigkeiten.
- Gemeinsam mit dem Patienten eine Tagesstruktur erarbeiten und auf deren Einhaltung achten.
- Den Patienten für die ET/KT interessieren, speziell für kreative Beschäftigung.
- Für körperlichen Ausgleich sorgen.
- Verhaltenstherapeutische Maßnahmen am Patienten begleiten und im Rahmen der Teamabsprache fortführen, z.B. Rollenspiele durchführen.
- Soweit vom Patienten gewünscht, bestehende Beziehungen zu Angehörigen erhalten und fördern.

d) Der Patient zeigt völlig unvorhersehbare Panikstörungen und hat nachfolgend ständig Angst vor der Wiederkehr einer Panikreaktion.

Pflegeziele

Nahziel: Der Patient möchte die Panikstörung gezielt abbauen und ist bereit, sich auf ein entsprechendes Pflegeprogramm einzulassen.

Pflegemaßnahmen und Hinweise

Hinweis: Auf plötzliche Panikreaktionen gefasst sein und darauf mit Ruhe und Kompetenz reagieren!
- Den Patienten in Paniksituationen nicht allein lassen, in der Nähe bleiben oder ihn an der Hand nehmen.
- Den Patienten nicht zwingen, am Panikort zu verbleiben.
- Beruhigend auf den Patienten einwirken, z. B. durch ein Gespräch.
- Wegen der Ängste um eine erneute Panikreaktion wiederholt mit dem Patienten sprechen.
- Darauf achten, dass sich die Panik nicht auf andere Patienten ausbreitet.
- Selbst- oder Fremdgefährdung gezielt verhindern.
- Den Patienten fordern, aber nicht überfordern, an Erholungspausen denken.
- Gezielte mögliche Belastungssituationen im Team vorbesprechen und mit dem Patienten erörtern.
- Schrittweise Belastungssituationen gemeinsam mit dem Patienten planen und durchführen.
- Reduziertes Panikverhalten anerkennen und den Patienten ermuntern, in dieser Weise weiterzumachen.
- Die Realitätswahrnehmung des Patienten durch Gespräche fördern.
- Den Patienten zur selbständigen Realitätsorientierung anleiten.

e) Die Patienten wissen, dass sie angstbesetzte Situationen nicht gänzlich vermeiden können oder wollen.

Pflegeziele

Nahziel: Der Patient fühlt sich sicher, wenn er Hilfsmittel in greifbarer Nähe hat.

Pflegemaßnahmen und Hinweise

- Gemeinsam mit dem Patienten erarbeiten, wie er angstbesetzten Situationen begegnen könnte.
- Dem Patienten Angebote machen, z. B. Mitgabe eines bekannten Medikaments, Angabe von Telefonnummern, verdeckte Anwesenheit, Begleitung mit weitem Abstand.
- Wenn der Patient die Situationen in dieser Weise besteht, allmählichen Verzicht auf greifbare Hilfsmittel besprechen.
- Die Leistungen des Patienten positiv verstärken und lobend anerkennen.
- Selbstvertrauen des Patienten stärken, indem ihm Aufgaben zur selbständigen Erledigung übertragen werden.

161

3.3.2 Zwangsstörungen

Kennzeichen: Der Patient leidet unter Zwangsgedanken (Zwangsideen, Zwangsvorstellungen, Grübelzwang oder Zwangsimpulsen) oder Zwangshandlungen (Zwangsrituale, Stereotypien) die der Patient selbst als sinnlos erkennt. Meist versucht der Patient erfolglos, gegen die unangenehmen Gedanken oder Handlungen anzugehen.

a) Der Patient leidet unter wiederkehrenden, quälenden Zwangsgedanken, gegen die er erfolglos Widerstand zu leisten versucht.
Der Patient hat Befürchtungen, seinen Zwangsgedanken nachgeben zu müssen, z.B. mit einem gefährlichen Gegenstand sich oder einem anderen Schaden zuzufügen.

Pflegeziele

Fernziel: Der Patient kann die Zwangsgedanken ausreichend zurückdrängen oder kontrollieren.

Nahziel: Der Patient kann die Zwangsgedanken mitteilen und zunächst als Bestandteil seiner Person annehmen.

Pflegemaßnahmen und Hinweise

- Aufbau einer Vertrauensbasis durch Bezugspflege.
- Störungen des Patienten ernst nehmen und nicht belächeln.
- Den Patienten ermutigen, seine Zwangsgedanken mitzuteilen.
- Beobachten und dokumentieren, wie häufig Zwangsgedanken auftreten, wie lange sie dauern und welchen Inhalt sie haben.
- Den Patienten auf andere Gedanken bringen: durch Fragen, Aufforderungen, Angebote, Spiele, Freizeitaktivitäten, Stationsarbeiten, ET, AT usw.
- Den Patienten mit Dingen beschäftigen, bei denen er nach eigenen Erfahrungen gut abschalten kann.
- Den Patienten ermutigen, seine Befürchtungen auszusprechen und gemeinsam mit ihm nach realistischen Lösungen suchen, bzw. ihm sachliche Auskünfte zu seinem Problem geben.
- Selbstpflegekompetenz des Patienten fördern.
- ☞ 1.5 Befürchtungen und Zwänge

b) Der Patient leidet unter stereotypen Zwangshandlungen oder Zwangsritualen, die er selbst als unsinnig empfindet, aber kaum unterdrücken kann.

Pflegeziele

Nahziel: Der Patient kann seine drängenden Zwangshandlungen langsam reduzieren, ohne von zu großer Angst überflutet zu sein.

Pflegemaßnahmen und Hinweise

- Art und Umfang der Zwangshandlung beobachten und dokumentieren.
- Den Patienten in freundlicher, empathischer Weise zur Unterbrechung seiner Zwangshandlung auffordern.
- Soweit machbar, Möglichkeiten für Zwangshandlungen einschränken, aber nicht strikt verbieten.
- Bei Zwangsstörungen nicht massiv kritisieren oder nachhaltige Vorhaltungen machen.

- Den Patienten mit sinnvollen Beschäftigungen ablenken.
- Durch gemeinsame Aktivitäten dem Patienten Erfolgserlebnisse vermitteln.
- Den Patienten ermutigen, über seine Befürchtungen und Ängste zu sprechen.
- Zwangshandlungen mit selbst- oder fremdschädigender Wirkung umgehend unterbinden.
- Gemeinsam mit dem Patient und Therapeuten Strategien entwickeln, wie er seine Zwangshandlungen abkürzen oder hinauszögern könnte: Ablenkungen, Wünsche, Absichten, Arbeiten.
- ☞ 1.5 Befürchtungen und Zwänge

c) Der Patient ist aufgrund seiner zwanghaften Störung nur noch eingeschränkt in der Lage, den Anforderungen des Alltages gerecht zu werden, z. B. weil Zwangshandlungen zu viel Raum im Leben des Patienten einnehmen.

Pflegeziele

Nahziel: Der Patient ist zunehmend in der Lage, den Anforderungen des Alltags gerecht zu werden.

Pflegemaßnahmen und Hinweise

- Nicht versuchen, die Zwangsstörung abrupt abzustellen (stufenweiser Abbau in ständiger Absprache mit dem Patienten), und es sollte gleichzeitig darauf geachtet werden, dass man in Zwangsrituale nicht ständig eingebunden wird (vor allem bei Kontrollzwängen).
- Realistische Erwartungen, Hoffnungen sowie kleinste Fortschritte wahrnehmen und positiv verstärken.
- Gemeinsam mit dem Patienten eine Tages und Wochenstruktur erarbeiten, die dann anfallenden Anforderungen mit dem Patienten besprechen und nach Prioritäten ordnen (inklusive Freizeitplanung).
- Den Patienten wiederholt ermutigen, eine Sache in Angriff zu nehmen.
- Den Patienten möglichst selbständig eine Sache erledigen lassen, nur Impulse und Anregungen geben, wenn dies wirklich notwendig ist.
- Angehörige in die Aktivierung miteinbeziehen und zu hohe Erwartungen evtl. korrigieren.
- ☞ 5.1.3 Aktivierende Maßnahmen

3.3.3 Akute Belastungsreaktion/Anpassungsstörung

Kennzeichen: Die Anpassungsstörung ist immer durch ein außergewöhnlich belastendes Lebensereignis oder eine besondere Veränderung des Lebens hervorgerufen, die zu einer unangenehmen Situation geführt hat. Dadurch werden erfolgreiche Bewältigungsstrategien verhindert. Dies führt zu einer Störung der sozialen Leistungsfähigkeit. Weiter können auftreten: Bewusstseinsund Aufmerksamkeitseinengung, Desorientiertheit, Reizverarbeitungsstörungen sowie Rückzugstendenz, Unruhezustände, Überaktivität und Fluchtreaktionen. Begleitet wird dies häufig von vegetativen Zeichen: Tachykardie, Schwitzen, Erröten.

a) Der Patient ist stark verunsichert und kann kaum Kritik ertragen. Sein Durchsetzungsvermögen ist erheblich eingeschränkt. Er kann dabei sehr abweisend sein.

Ressource: Der Patient besitzt alle Fertigkeiten für den Alltag und ist nur vorübergehend beeinträchtigt.

Pflegeziele

Nahziel:
- Der Patient ist bereit, über seine Störungen zu sprechen.
- Der Patient kann andere Sichtweisen annehmen.
- Der Patient kann seine Wünsche und Ziele in angemessener Weise formulieren.

Pflegemaßnahmen und Hinweise

- Durch Freundlichkeit und Höflichkeit eine vertrauensvolle Atmosphäre schaffen.
- Besonders am Anfang den Patienten nicht zu stark fordern, sondern ihm ausreichend Zeit und Verständnis einräumen.
- Regelmäßig zeitlich begrenzte Gespräche anbieten.
- Den Patienten auf Gründe und Auslöser seiner Probleme ansprechen.
- Mit dem Patienten gemeinsam Lösungsmöglichkeiten suchen.
- Dem Patienten aufzeigen, dass Kritik nicht Ablehnung seiner Person bedeutet.
- Abweisendes Verhalten nicht persönlich nehmen und ihm aufzeigen, wie sein Verhalten auf andere wirkt.

Pflegeziele

Fernziel: Der Patient ist den Alltagsanforderungen gewachsen.

Nahziel:
- Der Patient steigert sein Vertrauen in die eigene Leistungsfähigkeit.
- Der Patient kann über seine eingeschränkte Belastungsfähigkeit sprechen.

b) Der Patient ist wenig belastungsfähig, leicht verletzbar und auch von durchschnittlichen Alltagsanforderungen schnell überfordert, dabei erlebt er sich selbst als leistungsschwach und ängstlich.

Ressource: Der Patient ist nach Aufbau eines Vertrauensverhältnisses zu konstruktiver Zusammenarbeit motivierbar.

Pflegemaßnahmen und Hinweise

- Dem Patienten im Gespräch mitteilen, welche Erwartungen an ihn gestellt werden.
- Mit dem Patienten über seine Ängste (Versagensängste) sprechen.
- Mit dem Patienten einen Tagesplan erarbeiten und auf stufenweise Umsetzung achten.
- Selbständigkeit des Patienten zunehmend fördern: Der Patient soll seine Tagesplanung selbständig übernehmen, anfallende Entscheidungen möglichst alleine treffen und die notwendigen Tätigkeiten ohne Hilfen erledigen.

- Mit dem Patienten die Routinearbeiten besprechen, die er für seine Selbstständigkeit daheim benötigt.
- Erbrachte Leistungen des Patienten anerkennen.
- Auf Überforderungsreaktionen des Patienten rechtzeitig eingehen. Dem Patienten die abgesprochenen Arbeiten aber keinesfalls gänzlich abnehmen, sondern nur die unbedingt erforderliche Hilfestellung geben.
- ☞ 1.12.10 Mangelnde Frustrationstoleranz

c) Der Patient zeigt eine depressive Begleitsymptomatik mit Rückzugstendenz und ist latent suizidal.

Pflegeziele

Nahziel:

- Der Patient schädigt sich nicht selbst und spricht rechtzeitig über aufkommende Suizidgedanken mit der Bezugspflegeperson.
- Der Patient ist bereit, über seine Problematik zu sprechen und sich einer Therapie zu öffnen.

Pflegemaßnahmen und Hinweise

- Bezugspflegekriterien einhalten!
- Den Patienten ausreichend beobachten, speziell auf Hinweise suizidaler Zeichen.
- Dem Patienten Gespräche anbieten.
- Rückzugsmöglichkeiten zulassen, Zeit für die Aufarbeitung der Probleme gewähren und den Patienten zunehmend in die Stationsaktivitäten mit einbinden.
- ☞ 3.2.1 Depressive Episode

d) Der Patient kann sich nicht in geeigneter Weise mit seiner aktuellen Konfliktsituation auseinandersetzen.

Pflegeziele

Nahziel: Der Patient will seinen Konflikt bewältigen.

Pflegemaßnahmen und Hinweise

- Durch die Stationsatmosphäre Sicherheit vermitteln, z. B. spürt der Patient, dass man für ihn da ist und ihm Gesprächbereitschaft signalisiert.
- Die Einschätzungen des Patienten zu seiner momentanen Situation und seiner Zukunft mit ihm realistisch erörtern.
- Den Patienten auf mögliche Fehleinschätzungen hinweisen. Probleme relativieren.
- Auf Ängste des Patienten in sachlicher Weise eingehen und sie nach Möglichkeit relativieren.
- Den Patienten auf die positiven Aspekte seiner Selbstständigkeit und Unabhängigkeit hinweisen.
- Gemeinschaftsaktivitäten unterstützen.

3.3.4 Dissoziative (Konversions-)Störung

Kennzeichen: Die Konversionsstörung kann in verschiedenen Arten auftreten (dissoziative Amnesie, dissoziative Fugue, dissoziativer Stupor, Trance- und Besessenheitszustand, dissoziative Bewegungsstörung oder Sinnesempfindung, dissoziativer Krampfanfall, dissoziative Sensibilitäts- oder Empfindungsstörung u.a.).
Die Störung tritt plötzlich auf und geht ebenso plötzlich zu Ende. Die Erkrankung ist sowohl von körperlichen wie auch psychischen Störungen gekennzeichnet, die meist nach einer schwerwiegenden Belastung (Problem, Beziehungsproblem u.a.) für den Patienten eintritt. Dabei liegen aber keine organisch fassbaren Veränderungen vor.

Pflegeziele

Fernziel: Der Patient zeigt angemessene Reaktionen auf unangenehme Situationen.

Nahziel: Der Patient ist bereit, über seine Reaktionen zu reden.

Pflegemaßnahmen und Hinweise

- Den Patienten ernst nehmen und in empathischer Weise begleiten.
- Den Patienten beobachten, bei welchen Situationen dissoziative Störungen auftreten.
- Art und Dauer der dissoziativen Störungen objektiv dokumentieren.
- Darauf achten, ob sich der Patient während seiner Störungen ernsthaft verletzt, z.B. Platzwunden bei Anfällen.
- Mit dem Patienten im Gespräch thematisieren, warum er bestimmte Situationen als ausgesprochen unangenehm empfindet.
- Mit dem Patienten gemeinsam Lösungen erarbeiten, wie er angemessen reagieren könnte.
- Dissoziative Störungen nicht durch übermäßige Aufmerksamkeit verstärken.
- Erwünschte Verhaltensweisen registrieren und anerkennen.
- Wenn möglich, den Patienten ablenken und mit Dingen beschäftigen, für die er sich interessiert.
- Mit dem Patienten absprechen, wie er schrittweise von seinen Fehlreaktionen Abstand nehmen kann.
- ☞ 1.12.8 Selbstbeschädigung
- ☞ 1.12.9 Aggressivität

a) Der Patient zeigt, bei für ihn unangenehmen Lebensumständen (die durch spezifische Übertragungen entstehen), eigenartige Störungen, mit denen er ein Ausweichverhalten signalisiert, z.B. Krampfanfälle, Lähmungserscheinungen, Aggressivität und erhebliche Unruhe, Blickkrämpfe, Blindheit, Taubheit, Schreikrampf, Sensibilitätsstörungen, Bewusstseinsstörungen. Ressource: Meist remittiert die Störung vollständig, obwohl chronische Zustände auch vollständig therapieresistent werden können. Ernsthafte Begleitverletzungen (z.B. Sturzverletzungen, Zungenbiss bei Krampfanfällen) treten kaum auf.

b) Der Patient lässt sich nur schwer in eine pflegerische Beziehung einbinden und ist nur bedingt und schrittweise motivierbar.

c) Der Patient steigert sich in seine Konversionsstörung so stark hinein, dass erhebliche körperliche Symptome auftreten können.

Pflegeziele

Nahziel: Der Patient ist bereit, sich auf eine pflegerische Beziehung einzulassen.

Pflegemaßnahmen und Hinweise

- Das Angebot zur Bezugspflege aufrechterhalten.
- Aktivierende Pflege vorsichtig dosieren und darauf achten, dass der Patient nicht zu stark gefordert wird.
- Gemeinsam mit dem Patienten einen Pflegeplan erarbeiten: Über Art und Intensität der Beziehung; Möglichkeiten im Rahmen der Bezugspflege ansprechen, Entscheidungsfreiräume für den Patienten abstecken.
- ☞ 2.18 Bezugspflege

Pflegeziele

Nahziel: Der Patient erleidet keine Folgeschäden.

Pflegemaßnahmen und Hinweise

- Krankenbeobachtung: Vitalwertkontrolle. Die Sicherheit des Patienten durch Beobachtung und ggf. unter Durchführung der verordneten Therapiemaßnahmen gewährleisten, z.B. Medikamentengaben Massagen, Bäder.
- Arzt informieren und an eine diagnostische Abklärung der Symptome denken.
- Der Patient hat während der akuten Störung in der Regel Bettruhe.
- ☞ 1.10.1 Antriebsund psychomotorische Störungen

3.3.5 Somatoforme (hypochondrische) Störung

Kennzeichen: Der Patient klagt anhaltend über körperliche Symptome, ohne dass medizinische Befunde erbracht werden können. Vorherrschend ist die beharrliche Beschäftigung mit dem eigenen Körper und der ständigen Suche nach fortschreitenden schwerwiegenden körperlichen Symptomen. Der Patient lehnt eine psychische Ursache generell ab, weil er restlos überzeugt ist, dass es nur an der unzulänglichen Diagnostik liegt, dass keine körperlichen Ursachen gefunden werden. Er ist lediglich kurzfristig in der Lage, auf verschiedene Argumente des Arztes einzugehen. Er ist nicht wahnhaft von seinen Störungen überzeugt. Häufig stehen unangenehme Lebensereignisse, Konflikte oder Schwierigkeiten am Beginn der Störung, so dass eine gewisse Realitätsflucht erkennbar ist.

Vielfach handelt es sich bei diesen Patienten um histrionische (aufmerksamkeitsuchende) Persönlichkeiten. Gelegentlich lässt das Verhalten des Patienten erkennen, dass er um eine gesellschaftlich anerkannte Erklärung seiner Symptome bemüht ist

a) Der Patient klagt ständig über körperliche Beschwerden, obwohl alle vorausgegangenen diagnostischen Maßnahmen ohne ernsthaften Befund geblieben sind.
Der Patient sucht ständig nach Zeichen körperlicher Erkrankung und hat kaum noch andere Interessen.

Pflegeziele

Nahziel:
- Der Patient ist bereit, sich von seinen vermeintlichen Krankheitssymptomen ablenken zu lassen.
- Dem Patienten ist klar, dass nicht alle subjektiv empfundenen Beschwerden somatischen Ursprung haben.

Pflegemaßnahmen und Hinweise

- Bezugspflege.
- Krankenbeobachtung: wortgetreue Dokumentation der Klagen und Befürchtungen des Patienten, sowie der Situationen, in denen die Beschwerden auftreten.
- Dem Patienten immer wieder klarmachen, dass seine Beschwerden nicht durch Befunde belegt werden konnten.
- Dem Patienten erklären, dass kleine Unpässlichkeiten in den wenigsten Fällen Krankheitswert besitzen.
- Den Patienten durch Gespräche, Spiele, Arbeiten und andere Aktivitäten ablenken.
- Gemeinsam mit dem Patienten nach Interessen suchen und diese nach Möglichkeit pflegen.
- Dem Patienten erklären, dass er sich willentlich mit anderen Themen ablenken soll.
- Dem Patienten zeigen, dass man seine Erkrankung ernst nimmt, aber nicht bereit ist, ständig seinen Klagen nachzugehen.
- Dem Patienten vermitteln, dass man gerne auf seine Wünsche eingehen wird, wenn er sie nicht in Klagen und Jammern versteckt.
- Dem Patienten dann vermehrt Zuwendung geben, wenn er in positiver und aktiver Weise mit dem Team zusammenarbeitet.
- ☞ 1.5 (a) Hypochondrie

b) Der Patient ist davon überzeugt, dass die durchgeführte Diagnostik nur deshalb zu keinem Befund geführt hat, weil sie entweder unsachgemäß oder oberflächlich gemacht worden sei.

Pflegeziele

Fernziel: Der Patient ist ernsthaft bereit, den diagnostischen Befunden Glauben zu schenken.

Nahziel:
- Der Patient ist bereit, in realistischer Weise über das Ergebnis der diagnostischen Befunde zu sprechen und nachzudenken.
- Der Patient hört auf, ständig nach neuen Ärzten zu fragen und neue Untersuchungen zu verlangen.

Der Patient verlangt ständig nach Ärzten, Untersuchungen oder Therapien und kann nicht akzeptieren, dass die Ursache seiner Beschwerden psychischer Natur ist.
Der Patient fühlt sich in einer psychiatrischen Klinik fehlplaziert.

Pflegemaßnahmen und Hinweise

- Den Patienten in seinen Befürchtungen und Vermutungen nicht bestärken.
- In Gesprächen das Vertrauen des Patienten in die Ärzte und Untersuchungen stärken.
- Den Patienten darauf hinweisen, dass seine ständige Suche nach Ärzten und Diagnosen nicht sinnvoll ist.
- Dem Patienten erklären, dass eine psychisch bedingte Erkrankung keine Herabwürdigung seiner Person darstellt und behandelt werden kann.
- Dem Patienten wiederholt die Frage stellen, ob er gesund sein möchte.
- Dem Patienten erläutern, dass er die Energie, die er bei seiner Krankheitssuche aufwendet, viel besser einsetzen könnte.

Pflegeziele

Nahziel: Der Patient wendet sich vermehrt anderen Interessen zu und reduziert die Suche nach Krankheitssymptomen.

c) Der Patient beschäftigt sich ausführlich mit medizinischen Texten und findet vermeintlich ständig neue Symptome an seinem Körper.

Pflegemaßnahmen und Hinweise

- Darauf achten, welche Gespräche der Patient führt.
- Darauf achten, welche Texte der Patient liest. Bei medizinischen Inhalten den Patienten darauf hinweisen, dass diese seine Behandlung erschweren.
- Darauf achten, wann der Patient bei sich auf Symptomsuche geht.
- Den Patienten nach seinen Hobbys und Neigungen befragen, um ihn von seiner ständigen Symptomsuche abzulenken.
- Durch angepasste körperliche Aktivitäten den Patienten von der Leistungsfähigkeit und Gesundheit seines Körpers überzeugen.
- Den Patienten in den Stationsalltag mit einbinden.

3.3.6 Abhängige (asthenische) Persönlichkeitsstörung

Kennzeichen: Der Patient übernimmt selbst kaum Verantwortung und lässt Entscheidungen gerne von anderen treffen. Seine eigenen Bedürfnisse und Ansprüche stellt er zugunsten anderer zurück. Er erlebt sich selbst als schwach, inkompetent und hilflos und hat häufig Ängste, verlassen zu werden oder allein zu sein. Ständig sucht er nach Bestätigung, dass er nicht allein gelassen werde. Seine Kritikannahme ist eingeschränkt, Missgeschicke schiebt er gerne anderen Personen zu. Seine Unselbständigkeit steht im Vordergrund.

a) Der Patient zeigt wenig Eigeninitiative und ist kaum in der Lage, eigene Bedürfnisse und Ansprüche auszudrücken.
Der Patient hat ausgeprägte Minderwertigkeitsgefühle, ist überängstlich und traut sich kaum etwas zu.
Der Patient ist auffallend unselbständig.
Der Patient leidet unter der Angst, von seinen Angehörigen oder Bezugspersonen verlassen und/oder allein gelassen zu werden.

Pflegeziele

Fernziel: Der Patient hat den zunehmenden Wunsch nach Selbstständigkeit und Unabhängigkeit und ist sich seiner Fähigkeiten bewusst.

Nahziel:
- Der Patient kann seine wesentlichen Bedürfnisse ausdrücken.
- Der Patient entwickelt zunehmend Eigeninitiative in seinen alltäglichen Lebensaktivitäten.
- Der Patient ist in der Lage, die täglichen Anforderungen zu erledigen.

Pflegemaßnahmen und Hinweise

- Krankenbeobachtung: mögliche Wünsche des Patienten aus seinem Verhalten ableiten und ihn gezielt danach fragen.
- Bedürfnisse und Wünsche (Vorlieben für Speisen und Getränke, Plätze in der Station, Aktivitäten usw.) des Patienten erkennen und ihn zur Umsetzung ermuntern.
- Dem Patienten immer wieder Alternativangebote machen und von ihm Entscheidungen verlangen.
- Dem Patienten die Entscheidungen und Antworten nicht in den Mund legen.
- Den Patienten regelmäßig ermuntern, Fragen und Wünsche zu äußern.
- Den Patienten ermutigen, in Gesprächsrunden Beiträge einzubringen.
- Mit dem Patienten einen täglichen Aufgabenbereich festlegen und die Aufgabenerledigung beobachten.
- Den Patienten fragen, wie er mit den gestellten Aufgaben zurechtkommt und ob er Änderungsvorschläge machen möchte.
- Den Patienten anhalten, sich eigene Aufgaben oder Tätigkeiten zu überlegen.
- Durch Üben lebenspraktischer Fertigkeiten den Patienten in seiner Selbstständigkeit fördern, z. B. Kochtraining, Bettenmachen.
- Leistungen des Patienten nach Möglichkeit nicht nachbessern, sondern auch dann anerkennen, wenn sie noch nicht ausreichend sind.
- Gemeinsam mit dem Patienten Freizeitaktivitäten planen und durchführen.
- Erfolge des Patienten anerkennen, ihn anspornen weiterzumachen und darauf achten, ihn nicht zu überfordern (Pat. bestimmt das Tempo).

b) Der Patient hat erhebliche Angst vor Kritik und meidet nach Möglichkeit jede Verantwortung. Bei Missgeschick neigt der Patient dazu, die Verantwortung anderen zuzuschieben.

Pflegeziele

Nahziel:
- Der Patient ist bereit, sich einer konstruktiven Kritik zu stellen.
- Der Patient ist bereit, Verantwortung zu übernehmen.

Pflegemaßnahmen und Hinweise

- Dem Patienten wiederholt zeigen, dass er keine Angst vor Kritik zu haben braucht.
- Dem Patienten im Gespräch vermitteln, welche positiven Seiten eine gute Kritik hat.
- Dem Patienten erklären, dass Kritik nicht immer den Menschen trifft, sondern häufig die Sache.
- Dem Patienten den Unterschied zwischen konstruktiver und destruktiver Kritik aufzeigen, evtl. in Rollenspielen oder Gesprächsübungen.
- Der Patient übt Formulierungen einer konstruktiven Kritik.
- Evtl. mit dem Patienten eine tägliche „Manöverkritik" planen.
- Auf Rückzugstendenz achten und nach einer auslösenden Kritik suchen.
- Rückzugstendenz nicht restlos verhindern!
- Dem Patienten zeigen, dass man sich auch gegen Kritik verteidigen kann.
- Dem Patienten vermitteln, dass ein „Ja" oder „Nein" aus guten Gründen zustande kommen kann.
- Dem Patienten erklären, dass keine Verantwortung zu übernehmen, schnell zur Verantwortungslosigkeit führt.
- Dem Patienten erläutern, dass jeder Mensch ein Stück weit für sich selbst Verantwortung tragen muss.
- Mit dem Patienten im Gespräch kleine Verantwortungsbereiche aushandeln.
- Mit dem Patienten Tagesstruktur absprechen und mit seinen Verantwortungsbereichen ausstatten.
- Schrittweise die Verantwortung ausbauen, aber den Patienten nicht überfordern.
- Den Patienten für übernommene Verantwortung loben.
- Den Patienten zu Überlegungen anhalten, welche Verantwortungsbereiche er daheim übernehmen könnte.
- Soweit sinnvoll, Verantwortungsbereiche mit den Angehörigen und dem Patienten gemeinsam besprechen.
- Angehörige darüber informieren, dass sie nicht ohne erheblichen Grund in den Verantwortungsbereich des Patienten eingreifen sollten.
- ☞ 1.10.1 Antriebs- und psychomotorische Störungen

3.3.7 Borderline Persönlichkeitsstörung

Kennzeichen: Patienten besitzen mangelnde Selbstkontrolle, sind impulsiv bis hin zu Gewalttätigkeiten (aber nicht gegen Andere) und zeigen emotionale Instabilität. Die Kritikfähigkeit ist erheblich eingeschränkt und Kritik wird als intensiver Ärger erlebt. Die Patienten neigen zu intensiven, aber wenig beständigen Beziehungen, die meist auch sehr einseitig sind. Die emotionalen Krisen führen häufig zu Suiziddrohungen oder selbstschädigenden Handlungen.

Auffallend ist, dass die Patienten sich kaum in bestehende Ordnungen einfügen und häufig eigenbrötlerische Tendenzen oder einzelgängerische Verhaltensweisen zeigen. In vielen Fällen steht ein querulatorisches Verhalten im Vordergrund, das unverhohlene Freude am Scheitern von Gemeinschaftsaktionen erkennen lässt.

Allgemein: Dieser Standard kann nicht das Gesamtbild dieser Persönlichkeitsstörung wiedergeben. Es wurden die Probleme herausgegriffen, die uns am wichtigsten erschienen.

a) Spaltung des Teams (Aufteilung in gute und böse Personen).

Pflegeziele

Nahziel: Der Patient erkennt, dass das gegeneinander Ausspielen des Personals für ihn keine Vorteile bringt.

Pflegemaßnahmen und Hinweise

- Wichtig: konsequente Einhaltung der Therapievereinbarung seitens aller Beteiligten.
- Bezugspflege ggf. nur möglich, wenn sie auf mehrere Personen verteilt wird. Personal muss der Versuchung widerstehen, die/der Liebste zu sein.
- Das Team braucht eine einheitliche Strategie.
- Absprachen sind unbedingt erforderlich.
- Konsequenter Informationsaustausch im gesamten Team.
- Dem Patienten verdeutlichen, dass die Maßnahmen für ihn und nicht für das Personal bestimmt sind.
- Mit dem Patienten klare Behandlungsziele und die Dauer der Behandlung klären und festlegen.

b) Der Patient fügt sich nicht in Strukturen des Stationsalltags ein. Der Patient hält sich nur bedingt an Vereinbarungen.

Pflegeziele

Nahziel:
- Der Patient erkennt und akzeptiert Stationsstrukturen.
- Der Patient kann sich für kurze Zeit an Vereinbarungen halten, z. B. während einer Tagesschicht.

Pflegemaßnahmen und Hinweise

- Dem Patienten Grenzen setzen, z.B. Aktivitäten, Gesprächsangebot nur bis zu 15 Minuten.
- Vorsicht! Der Patient reagiert u.U. mit Eigenschädigung, um Aufmerksamkeit auf sich zu lenken.

c) Ausgeprägte Stimmungsschwankungen, häufige Zornausbrüche, ähnlich wie trotziges Kind.
Ausgeprägte Tendenz zur Eigenschädigung zum Spannungsabbau oder zu demonstrativen Zwecken. Suizid ist nicht auszuschließen.

Pflegeziele

Nahziel:
- Der Patient findet andere Methoden zum Spannungsabbau.
- Der Patient sucht das Gespräch mit Mitarbeitern in Spannungssituationen.

Pflegemaßnahmen und Hinweise

- Sicherheitskontrollen: Körpervisitation, Umfeld des Patienten (Pat. ist sehr kreativ beim Verstecken gefährlicher Gegenstände).
- ☞ 4.3.3 Leibesvisitation/Sucht
- Mit Bezugsperson Alternativen zum Spannungsabbau erarbeiten, z.B. Sport, Entspannungsübungen.
- Auch nach suizidalen Handlungen keine übermäßige Zuwendung erteilen.

3.4 Essstörungen

3.4.1 Anorexia nervosa – Krisenintervention

Kennzeichen: Ein selbst und absichtlich herbeigeführter, aufrechterhaltener Gewichtsverlust, besonders bei heranwachsenden Mädchen und jungen Frauen. Ein Auftreten im höheren Alter und beim männlichen Geschlecht ist möglich, aber wesentlich seltener. Die fortschreitende Unterernährung führt zu organischen Störungen: Stoffwechselstörungen, Elektrolytentgleisungen, Schwäche, Frösteln, Libidoverlust, Amenorrhoe usw. Die Patientin entwickelt eine krankhafte Abneigung gegen Speisen, speziell gegen hochkalorische Nahrungsmittel.

a) Die Anorexie-Patientin verliert fortwährend an Körpergewicht und nimmt kaum Nahrung zu sich.

Pflegeziele

Nahziel:
- Die Patientin kann ihr Körpergewicht zumindest halten und akzeptiert ein individuell vereinbartes Zielgewicht.
- Die Patientin nimmt die vereinbarten Nahrungsmengen zu sich.

Die Patientin zeigt zunehmende körperliche Schwäche, Einbußen des Leistungsvermögens und zunehmende körperliche Funktionsstörungen.
Die Patientin isst sehr wenig und sehr langsam.

Pflegemaßnahmen und Hinweise

- In Gesprächen ein Vertrauensverhältnis aufbauen.
- Gezielte Beobachtung des Ess- und Trinkverhaltens, der Nahrungsmenge, der Zeitdauer beim Essen, auf Verstecken von Nahrungsmitteln, das Tauschen beim Essen mit Mitpatienten, das Verhalten nach der Nahrungsaufnahme (Erbrechen).
- Der Patientin in Gesprächen aufzeigen, welche Probleme durch den Gewichtsverlust auf sie zukommen.
- Morgendliches Wiegen nach Plan (auf gleiche Bedingungen achten!) und dokumentieren (siehe unten: Wiegekriterien).
- Gemeinsam mit der Patientin ein realistisches Zielgewicht festlegen oder eine bestimmte wöchentliche Mindestgewichtszunahme vereinbaren.
- Die Patientin bitten, die tägliche Nahrungsmenge zu notieren (Esstagebuch).
- Gemeinsam mit der Patientin einen Tagesspeiseplan festlegen und darauf achten, dass er täglich eingehalten wird. Tagesstruktur festlegen.
- Funktionsstörungen beachten und dokumentieren.
- Die Patientin zunehmend fordern (z .B. bei Einhaltung des Speiseplans), aber keinesfalls überfordern.
- Darauf achten, dass die Patientin regelmäßig das Bett verlässt, sich dabei aber nicht überanstrengt.

Wiegekriterien:
- gleiche Waage (auf 100 g genau)
- morgens nüchtern (nach Toilettengang)
- gleiche Kleidung (nur mit Schlüpfer)
- darauf achten, dass nicht vorher Wasser getrunken wird
- Bei erheblichen Funktionsstörungen und Schwächezuständen auf Bettruhe achten.

b) Die Anorexie-Patientin verweigert jegliche Nahrungsaufnahme.
Die Patientin weist ausgeprägte kachektische Merkmale auf.

Pflegeziele

Nahziel:
- Die Sicherheit der Patientin ist gewährleistet.
- Die Patientin willigt in Ernährungsmaßnahmen ein.

Pflegemaßnahmen und Hinweise

- Regelmäßige Vitalzeichenkontrolle und Krankenbeobachtung durchführen; dokumentieren.
- Auf Begründungen und Ängste der Patientin mit Empathie eingehen.
- Die Patientin ggf. rechtzeitig informieren, dass eine Zwangsernährung per Infusion oder Sonde angeordnet werden kann.
- Durchführung der Zwangsernährung nach ärztlicher Anordnung (Infusion, Magensonde o. Ä.) ggf. nach richterlicher Genehmigung.

- Die Patientin immer wieder fragen, ob sie wieder mit der natürlichen Nahrungsaufnahme beginnen möchte und ihr evtl. behilflich sein.
- Mit der Patientin ein individuelles, leichtes aber vollwertiges Nahrungsaufbauprogramm besprechen und unter Aufsicht essen lassen.
- Tägliches Wiegen (evtl. in Sitz- oder Bettwaage). Die Patientin soll keine Manipulationsmöglichkeiten haben.

c) Die Anorexie-Patientin zeigt eine anhaltende Abneigung gegen kalorienreiche Speisen.

Pflegeziele

Fernziel: Die Patientin setzt sich kritisch mit ihrem Essverhalten auseinander.

Nahziel:
- Die Patientin nimmt die Beratung durch das therapeutische Team an und lässt sich auf dessen Vorschläge ein.
- Die Patientin lässt eine ausgewogene Ernährung zu.

Pflegemaßnahmen und Hinweise

- Mit der Patientin besprechen, welche Nahrungsmittel für sie problematisch sind und warum.
- Auf appetitliche Anrichtung der Speisen und soweit möglich, auf eine angenehme Atmosphäre bei der Nahrungsaufnahme achten.
- Die Selbstständigkeit der Patientin hinsichtlich der Nahrungszusammensetzung fördern.
- Lieber kleine Mahlzeiten und Zwischenmahlzeiten planen als große Einzelmahlzeiten.
- Soweit möglich, sollte die Bezugsperson gemeinsam mit der Patientin das Essen einnehmen (anfangs evtl. auf dem Zimmer).
- Auf eine entspannte Atmosphäre bei der Essenseinnahme achten. Die Patientin sollte immer in Gemeinschaft ihr Essen zu sich nehmen.
- Tischgespräche sollen nicht über Kalorien und Diäten geführt werden, sondern über Zukunftspläne, Tagesereignisse, Biografie usw.
- Mit der Patientin einen Zeitrahmen für die Nahrungsaufnahme absprechen (Dauer der Essenszeiten) und darauf achten, dass innerhalb der Zeit die vereinbarte Nahrungsmenge eingenommen wird (Dokumentation).
- Jedes positive Verhalten der Patientin anerkennen.
- Darauf achten, dass die Patientin nicht zuviel Flüssigkeit zu sich nimmt; auch Nachtwachen darüber informieren (Gewichtsmanipulation, erleichtert das Erbrechen.)
- Gegebenenfalls mit der Patientin eine feste Zeit der Mittagsruhe einplanen.
- Die Gewichtsveränderung mit der Patientin besprechen und auf Sorgen und Probleme der Patientin eingehen. Die festgelegte Nahrungsmenge wird aber nicht täglich neu verhandelt.

d) Die Anorexie-Patientin ist körperlich sehr aktiv, um Kalorien zu verbrauchen. Sie kleidet sich unzureichend (weite oder dünne Kleidung) um durch Frieren einen erhöhten Kalorienverbrauch zu erzielen.
Die Patientin neigt dazu, ihre körperliche Leistungsfähigkeit zu überschätzen.

Pflegeziele

Nahziel:
- Die Patientin reduziert ihre körperlichen Aktivitäten und kleidet sich der Temperatur entsprechend angemessen.
- Die Patientin schätzt ihre Leistungsfähigkeit realistisch ein und beachtet ihre Leistungsgrenze.

Pflegemaßnahmen und Hinweise

- In Gesprächen der Patientin rückmelden, welche Folgen ihr Verhalten haben kann (vitale Bedrohung).
- Aktivitäten begrenzen.
- Mit der Patientin ein Entspannungsprogramm erarbeiten und regelmäßig umsetzen (in die Tagesstruktur einplanen!).
- Auf witterungsentsprechende Kleidung achten und die Patientin ggf. darauf aufmerksam machen.
- Die Patientin auf die erhöhte Infektionsgefahr in ihrem Zustand hinweisen.
- Leistungsfähigkeit der Patientin regelmäßig beobachten. Ausgang ist ggf. nur in Begleitung möglich.

e) Die Anorexie-Patientin hat Probleme mit ihrer Frauenrolle und lehnt unbewusst die damit verbundene Erwartung ab (Verleugnung der Weiblichkeit).

Pflegeziele

Nahziel: Die Patientin akzeptiert ihre Weiblichkeit.

Pflegemaßnahmen und Hinweise

- Die Bezugspflegeperson sollte möglichst gleichgeschlechtlich sein.
- Das Selbstbewusstsein der Patientin fördern.
- Beachtung der Intimsphäre.
- Mit der Patientin vorsichtig über mögliche Komplexe sprechen und ihr positive Rückmeldung geben.
- Mit der Patientin über ihre Lebensplanung sprechen.
- Die Patientin ermuntern, positive Aspekte der Weiblichkeit zu formulieren, z. B. natürliche Funktion der Menstruation.
- Auf Ängste der Patientin eingehen und sie ernst nehmen.
- In Gesprächen vorsichtig auf Sexualität eingehen und auf ihre Natürlichkeit hinweisen.(Teamabsprache)
- Mit der Patientin Verhaltensmöglichkeiten im Umgang mit dem Partner oder mit Kollegen am Arbeitsplatz erarbeiten.
- Der Patientin regelmäßig Gespräche anbieten.
- Angehörige und Freunde miteinbeziehen, soweit dies die Patientin akzeptiert.
- Auf gute Haut- und Körperpflege achten und die Patientin ggf. darin unterstützen.
- Die Patientin bestärken, die Frisur zu pflegen und für Schminke und Schmuck interessieren (Spiegel).
- ☞ 3.4.2 Bulimia nervosa (Krisenintervention)

3.4.2 Bulimia nervosa – Kriseninterventtion

Kennzeichen: Die Patientin hat wiederholt Anfälle von Heißhunger (Essattacken: große Nahrungsmengen werden mit größter Gier und in kürzester Zeit aufgenommen) und beschäftigt sich übertrieben mit der Kontrolle ihres Körpergewichts. Die Störung kann im Zusammenhang mit Anorexia nervosa auftreten. Am auffälligsten ist das selbst herbeigeführte Erbrechen, das auch in Verbindung mit Laxantienmissbrauch, Diuretikamissbrauch, Einnahme von Appetitzüglern und Schilddrüsenpräparaten vorkommen kann. Alle Maßnahmen sind von dem Wunsch getragen, „nicht dick zu werden". Dabei setzt sich die Patientin oft eine Gewichtsgrenze, die weit unter dem Idealgewicht liegt.

Pflegeziele

Fernziel: Die Patientin kann ihre Nahrungsaufnahme normalisieren. Nahziel:
- Die Patientin ist sich ihrer Störung und evtl. Auswirkungen bewusst.
- Die Patientin führt kein Erbrechen herbei.
- Die Patientin normalisiert ihr Körpergewicht nach den Empfehlungen des therapeutischen Teams.

Pflegemaßnahmen und Hinweise

- Die Arbeit mit der Patientin auf eine Vertrauensbasis stellen.
- Die Verhaltensprobleme der Patientin offen ansprechen und gemeinsam mit ihr nach Lösungsmöglichkeiten suchen (ihr Angebote machen).
- Mit der Patientin tägl. Absprachen treffen, worauf es heute ankommt: Gewicht, Speiseplan, Ablenkung.
- Von der Patientin immer wieder rückmelden lassen, wie sie sich bei den Absprachen und deren Umsetzung fühlt.
- Freiwillige Vereinbarungen sind restriktiven Maßnahmen vorzuziehen.
- Ständige Gesprächsbereitschaft anbieten.
- Verständnis für die Patientin aufbringen und sie nicht überfordern.
- Die notwendigen Sicherungsmaßnahmen der Patientin immer wieder erklären.
- In der Tagesstruktur genügend Freiraum vorsehen: Körperpflege, Mundpflege usw.
- Darauf achten, dass die Patientin nicht heimlich isst und dann wieder erbricht.
- Auf Trinkmenge und Diurese achten.

a) Die Bulimie-Patientin leidet darunter, unkontrolliert große Mengen zu essen.
Die Bulimie-Patientin leidet bei und nach jeder Nahrungsaufnahme unter extrem schlechtem Gewissen, das von depressiven Symptomen begleitet sein kann.
Die Bulimie-Patientin sucht ständig nach Gelegenheiten, sich der aufgenommene Nahrung durch selbst herbeigeführtes Erbrechen zu entledigen.
Die Bulimie-Patientin ist mit einer übertriebenen Kontrolle des Körpergewichtes beschäftigt und leidet unter der quälenden Angst, dick zu werden.

- Auf eine ausgewogene Verteilung und Zusammensetzung des Nahrungsangebotes achten, zumindest drei Mahlzeiten und zwei Zwischenmahlzeiten planen.
- Mit der Patientin absprechen, dass die vereinbarten Speisen gegessen werden sollen; dies auch kontrollieren und durchsetzen.
- Auf eine Gemeinschaft beim Essen achten, evtl. isst die Bezugsperson am Tisch der Patientin mit.
- Auf Essanfälle achten und die Patientin durch Gespräche davon ablenken.
- Darauf achten, dass die Patientin keine Nahrungsmittel hortet, um sie später heimlich zu essen.
- Die Patientin anhalten, dass sie vor den Mahlzeiten zur Toilette geht und darauf hinweisen, dass sie bis eine Stunde nach den Mahlzeiten die Toilette meiden soll.
- Die Patientin nach Einnahme der Mahlzeiten kontrollieren, ob sie zur Toilette geht, sich zurückzieht oder Erbrechen auslöst usw.
- Ausreichende Defäkation kontrollieren, an Obstipationsprophylaxe denken.
- Mit der Patientin ein vernünftiges Zielgewicht vereinbaren.
- Auf Erreichung der wöchentlichen Gewichtsziele achten.
- Anzeichen der Suizidalität beachten (dokumentieren)!
- Angehörige informieren, dass sie keine Nahrungsmittel mitnehmen dürfen (sie fördern nur das heimliche Essen und die Bulimie).

b) Die Bulimie-Patientin betreibt Missbrauch mit Abführmitteln, Diuretika und Appetitzüglern, um ein unrealistisches Idealgewicht zu erreichen oder zu erhalten.

Pflegeziele

Nahziel:
- Die Patientin ist bereit, über ihren Missbrauch offen zu reden.
- Die Patientin nimmt nur die verordneten Medikamente ein.

Pflegemaßnahmen und Hinweise

- Die Patientin nach ihrem Umgang mit Medikamenten befragen und Kontrollen ihrer Effekten und Fächer im Einvernehmen mit der Patientin vornehmen.
- Mitgebrachte Medikamente abnehmen und wegsperren oder deren Entsorgung mit der Patientin besprechen.
- Angehörige informieren, dass sie keine Medikamente mitbringen dürfen.
- Mit der Patientin täglich vereinbaren, dass sie nur verordnete Medikamente nimmt.
- Exakte Krankenbeobachtung durchführen (ggf. auch mit Blutzuckerkontrollen).
- Ausscheidungen kontrollieren und dokumentieren.
- Auf Missbrauch von Wasser und Kochsalz achten und auch nachts dahingehend kontrollieren.

- Die Patientin darauf hinweisen, dass verschiedene Medikamente im Blut bzw. Urin nachweisbar sind und dass in unregelmäßigen Abständen Laborkontrollen durchgeführt werden können.
- Die Gewichtsvorstellungen der Patientin besprechen und auf ein vertretbares Körpergewicht hinwirken.
- ☞ 3.4.1 Anorexia nervosa – Kriseninvervention
- ☞ 3.4.1a Wiegekriterien

Pflegeziele

Fernziel: Die Patientin entwickelt Zukunftsperspektiven.
Nahziel: Die Patientin beschäftigt sich mit anderen Themen.

Pflegemaßnahmen und Hinweise

- Im Gespräch mit der Patientin feststellen, welche Hobbys und Zeitvertreibe sie früher bevorzugt hat.
- Kreative Fähigkeiten und Fertigkeiten fördern: für Kunst-, Musik-, Koch- oder Märchengruppe interessieren.
- Die Patientin in Gesprächen auf andere Gedanken bringen: über Filme, Fernsehberichte, Nachrichten, Bücher usw. reden.
- Evtl. kann die Patientin ein Tagebuch führen, in das ausschließlich positive Gedanken eingetragen werden dürfen.
- Positive Ansätze des Verhaltens anerkennen.
- Kontakte zu Mitpatienten fördern.
- Die Patientin in das Stationsgeschehen integrieren.

c) Die essgestörte Patientin beschäftigt sich übermäßig mit folgenden Gedanken:
- das eigene „Über"-gewicht
- den Kaloriengehalt der Speisen
- Überlegungen zu selbst induziertem Erbrechen
- Problemen mit der Ausscheidung
- Vermeiden oder Reduzieren der Nahrungsaufnahme

3.5 Umgang mit einem intelligenzgeminderten Patienten

Kennzeichen: Die wesentliche Einteilung unterscheidet in leichte, mittelgradige, schwere und schwerste Intelligenzstörung. Der geistig Behinderte weist eine unvollständige oder stehen gebliebene Entwicklung der geistigen Fähigkeiten (Sprachverständnis, kognitive Leistungen, Lesen, Schreiben, Rechnen, soziale Fähigkeiten) und Fertigkeiten (mangelnde Körperpflege, Inkontinenz, Bewegungsstörungen, Nahrungsaufnahme usw.) auf. Meist bestehen eine eingeschränkte Anpassungsfähigkeit und das Risiko, von anderen ausgenutzt oder missbraucht zu werden. Mit zunehmender Intelligenzminderung treten häufig Sprach- und Kommunikationsstörungen auf. Andererseits zeigen geistig Behinderte verschiedentlich auf anderen Gebieten auch erstaunliche Geschicklichkeit, z. B. im Spiel, in der Merkfähigkeit oder in der Musikalität, Intelligenzgeminderte bedürfen einer beschützenden Umgebung und einer nachhaltigen Förderung ihrer Anlagen. Aufnahmen in psychiatrische Kliniken erfolgen meist wegen zusätzlich vorhandenen psychiatrischen Störungen, z. B. Verhaltensstörungen, schizophrene Psychosen, Epilepsie.

a) Der Patient hat Probleme, den Anforderungen des täglichen Lebens gerecht zu werden:
Probleme bei der Körperpflege, beim An- und Auskleiden, beim Essen und bei der Ausscheidung usw.
Ressource: Der Patient ist meist gutwillig und motivierbar. Er kommt den Anforderungen der Bezugsperson in der Regel nach.

Pflegeziele

Nahziel:
- Der Patient ist bereit, mit dem Team zusammenzuarbeiten und sich am Stationsleben zu beteiligen.
- Der Patient hat den Wunsch nach höherer Selbständigkeit in alltäglichen Anforderungen.

Pflegemaßnahmen und Hinweise

- Den Patienten durch empathische Anteilnahme spüren lassen, dass er angenommen ist.
- Durch Zuwendung und häufigen Kontakt eine tragfähige Beziehung aufbauen.
- Eigenheiten und Wünsche des Patienten nach Möglichkeit respektieren.
- Dem Patienten immer wieder wesentliche Merkmale der Stationsordnung und des Zusammenlebens in der Station erklären, Struktur bieten.
- Den Patienten bei allen lebenspraktischen Fertigkeiten beobachten und speziell auf seine Ressourcen achten.
- Biografie auch mit Hilfe der Angehörigen erarbeiten (Eigenheiten, Vorlieben, Motivierungsmöglichkeiten usw.) und in die Pflegeplanung einarbeiten.
- Dem Patienten zeigen, wie eine Tätigkeit/Arbeit ausgeführt werden kann.
- Durch häufiges Üben die Selbständigkeit und Unabhängigkeit entwickeln. An gleich bleibenden Ablauf denken! Neues nur einführen, wenn eine Sequenz gelernt oder gescheitert ist.
- Praktische Kleidung gemeinsam mit dem Patienten auswählen.
- Esshilfen anbieten, ausprobieren.
- Regelmäßig an Toilettengang erinnern.
- Mit dem Patienten Absprachen treffen, welche Bereiche er stufenweise für sich selbst regeln soll.
- Dem Patienten beständig Rückmeldung zu seinen Leistungen geben (positiv verstärken).
- Kontakte zu Angehörigen fördern und erhalten.
- Wiedereingliederung in die Familie anstreben.
- Kontaktaufnahme zu beschützenden Werkstätten, Heimen oder ähnlichem, soweit sinnvoll in Absprache mit dem Sozialdienst anstreben.

b) Der Patient hat Probleme mit Sprachverständnis und Kommunikation: Er verwendet eigenwillige Namen und Kürzel, Kindersprache, hat Konzentrationsprobleme.

Pflegeziele

Nahziel:
- Der Patient beteiligt sich an Gesprächen.
- Der Patient kann sich verständlich mitteilen.

Pflegemaßnahmen und Hinweise

- Spracheigenheiten des Patienten beobachten und dokumentieren. Auch die Körpersprache des Patienten berücksichtigen.
- Auf Kommunikationshindernisse achten: Laute Umgebung vermeiden, Angst, Gehörminderung, Stimme u.Ä.
- Leicht verständliche, kurze Sätze verwenden.
- Einfache Fragen stellen, Alternativfragen vermeiden.
- Die eigene Sprache mit entsprechender Mimik und Gestik untermalen, aber keine „Kindersprache" verwenden.
- Auf Blickkontakt beim Sprechen achten.
- Auf alltägliche Umgangsformen achten und diese mit dem Patienten einüben.
- Wenn eine sprachliche Kommunikation auf Gegenseitigkeit nicht möglich ist, darf die Sprache der Pflegenden nicht reduziert werden: Basale Stimulation anbieten.
- Zusammenarbeit mit Logopäden anstreben.
- ☞ 2.6 Sprach- und Sprechübungen

c) Der Patient ist lernbehindert und eingeschränkt bildungsfähig. Dies kann in unterschiedlichen Schweregraden auftreten. Sein geistiges Aufnahmevermögen ist reduziert, seine Konzentration von geringer Dauer, seine Denkfähigkeit nur auf Gegenständliches gerichtet, seine Merkfähigkeit eingeschränkt.
Der Patient schätzt seine Fähigkeiten unrealistisch ein.

Pflegeziele

Nahziel:
- Der Patient beteiligt sich aktiv an Lernübungen.
- Der Patient schätzt seine Fähigkeiten realistisch ein.
- Der Patient überwindet seinen Minderwertigkeitsgedanken.

Pflegemaßnahmen und Hinweise

- Systematische Beobachtung in Hinsicht auf Lernfähigkeit durchführen.
- In Zusammenarbeit mit dem Behandlungsteam und dem Patienten ein Lernprogramm absprechen.
- Feste Zeiten für ein Lernprogramm in die Tagesstruktur einarbeiten.
- Für ablenkungsfreie Lernumgebung sorgen.
- Lernen auf verschiedenen Ebenen ausprobieren (z.B. Gefühlsebene, praktische Ebene, kognitive Ebene).
- Lernhilfen einsetzen: Setzkasten, alltagsbezogenes Rechnen, Lesetexte, Geschichten erzählen und nacherzählen lassen, Rollenspiele, bildnerisches Schaffen, Singen, Musik.
- Bei den Übungen möglichst lebenspraktische Fertigkeiten vorsehen.
- Auf ausreichende Erholungspausen achten.

- Kleine Erfolge positiv verstärken.
- Den Patienten in geeigneter Form auf eine mögliche Selbstüberschätzung hinweisen.

d) Der Patient hat eine zusätzliche körperliche Behinderung (Bewegungsstörungen, Gangstörungen, psychomotorische Störungen, ist bei manuellen Tätigkeiten ungeschickt). Er ist dadurch relativ abhängig und hat ein ausgeprägtes Bedürfnis nach Hilfe. Ressource: Der Patient hat eigene Techniken zur Bewältigung von alltäglichen Anforderungen entwickelt.

Pflegeziele

Nahziel:
- Der Patient erleidet keine Verletzungen.
- Der Patient erhöht seine manuelle Geschicklichkeit.
- Der Patient ist weitgehend unabhängig.
- Der Patient traut sich Neues auszuprobieren.

Pflegemaßnahmen und Hinweise

- Auf eine sichere Umgebung (abgeschrägte Kanten usw.) des Patienten achten.
- Den Patienten auf Gefahren im Umgang mit Gegenständen hinweisen (evtl. gemeinsam einüben).
- Arten der Bewegungsstörungen beobachten und dokumentieren: stereotype Bewegungen, Ataxien, Unruhezustände, Spastik usw.
- In spielerischer Weise die Bewegungsfähigkeit des Patienten trainieren: Stehübungen, kleine Gymnastik, Greifübungen, Balanceübungen, einfache Geschicklichkeitsspiele, Steckspiele, Zeichen- und Schreibübungen (auch in Zusammenarbeit mit Krankengymnasten und Therapeuten).
- Versuche mit kleinen Handarbeiten bis hin zu differenzierten Fertigkeiten.
- Ermunterung und Lob nicht vergessen!
- Dem Patienten ausreichend Zeit für seine selbständige Tätigkeit geben (diese in der Tagesstruktur vorsehen).
- Eigene Techniken des Patienten zulassen und nicht vorschnell eingreifen.
- Eigene Ängste überwinden und dem Patienten möglichst viel zutrauen.

e) Der Patient wird gelegentlich von Mitpatienten ausgenutzt, schikaniert oder sexuell missbraucht.

Pflegeziele

Nahziel:
- Der Patient ist vor Übergriffen geschützt.
- Der Behinderte kann sich vor Übergriffen anderer zunehmend schützen.

Pflegemaßnahmen und Hinweise

- Auf Freunde und Aktivitäten des Patienten achten und erwünschte Kontakte fördern.
- Problematische „Freundschaften" eingrenzen und ggf. unterbinden.

- Finanzielle Mittel des Behinderten kontrollieren und Missbrauch verhindern; ggf. tägl. Geldausgabe vorsehen (kleine Beträge).
- Individuelle Verhaltensformen des Patienten nach Möglichkeit zulassen.
- Auf die Sexualität des Patienten achten. Bei sexueller Belästigung einschreiten.
- Probleme mit dem Patienten besprechen und seine Abgrenzung einüben.
- Den Patienten ermutigen, seine Erwartungen und Befürchtungen festzulegen und mitzuteilen.
- Das Selbstbewusstsein des Patienten fördern.

Pflegeziele

Nahziel: Der Patient vermindert seine Verhaltensstörungen und fügt sich keine weiteren Schäden mehr zu.

Pflegemaßnahmen und Hinweise

- Beobachtung und Dokumentation der Symptome und der Situationen, in denen sie gehäuft auftreten.
- Diesen Symptomen möglichst wenig Aufmerksamkeit schenken, um sie nicht zu verstärken. (Nur im Notfall einschreiten!)
- Erwünschtes Verhalten des Patienten registrieren und durch Lob und/oder Zuwendung verstärken.
- Soweit möglich, Angehörige des Patienten über den Umgang mit Artefaktstörungen informieren.

f) Der Patient zeigt verschiedene vorgetäuschte Symptome, Nachahmen von Störungen der Mitpatienten u.a., wie selbst zugefügte Kratz- und Schürfwunden, (oberflächliche) Schnittverletzungen, Hinken und stereotype Körperbewegungen.

3.6 Psychische Störungen bei Epilepsie

Kennzeichen: Die Störungen können spezifisch vor, während und nach einem Anfall oder als generelle Wesensveränderung auftreten. Möglich sind folgende Veränderungen: reizbar-aggressive, ängstliche oder selten auch euphorische Verstimmungszustände, Bewusstseinsstörungen (z. B. in der Form des Dämmerzustandes), optische Halluzinationen, Triebhandlungen, paranoid-halluzinatorische Psychosen, sowie in wenigen Fällen Wahngedanken. Typische Wesensveränderungen sind: Verlangsamung (im Denken und Sprechen), Reizbarkeit, Umständlichkeit, Pedanterie, haftendes und egozentrisches Denken. Bei medikamentös schlecht eingestellten Patienten oder bei fehlender Compliance können im fortgeschrittenen Verlauf eine Verminderung der intellektuellen Leistungsfähigkeit und der geistigen Flexibilität (Umstellungsfähigkeit) eintreten.

a) Der Patient zeigt ausgeprägte pedantische Verhaltensweisen, ist schnell reizbar und fügt sich nur schwer in die Stationsordnung ein.

Pflegeziele

Nahziel: Der Patient schränkt seine Pedanterie ein und akzeptiert Grenzen und Normen des Zusammenlebens.

Pflegemaßnahmen und Hinweise

- Dem Patienten mit Empathie und Geduld begegnen.
- Eigenarten der Pedanterie dokumentieren und nach Anfällen auf Zeichen eines Dämmerzustandes achten.
- Dem Patienten wiederholt den Sinn der Stationsordnung erläutern und auf Folgen und Probleme der Missachtung hinweisen.
- Auf gereiztes Verhalten des Patienten ruhig reagieren und nicht näher darauf eingehen.
- Den Patienten mit unterschiedlichen, wechselnden Aufträgen beschäftigen, die seine Neigung zur Pedanterie nicht fördert. z.B. Begleitung von verschiedenen Mitpatienten beim Spazieren gehen, Einkäufe für Mitpatienten durchführen lassen usw.
- Nicht versuchen, dem Patienten alle pedantischen Gepflogenheiten abzugewöhnen (sie sind auch eine Ressource seines Alltags).

b) Der Patient zeigt haftendes Denken und verlangsamtes und umständliches Handeln. Er hat Schwierigkeiten, sich in einen Therapieplan einbinden zu lassen und z.B. auf regelmäßige Einnahme der Antikonvulsiva zu achten.

Ressource: Beachte: Der Patient ist im Prinzip voll arbeitsfähig (Einschränkung bei gefährlichen Berufen und Arbeiten) und besitzt alle notwendigen lebenspraktischen Fertigkeiten.

Pflegeziele

Nahziel: Der Patient arbeitet mit dem Stationsteam zusammen und achtet selbständig auf regelmäßige Medikamenteneinnahme.

Pflegemaßnahmen und Hinweise

- Bei Gesprächen mit dem Patienten darauf achten, ob er die Mitteilung verstanden hat.
- Dem Patienten Zeit lassen; in der Tagesstruktur die notwendige Zeit einplanen.
- Den Patienten nicht überfordern.
- Mit dem Patienten gemeinsam einen festen Tagesplan erarbeiten und auf dessen Umsetzung achten.
- Sozial unschädliche Eigenarten des Patienten nicht systematisch verändern.
- Die selbständige Einnahme der Medikation mit dem Patienten systematisch einüben und ausreichend kontrollieren.
- Den Patienten auf die Problematik der unregelmäßigen Medikamenteneinnahme hinweisen (Erhaltung des Wirkstoffspiegels).
- Notwendige Blutbilduntersuchungen laut AA mit dem Patienten besprechen und im Terminkalender vormerken.

c) Der Patient trinkt immer wieder Alkohol, obwohl er weiß, dass er damit einen Anfall auslösen kann.

Pflegeziele

Nahziel:
- Der Patient kennt die Wirkung von Alkohol auf sein Anfallsleiden.
- Der Patient verzichtet auf Alkohol.

Pflegemaßnahmen und Hinweise

- Dem Patienten erklären, warum er keinen Alkohol trinken darf.
- Besucher und Angehörige informieren, dass der Patient keinen Alkohol bekommen darf und dass auch kleine Mengen Anfälle auslösen können.
- Den Patienten über weitere anfallsauslösende Faktoren informieren: Wechsellicht, flackernde Lampen, lauter rhythmischer Lärm, Schlafmangel, zu große körperliche Erschöpfung. In Verbindung mit Alkohol erhöht sich die Anfallsbereitschaft.
- Darauf achten, dass der Patient von sich aus angebotenen Alkohol zurückweist, z.B. bei Ausflügen, Freizeitveranstaltungen.
- Den Patienten informieren, dass auch beliebte Hausmittel häufig mit Alkohol versetzt sind und ebenfalls gemieden werden müssen.

d) Der Patient beschäftigt sich immer wieder mit gefährlichen Tätigkeiten und erleidet dadurch vermeidbare Körperverletzungen.

Pflegeziele

Nahziel:
- Der Patient kennt die Problematik gefährlicher Arbeiten und meidet sie.
- Der Patient sucht sich unproblematische Beschäftigungen.

Pflegemaßnahmen und Hinweise

- Den Patienten beraten, welche Tätigkeiten und Bereiche er meiden sollte oder nur in Begleitung beginnen darf.
- Dem Patienten Verhaltensregeln beim Auftreten einer Aura bekannt machen, z.B. sich auf den Boden hinlegen oder hinsetzen, gefährliche Gegenstände sofort beiseite legen, gefährliche Umgebung rasch verlassen.
- Aufgetretene Verletzungen dokumentieren und dem Arzt vorstellen.
- Dem Patienten gegenüber nicht nur Verbote aussprechen, sondern ihn darüber ausreichend informieren und an sein Verständnis appellieren.
- Den Patienten beim Baden nicht alleine lassen und nicht zu viel Wasser ins Bad einlassen (Aspirationsgefahr bei einem Anfall).
- Die Mitarbeiter in der Ergo- und Arbeitstherapie über aktuelle Anfälle und Anfallshäufigkeit informieren.
- Den Patienten darauf hinweisen, dass eine Teilnahme im Straßenverkehr schwere Probleme mit sich bringen kann (Führerscheingutachten?).
- Angehörige des Patienten miteinbeziehen und über mögliche Gefahren für den Patienten informieren.

185

3.7 Autismus

Kennzeichen: Als Kernsymptome gelten: frühkindlicher Beginn, Beeinträchtigung der Kommunikation und der Wahrnehmung, auffällige Verarbeitung von Sinnesreizen, Entwicklung von Stereotypien und Ritualen, sowie eine schwere Störung des Sozialverhaltens.

Ich-Versunkenheit und Verlust der Realitätsbeziehungen zur Umgebung bzw. zur Situation. Das Sprachverhalten ist meist beeinträchtigt oder es entwickelt sich gar nicht. Immer wieder können ohne ersichtlichen Grund Schreikrämpfe auftreten. (Der Patient schreit, weil er keine andere Form beherrscht, mit seinen Emotionen fertig zu werden.) Auffallend ist häufig eine Objektbeziehung zu Gegenständen, wie Murmeln, Steinchen, Sand, Knöpfen oder Wasser, verbunden mit ritualisierten Handlungsabläufen (rieseln) und Stereotypien. Meist haben die Patienten Angst vor Änderungen und Neuerungen in ihrer unmittelbaren Umgebung. In diesem Zusammenhang kommen auch Selbstverletzungen vor, wie Bisswunden in Handrücken oder Handballen. Weiterhin fallen schwere Kontaktstörungen auf. Die Intelligenz kann hoch entwickelt bis stark gemindert sein.

Die Behandlung besteht vorwiegend in heilpädagogischen und psychologischen Maßnahmen, die auf eine Milderung der Symptome zielen. Eine Heilung gibt es nicht.

Die „gestützte Kommunikation" unter Beteiligung von nahen Angehörigen kann in bestimmten Fällen einen Kommunikationskanal in die Welt des Autisten darstellen.

a) Der Patient ist kaum in der Lage, sich Erfordernissen und Veränderungen seiner Umgebung anzupassen.
Der Patient kann Änderungen (Tagesablauf, Räumlichkeiten, Reihenfolgen, Kleidung, Nahrung) und Wechsel der Betreuungsperson nur schwer ertragen.
Er empfindet sie als Störung und reagiert darauf mit Unruhe, Angst, Stereotypien, Schreiattacken, Auto- oder Fremdaggressionen.
Bestimmte Rituale sind selbst- oder fremdgefährlich.

Pflegeziele

Nahziel:
- Der Patient kann in kleinen Schritten unabdingbare Änderungen ohne große Probleme tolerieren.
- Der Patient kann notwendige Veränderungen seiner Ordnung akzeptieren.
- Der Patient trägt angemessene Kleidung und fühlt sich wohl.
- Der Patient akzeptiert andere Konsistenzen und Nahrungsmittel.
- Der Patient zeigt angemessene Tischsitten.

Pflegemaßnahmen und Hinweise

- Die Kontaktaufnahme sollte möglichst über die bisherige Bezugsperson erfolgen, z. B. Vater, Mutter.
- Es sollten möglichst wenig Wechsel bei den Bezugspersonen stattfinden. Die Bezugspersonen arbeiten weiterhin eng mit den Angehörigen zusammen.
- Gepflogenheiten des Patienten von den Angehörigen erfragen und dem Patienten die Möglichkeiten geben, diesen weiterhin nachgehen zu können. Veränderungen sollen nur in kleinen Schritten versucht werden.

Viele Patienten haben eine besondere Ordnungsliebe, die z.B. beim Aufstellen von Bildern und Spielzeug in einer bestimmten Reihe und Anordnung zu seiner Ausgeglichenheit beitragen.

Der Patient braucht Rituale zu seinem Wohlbefinden.

Der Patient hat Probleme mit neuen Kleidungsstücken: Missempfindung auf der Haut, Ablehnung von bestimmten Farben oder Stoffen, usw.

Der Patient lehnt bestimmte Nahrungsmittel ab.

Der Patient hat ungewöhnliche Essgewohnheiten.

- Stereotypien (Kopfwackeln, Klopfen, Manierismen) durch neue Reize (leise Musik, Singen, Augenkontakt) unterbrechen.
- Auf Schreiattacken des Patienten in ruhiger und geduldiger Form reagieren; Rückzug des Patienten ermöglichen.
- Genügend Freiräume einplanen, die der Patient selbst gestalten kann (er wird hier lediglich beobachtet).
- Ordnungsprinzipien des Patienten akzeptieren und sie nach Möglichkeit erhalten.
- Notwendige Änderungen dem Patienten ausreichend und wiederholt erklären und nach erträglichen Lösungen suchen. Da der Patient auf Erklärungen kaum eingeht, können verschiedene Änderungen nur durch ständiges Herstellen der gewünschten Situation erreicht werden (Gewöhnungseffekt).
- Nur Änderungen vornehmen, die einem wichtigen Ziel dienen.
- Dem Patienten zur Umgewöhnung Zeit lassen, da ihm Veränderungen Angst machen.
- Soweit möglich, Kleidung des Patienten verwenden, auf Sauberkeit und Hygiene achten.
- Beim Kauf neuer Kleidung beachten, dass möglichst bekannte Materialien (Stoffe, Reißverschlüsse, Knöpfe usw.) erworben werden. Ihm genügend Zeit geben, Stoffe und Kleidungsstücke zu erfühlen (großflächige Kontakte, z.B. ihm ein Kleidungsstück längere Zeit über den Arm oder die Schulter legen, bevor er es anprobiert).
- Dem Patienten mehrere Kleidungstücke anbieten und ihn selbst auswählen lassen.
- Beim Kleiden auf die Rituale des Patienten eingehen: Reihenfolge, Stellung zum Patienten, im Sitzen oder Stehen usw.
- Essenbestellung nach Kriterien, die vom Patienten vorgegeben sind und nach ernährungsphysiologischen Grundsätzen.
- Die akzeptierte Konsistenz (meist breiig-cremig) allmählich erweitern.
- Unterschiedliche Farben der Nahrungsmittel irritieren den Patienten u.U., deshalb kann anfangs Passieren der Nahrung sinnvoll sein.
- Dem Patienten Gelegenheit geben, neue Nahrungsmittel zu beriechen oder zu belecken, evtl. auch, sie in die Hand zu nehmen (Gewöhnung, Ängste abbauen).
- Den Gebrauch von Besteck allmählich einüben. Anfangs ist die Benutzung des Löffels schon als Erfolg zu sehen. Auf gefährliche Benutzung der Bestecke gefasst sein.
- Bei eigentümlichen Essgewohnheiten, z.B. Unersättlichkeit, Hineinstopfen, Würgen, Ausspucken, Schluckverweigerung, viel trinken, den Patienten vorsichtig auf adäquate Tischsitten hinweisen.
- Stereotypien und Rituale zulassen, aber nicht gezielt fördern.
- Rückzugsmöglichkeiten vorsehen.
- Den Patienten nicht überfordern und drängeln.

b) Der Patient führt u.U. keine oder mangelnde Körperpflege durch und reagiert häufig auf Berührung mit Abwehr oder Flucht.

Pflegeziele

Fernziel: Der Patient führt Teile der Körperpflege alleine durch.

Nahziel:
- Der Patient akzeptiert alle Maßnahmen zur Körperpflege.
- Der Patient reduziert sein Abwehrverhalten bzw. seine Aggression.

Pflegemaßnahmen und Hinweise

Besonders leichte Berührungen werden häufig unangenehm empfunden, dagegen werden sehr feste Griffe meist gut akzeptiert oder sogar gesucht.
- Berührung des Patienten vorher ankündigen und mit der nötigen Festigkeit durchführen. Großflächige Kontakte sind immer besser als punktuelle Berührungen.
- Körperpflege, Kleiden und Nahrungsaufnahme sollen möglichst immer von den gleichen Bezugspersonen begleitet werden.
- Den Patienten in allen Maßnahmen anleiten und ihn nach Möglichkeit viel selbst machen lassen (Eigenaktivitäten zulassen und fördern! Mit eigenen, ihm bekannten Pflegeartikel arbeiten lassen; Reihenfolge der Körperpflege möglichst gleich).
- Dem Patienten für alle Aktivitäten genügend Zeit lassen.
- Bei Aggression des Patienten ruhig bleiben und nicht mit überzogenen Abwehrstrategien reagieren.
- Die Stimmung des Patienten berücksichtigen und evtl. Maßnahmen auf günstigere Zeiten verschieben.
- Die Anleitung des Patienten auf wenige Punkte beschränken und erst allmählich steigern (Geduld).
- Den Patienten für erwünschtes Verhalten loben und evtl. mit Vorlieben des Patienten belohnen.

c) Der Patient zeigt keine angemessene Reaktion und soziale Anteilnahme. Der Patient wird von Mitpatienten missverstanden.
Gelegentlich kommen unerwartete Gefühlsausbrüche vor.

Pflegeziele

Nahziel:
- Der Patient zeigt Ansätze eines adäquaten Sozialverhaltens, z.B. Tischverhalten, Grüßen.
- Der Patient äußert seine Gefühle in adäquater Weise.

Pflegemaßnahmen und Hinweise

- Soweit notwendig, Mitpatienten über das Krankheitsbild des Patienten aufklären. Informationen geben, wie sie sich am besten gegenüber dem Patienten verhalten sollen.
- Auf alle Gefühlsreaktionen des Patienten achten. Grund, Art und Dauer dokumentieren.
- Dem Patienten gegenüber die eigenen Gefühle zeigen bzw. diese ihm mitteilen.
- Nach Möglichkeit Blickkontakt herstellen.
- Soziale Kontakte fördern, aber nicht erzwingen.

- Alle neuen Kontakte brauchen Zeit und Geduld.
- Ängste und Angstreaktionen des Patienten registrieren und nach auslösenden Momenten suchen. Diese nach Möglichkeit reduzieren oder vermeiden.
- Gefühlsausbrüche des Patienten zulassen, sofern diese nicht auto- oder fremdaggressiv sind.
- Inadäquate Gefühlsäußerungen nicht negativ werten: Der Patient kann bei anderen Tränen und Traurigkeit, Lachen und Freudensprünge nicht verstehen, vielfach erschrecken sie ihn oder er missversteht sie.

d) Der Patient ist kaum kommunikationsfähig, reagiert auch nicht auf Mimik und Sprache und nimmt von sich aus keinen Kontakt zu anderen auf. Seine eigene Sprache kann eingeschränkt oder gänzlich verkümmert sein. Vielfach treten auf: Echolalie, ungewohnte Lautstärke (sehr leise oder sehr laut), fehlerhafte Satzbildung, in der dritten Person über sich sprechen usw.

Ressource: Der Patient versteht meist mehr, als er selbst ausdrücken kann.

Pflegeziele

Fernziel: Der Patient kann mittels Kommunikationshilfen seine Bedürfnisse ausdrücken, z. B. mit Buchstabentafel, Worttafeln.

Nahziel: Der Patient kann sich in eingeschränkter Weise mitteilen, z. B. durch Zeichen, Einzelworte, kurze Sätze.

Pflegemaßnahmen und Hinweise

- Den Patienten genau beobachten; besonders auf seine Reaktionen zu optischen, akustischen und sensorischen Reizen achten.
- Den Patienten anzuschreien nützt nichts. Auffallend ist, dass viele Patienten auf leise Töne und Geräusche eher reagieren als auf laute.
- Bei allen Maßnahmen am und mit dem Patienten den Namen des Patienten verwenden und mit ihm in kurzen und prägnanten Sätzen reden, auch wenn es nur ein einseitiger Dialog ist.
- Immer wieder einfache Sprechübungen mit dem Patienten versuchen (Lautübungen, Konsonanten, Wörter).
- Dem Patienten verschiedene Reize anbieten: Musik (instrumental, Chor- und Sologesang, Kinderlieder), Bilder, Texte, Tänze, Pantomime usw. und seine Reaktionen darauf dokumentieren, z.B. leichte Kopfneigung, kurzer Blickwechsel, kurzes Unterbrechen der Stereotypien, Interesse, Rhythmik.
- Auf Überempfindlichkeit auf bestimmte Geräusche und Reize achten, z.B. Licht, Staubsaugergeräusch, Fön, da sie die Ursache für Schreiattacken, Panikreaktionen und die Flucht in Stereotypien darstellen können
- Nonverbale Kommunikationsmittel ausprobieren, z.B. Basale Stimulation.
- Alle Maßnahmen dem Patienten erklären und regelmäßig nachfragen. Im täglichen Umgang auf gleiche Formen achten: Grüßen, Anrede mit dem Namen, Nennung des eigenen Namens, Benennen der gebrauchten Gegenstände und der durchzuführenden Handlungen usw.
- Das geringe Konzentrations- und Durchhaltevermögen des Patienten und seine Stimmung berücksichtigen.

- Antworten des Patienten nicht wortwörtlich nehmen. Der Patient meint häufig das Gegenteil dessen, was er sagt, z.B bedeutet u.U. „morgen": Später, nicht jetzt.
- Eine Aussage des Patienten kann verschiedene Bedeutung haben (nach Sinnzusammenhängen suchen).
- Wird der Patient nicht verstanden, sich von ihm führen lassen: zeigt auf Gegenstände, führt zur Tür usw.
- Selbstgespräche zulassen (auch Zwiesprache mit Gegenständen).
- Sprechtafeln soweit möglich einsetzen. Eigene Mitteilungen dem Patienten mit der Sprechtafel beibringen.
- Reaktionen des Patienten mit der Sprechtafel schreiben.
- Soweit möglich dem Patienten Zeitungen geben, aus denen er Worte ausschneiden darf. Worte zu Sätzen zusammensetzen lassen.
- Eine enge Zusammenarbeit mit Logopäden ist anzustreben.

e) Der Patient ist wenig gefahr- bzw. problembewusst und ist auffallend unempfindlich gegen Schmerzen, z.B. er schluckt nicht richtig, isst zu viel, zu wenig, zu hastig, nimmt z.B. Glassplitter zu sich, überblickt nicht die Folgen seines Handelns, reagiert nicht zweckdienlich auf Gefahren.

Pflegeziele

Fernziel: Der Patient erkennt die wichtigsten Gefahren seiner Umgebung und meidet sie.

Nahziel:
- Der Patient erleidet keine Verletzungen.
- Patient kommt den Hinweisen und Anforderungen der Bezugsperson nach.

Pflegemaßnahmen und Hinweise

- Umgebung des Patienten nach Möglichkeit so gestalten, dass Verletzungen vermieden werden.
- Den Patienten nie längere Zeit ohne Aufsicht lassen, auch nachts.
- Bei der Nahrungsaufnahme auf Aspirationszeichen achten: ggf. Heimlich-Handgriff anwenden, Absauggerät und Zubehör bereithalten usw.
- Bei Bedarf wöchentliche Gewichtskontrollen durchführen.
- Auf selbstschädigende und gefährliche Verhaltensweisen achten und diese verhindern. Diese geschehen oft sehr plötzlich: heiße Herdplatte berühren, zerbrechen von Glas- und Porzellangefäßen, in drehende Räder und zufallende Türen und Fenster greifen, Umwerfen von Gegenständen usw.
- Abstand zu gefährlichen Geräten und Situationen halten.
- Ruhig und besonnen reagieren, Hektik vermeiden!
- Bei Spaziergängen vielbefahrene Straßen und Straßenränder meiden, wenn der Patient sich immer wieder plötzlich losreißt.
- Beim Gehen auf gefährlichen Straßen oder Gehsteigen den Patienten auf der straßenabgewandten Seite gehen lassen.

f) Der Patient bedarf einer umfassenden Aufsicht und Begleitung, weil er Gefahren kaum richtig erfasst und in allen lebenspraktischen Fertigkeiten abhängig ist.
Häufig besteht ein veränderter Tag-Nacht-Rhythmus.

Pflegeziele

Nahziel:
- Der Patient kann zeitweise ohne Aufsicht sein.
- Der Patient gewöhnt sich an die angebotene Tagesstruktur.

Pflegemaßnahmen und Hinweise

- Die Überwachung und Betreuung des Patienten muss anfangs rund um die Uhr erfolgen. Nachtwachen sind speziell darauf hinzuweisen. Nach Möglichkeit dem Patienten ein Einzelzimmer geben (keine Störung von Mitpatienten).
- Überlegungen für ein nächtliches Beschäftigungsangebot im Team anstellen.
- Versuchen, den gestörten Tag-Nacht-Rhythmus mehr und mehr der Norm anzupassen: körperliche Aktivitäten am Nachmittag planen, Änderungen und Aktivierungen mehr in den Vormittagsstunden versuchen, tagsüber den Patienten auslasten, Frustrationen am späten Nachmittag oder abends vermeiden usw.
- Den Patienten seinen Fortschritten entsprechend beaufsichtigen aber nicht ständig „bemuttern".
- Nicht zu ängstlich sein, sondern für den Patienten überschaubare Freiräume schaffen.
- Beschützte Räume schaffen, in denen der Patient für bestimmte Zeiten sich selbst überlassen sein darf, z.B. spezieller Raum, auch im Garten oder Park.
- Der Neigung des Patienten zu Ritualen und „Rieselspielen" nachgeben (sie dienen häufig der Beruhigung des Patienten).
- Trotz Aufsicht alle täglichen Verrichtungen möglichst vom Patienten erledigen lassen. Nur helfen, wenn der Patient offensichtlich überfordert ist oder einschreiten, wenn es gefährlich wird.
- Beim Patienten auf Signale der Bereitschaft zu anderen Tätigkeiten achten und diese dann durchführen.
- Die Abhängigkeit des Patienten kontinuierlich und schrittweise verringern und die Hilfen auf das unbedingt notwendige Maß beschränken.

3.8 Umgang mit Medikamenten in der Psychiatrie

3.8.1 Pflegerischer Umgang mit Psychopharmaka / Nebenwirkungen

Spezielle Medikamente	Maßnahmen und Hinweise
Hochpotente Neuroleptika (Haldol, Benperidol, Perphenalin, Decentan)	• Extrapyramidalmotorische Symptome: • Blick-, Zungen-, Schlundkrämpfe, Muskelverspannungen. • Im akuten Fall: Arzt verständigen und Biperidon (Akineton) i.v. Inj. vorbereiten. • Bewegungsunruhe (Akathisie). • Auf übermäßige Flüssigkeitszufuhr zur Wirkungsreduktion achten.
Niederpotente Neuroleptika (Melleril, Truxal, Neurocil)	• Achten auf Harnverhalten und Störungen der Speichel- und Schweißsekretion. • Bei Harnverhalt keineswegs Akineton geben!
Clozapin (Leponex)	• Kein Novalgin und Effortil geben. • Regelmäßige Blutbildkontrolle. • Auf Entzündungszeichen achten (Temperaturkontrolle). • Bei Neueinstellung: regelmäßige Kreislaufkontrollen durchführen. • Bei nächtlichem Speichelfluss, Kissen mit Handtuch abdecken.
Antidepressiva	• Auf Kreislaufprobleme, Müdigkeit, Abgeschlagenheit, Miktionsstörungen und verzögerten Wirkungseintritt achten. • Bei nichtreversiblen MAO-Hemmern muss eine tyraminarme Kost eingehalten werden (Vermeidung von reifem Käse, Rotwein u.a.). • Achten auf: Übelkeit, Schwitzen, Kopfschmerzen, Mundtrockenheit, Tremor (evtl. seltene Krampfanfälle).
Lithium (Quilonum, Hypnorexret.) Therapeutischer Spiegel zur Phasenprophylaxe: 0,5 bis 0,8 mmol	• Halsumfang messen (mögliche Strumabildung). • Achten auf Verdauungsstörungen, Zittern (Tremor). • Blutspiegelkontrolle: nur nach 12-stündigem Abstand zur letzten Einnahme sinnvoll. • Auf Intoxikationszeichen achten, insbesondere bei Nulldiät und hohen Flüssigkeitsverlusten: Durchfall, Erbrechen, undeutliche Sprache, Sehstörungen, Koordinations- und Konzentrationsstörungen, Zittern, Muskelschwäche. • Zu vermeiden ist Sonnenbaden und schwere körperliche Anstrengung usw. • Bei Gewichtszunahme: kalorienreduzierte Kost/Getränke verwenden, aber keine Kochsalzeinschränkung vornehmen.

Spezielle Medikamente	Maßnahmen und Hinweise
Carbamazepin (Tegretal, Timonil)	Achten auf: • Sehstörungen (verschwommen, doppelt). • Hautausschlag. • Magen-Darm-Trakt-Probleme: Übelkeit, Erbrechen. • Benommenheit oder Schwindelgefühl. • Bei älteren Patienten: Verwirrtheitszustände.
Valproinsäure (Convulex)	• Keine ASS-haltigen Medikamente (Aspirin) geben wegen möglicher Blutungsstörungen.

3.8.2 Pflegerischer Umgang mit Medikamenten in der Psychiatrie – allgemein

a) Der Patient versucht die Einnahme von Medikamenten zu umgehen, indem er sie z.B. in unbeobachteten Momenten ausspuckt.

Pflegeziele

Nahziel: Der Patient nimmt die verordneten Medikamente ordnungsgemäß ein.

Pflegemaßnahmen und Hinweise

• Den Patienten bei der Medikamenteneinnahme exakt beobachten. Bei begründetem Verdacht ist eine Kontrolle der Mundhöhle vorzunehmen.
• Den Patienten regelmäßig fragen, ob er das Medikament geschluckt hat.
• Immer einen kleinen Becher Wasser zum Nachtrinken geben, evtl. wiederholen.
• Wirkung des Medikaments nach 30 bzw. 60 Minuten kontrollieren (auch auf evtl. bekannte Nebenwirkungen achten) und das Ergebnis dokumentieren.

b) Patient verweigert die Einnahme seiner Medikamente.

Pflegeziele

Nahziel:
• Der Patient kann die Verweigerung ausreichend begründen.
• Der Patient erklärt sich zur Medikamenteneinnahme bereit.

Pflegemaßnahmen und Hinweise

• Für den Patienten Verständnis aufbringen und mit ihm die Gründe seiner Verweigerung erörtern: Ängste, frühere Erfahrungen mit dem Medikament, Vergiftungswahn usw.
• Den Patienten nicht zur Einnahme zwingen, sondern ihn nach Möglichkeit überzeugen.

193

- Evtl. mit dem Patienten eine Probeeinnahme vereinbaren, die er widerrufen kann, falls seine Befürchtungen eintreten sollten.
- Konstante Verweigerung dokumentieren und dem Arzt melden.

c) Der Patient sammelt Medikamente in suizidaler Absicht.

Pflegeziele

Nahziel: Der Patient nimmt die verordneten Medikamente sicher ein.

Pflegemaßnahmen und Hinweise

- Verhalten des Patienten nach der Medikamenteneinnahme kontrollieren, ihm ggf. in das Zimmer nachgehen.
- In Absprache mit dem Patienten sind Kontrollen im Zimmer oder in seiner Kleidung vorzunehmen.
- Gefundene Medikamente werden dem Patienten abgenommen (dokumentieren).
- Dem Patienten nicht den ganzen Tagesbedarf auf einmal geben, sondern nur Einzeldosen zu den Einnahmezeiten.

d) Der Patient versucht ständig, seine Bedarfsmedikamente zu erhalten, obwohl kein eigentlicher Bedarf besteht.

Pflegeziele

Nahziel: Der Patient versucht, weitgehend ohne Bedarfsmedikamente auszukommen.

Pflegemaßnahmen und Hinweise

- Den Patienten genau beobachten und auf Zeichen eines nachvollziehbaren Bedarfs achten.
- Nach Möglichkeit mit dem Patienten ein erklärendes Gespräch führen (ihm Zuwendung geben). Dem Patienten vermitteln, dass eine mögliche Reduzierung seiner Medikamente evtl. seine Entlassung fördert.
- Ausgegebene Bedarfsmedikamente zuverlässig dokumentieren.
- Auf Suchtverhalten achten und dies dem Patienten verständlich erklären.

e) Der Patient bekommt ein neues Psychopharmakon, dessen individuelle Wirkung ihm noch nicht bekannt ist.

Pflegeziele

Nahziel: Der Patient kommt mit der Medikamentenwirkung weitgehend zurecht.

Pflegemaßnahmen und Hinweise

- Den Patienten genau beobachten und ihn, soweit möglich, auf die erwünschte Wirkung hinweisen.
- Auch auf unerwünschte Nebenwirkung achten, diese dem Patienten aber nicht „in den Mund" legen.

- Den Patienten darauf hinweisen, dass verschiedene Medikamente zu Beginn einer Behandlung vorübergehende Beeinträchtigungen bewirken können (Pat. aber nicht ängstigen.).

f) Der Patient hat Schwierigkeiten mit der Applikationsform eines Medikamentes, z. B. wegen Schluckstörungen, Angst vor einer Injektion, Abneigung gegen Suppositorien usw.

Pflegeziele

Nahziel: Patient kommt mit einer anderen Verabreichungsform zurecht.

Pflegemaßnahmen und Hinweise

- Den Patienten bei der Einnahme genau beobachten und ihn nach Möglichkeit unterstützen. Evtl. Tipps geben, wie eine Tablette oÄ. angenehmer eingenommen werden kann (z. B. mit Wasser, mit der Nahrung, evtl. aufgelöst oder zerstoßen usw.).
- Dem Patienten genügend Zeit lassen, aber ihn auch darauf hinweisen, dass z. B. Dragees sehr schnell bitter werden können, wenn sich der Überzug im Mund aufgelöst hat.
- Auftretende Störungen bei der Verabreichung dokumentieren und dem Arzt melden.
- Eine Verabreichungsform suchen, mit der der Patient alleine zurechtkommen könnte.

4 Pflegestandards zur Pflege von Suchterkrankten

Das vorliegende Kapitel über Pflegestandards im Suchtbereich ist über mehrere Jahre gewachsen und häufig evaluiert worden. Der erste Abschnitt der Suchtstandards beschäftigt sich mit den grundlegenden Problemen und den Krankheitsbildern bei Suchterkrankungen, sowie mit den wichtigen speziellen Pflegearbeiten im Suchtbereich. Der zweite Abschnitt beinhaltet stationsbezogene Standards, die für eine offene Suchtstation mit überwiegend Alkoholabhängigen gelten, während der dritte Abschnitt die besonderen Pflegepraktiken der beschützenden (geschlossenen) Suchtstation behandelt, in der bei uns vorwiegend Drogenabhängige und polytoxikomane Patientinnen und Patienten untergebrach sind.

Besonders möchten wir darauf hinweisen, dass im ersten Teil des Kapitels auch Pflegestandards enthalten sind, die außerhalb von Suchtstationen von Wert sein können. Als Beispiele möchte ich folgende Standards nennen: Fixierung auf Medikamente, Umgang mit Therapiehemmnissen, Umsetzungsprobleme, mangelhaftes Selbstbewusstsein und Verweigerung der Dienste auf Station.

4.1 Gemeinsame Standards des Suchtbereichs

4.1.1 Merkmale der Pflege auf Suchtabteilungen

Umgangskriterien

Prinzip: „Die Würde des Menschen bleibt unantastbar!"
- Der Patient wird als Kunde betrachtet, der an einer Krankheit leidet. Er kann mit Hilfe einer sachkundigen Beratung, Therapie und Pflege den Weg aus der Sucht finden.
- Gemeinsam mit dem Patienten und dem Team werden Strategien zur Bewältigung seiner Abhängigkeit erarbeitet und vom Patienten erprobt.

- Der Umgang mit dem Patienten richtet sich darauf, ihm die Selbstverantwortung für sich bewusst zu machen, seine Selbstpflegekompetenz zu vergrößern oder anzulegen, sein Selbstbewusstsein zu stärken und sein Wissen über die Erkrankung zu vervollständigen.

Die Entgiftungsphase ist gekennzeichnet von:
- Maßnahmen zur Sicherheit und zum Schutz des Patienten.
- Einer Unterbindung jeglichen Kontakts zu Drogen und Alkohol.
- Der gezielten Hinführung auf eine Motivationsphase.
- Einer individuellen Pflegeplanung.

Die Motivationsphase ist gekennzeichnet von:
- Einer verständlichen Information des Patienten und evtl. seiner Angehörigen/wichtigen Bezugspersonen/Arbeitskollegen über das Krankheitsbild.
- Einem Aufbau einer aktiven Verantwortungs- und Entscheidungsbefugnis des Patienten.
- Der Entwicklung einer Selbstpflegekompetenz mit dem Ziel ein suchtfreies Leben beginnen zu können.
- Dem bewusst einzugehenden Risiko, dem Patienten möglichst alle Entscheidungen über sich selbst treffen zu lassen.

Der Umgang mit dem Suchtpatienten muss von Verständnis und klaren Zielen in der Vorgehensweise getragen sein. Der Patient darf nicht bevormundet werden. Ihm muss ein Vertrauensvorschuss eingeräumt werden, auch dann, wenn er erwiesenermaßen schon mehrfach dieses Vertrauen missbraucht hat. Pflege in der Suchtabteilung darf nicht allein an früheren Erfahrungen mit dem Patienten orientiert sein, sondern muss vor allem eine Chance zum richtigen Weg ermöglichen.
Innere Ablehnung des Patienten durch die Pflegekraft schafft eine spürbare Distanz, die auch durch noch so starke fachliche Kompetenz nicht überdeckt werden kann. Pflegende dürfen nicht zu Richtern des Patienten werden oder sich gar als solche fühlen, sondern fachkompetente Begleiter eines problematischen Lebensabschnittes sein, die vor allem daran interessiert sind, die gewünschten Anlagen eines Menschen zu mobilisieren, sowie sie zu verstärken und dem Abhängigen das Vertrauen in sich selbst aufbauen zu helfen.

Milieugestaltung

Die Milieugestaltung spielt in der Motivations- und Rehabilitationsphase eine tragende Rolle. Trotzdem ist bereits in der Aufnahme- und Entgiftungsphase an ein therapieförderndes Milieu zu denken. Die Umgebung des Patienten sollte auch in der Entgiftungsphase vor allem durch einen qualifizierten Umgang mit ihm bestimmt sein. Daneben spielt der Sicherheitsaspekt eine wichtige Rolle.
Im späteren Verlauf der stationären oder teilstationären Versorgung muss der Individualität des kranken Menschen zunehmend ein wesentliches Augenmerk gegeben werden. Die Milieugestaltung muss

bestmöglich dazu beitragen, die positiven Ressourcen des Patienten zu fördern und sie zu seiner eigenen Problembewältigung einsetzbar zu machen.

Zur Milieugestaltung tragen verschiedene weitere Faktoren bei. Nicht zuletzt sind dies bauliche und wohnliche Aspekte auf der Station und in den Therapieräumen. Das Krankenzimmer und auch Gemeinschaftsräume sollten verschiedene Möglichkeiten zur individuellen Gestaltung bieten mit dem Ziel, dass sich der Patient während der Therapiedauer wohl fühlt und seine ganze Kraft zur Bewältigung seines Problems einsetzen kann. Eingegriffen wird nur, wenn es die Sicherheit des Patienten oder der Mitpatienten und Beschäftigten erfordert.

Es können aber verschiedene individuelle Wünsche innerhalb der Klinik ausgesprochen problematisch sein, wenn sie gegen Ziele der Therapie oder Rechte der Mitpatienten gerichtet sind. Beispielsweise sind Verhaltensweisen, die den Rückzug fördern oder das „familiäre Klima" der Station stören, frühzeitig zu erkennen und anzusprechen. Diese Probleme sind mit dem Patienten zu besprechen und er wird gebeten, Problemlösungen zu überlegen und durchzuführen. Den Patienten ermutigen, sich auf ein Experiment (etwas Neues) einzulassen.

Ein wesentlicher Effekt der Milieugestaltung besteht darin, die sozialen und gesellschaftsfähigen Fähigkeiten eines Menschen auszubauen. Dabei ist es notwendig, dem Patienten sein Handeln und dessen Wirkung auf andere rückzumelden. Neue Problemlösungswege werden aufgezeigt und er macht in der Begegnung mit sich selbst neue Erfahrungen. Dazu ist es hilfreich, dass er Vorbilder für erwünschtes und erlaubtes Verhalten kennen lernt, die er nachahmen kann. Seine Bezugsperson sollte in dieser Hinsicht als Vorbild dienen können.

Der Umstand, dass sich der Patient während seiner Therapie wohl fühlen soll, sollte keinesfalls dazu führen, dass der Patient den stationären Aufenthalt als „günstige Unterkunft" betrachtet. Dem ist durch therapeutische Intervention und Steigerung der Anforderungen deutlich entgegenzuwirken. Ziel der Therapie ist idealerweise, dass der Patient für die Zeit nach seiner Klinikentlassung „auf eigenen Beinen stehen" kann und er das Krankenhaus nur als Rettungsanker für den Fall sieht, dass er mit seinen Kräften und Lösungsstrategien gescheitert ist.

Pflegestrategien

Ein wichtiges Kennzeichen der Pflege auf Suchtstationen ist das Einhalten einer gemeinsamen Linie. Dies setzt genaue Absprachen im Team voraus, verlangt eigenständige Kompetenz der Bezugsperson und sichere Weitergabe aller Beobachtungen und Informationen. Die Bezugsperson ist in allen Pflegefragen maßgeblich beteiligt, trifft die notwendigen Entscheidungen nach Absprache mit dem Patienten, erhebt die Pflegeanamnese und erstellt die Pflegeplanung.

Zu Beginn stehen der Schutz des Patienten und die formalen Schritte im Rahmen der Aufnahme im Vordergrund. Hier gilt es im Wesentlichen die Sicherheit des Patienten und der Station zu gewährleisten. Pflegemaßnahmen dazu finden sich in den Standards über Aufnahme, Aufnahmegespräch, Effektenkontrolle und Leibesvisitation. Der Schutz des Patienten umfasst auch, ihn vor Überforderungen zu bewahren, ihm Pausen einzuräumen und Freiräume zu schaffen. Dies ist besonders bei Patienten notwendig, die ihren Rückfall zu verarbeiten haben und nur schwer den Mut finden, erneut gegen ihre Abhängigkeit zu kämpfen.

In den meisten Fällen ist es sinnvoll, eine Tagesstruktur zu erarbeiten und festzulegen. Gelingt dem Patienten die Umsetzung der Abmachung, trägt dies sinnvoll zur Besserung seines gestörten Selbstwertgefühls bei, das eine wichtige Basis für seine Anstrengung gegen die Suchterkrankung darstellt. Im Rahmen von Gesprächen bekommt der Patient verschiedene Möglichkeiten, seine Selbstwahrnehmung zu präzisieren und seine Umweltwahrnehmung zu reflektieren. Er erhält dadurch viele Anregungen, sein Verhalten neu einzuschätzen und seine Suchterkrankung zu erkennen. Ein generelles Ziel ist immer das Erreichen der Krankheitseinsicht.

Eine Konfrontation mit seinem bisherigen Leben, das häufig einem „Scherbenhaufen" gleicht, ist unumgänglich. Wichtig sind dabei, eine empathische Grundhaltung und die Beobachtung der Reaktionen des Patienten. Vielen Patienten fehlt die Einsicht, dass ihre Suchterkrankung ein lebenslängliches Problem ist und dass für sie kontrollierter Konsum nahezu immer reines Wunschdenken ist. Dieses Wissen kann nur in intensiven Gesprächen vermittelt werden. Ein suchtfreies Leben erfordert, dass der Patient nicht nur über Wissen verfügt, sondern vor allem aus eigenem Antrieb ohne Suchtmittel leben will. Daher muss ein wichtiges Ziel der Pflege von Suchtkranken sein, die Selbstpflegekompetenz zu steigern.

Da in vielen Fällen die soziale Situation und das soziale Umfeld eines Patienten ein wesentliches Hindernis für eine dauerhafte Abstinenz ist oder vorgeschoben wird, gehört zur Pflege auch die Zusammenarbeit mit Angehörigen, wichtigen Bezugspersonen und sozialen Diensten. Im Zusammenhang mit der bevorstehenden Entlassung sollten die Maßnahmen der nachsorgenden Betreuung und Therapie ausreichend besprochen und nach Möglichkeit geregelt werden. Nachdem viele Abhängige eher zu sozialen Rückzügen neigen, ist es sinnvoll, die ersten Kontakte bereits während des Klinikaufenthaltes herzustellen, damit Schwellenängste abgebaut werden können.

Therapeutisches Angebot

Das therapeutische Angebot umfasst die Kompetenz aller Berufsgruppen. Umfang, Art und evtl. Reihenfolge des Therapieangebotes sollten im Team vorbesprochen, jedoch für jeden Patienten individuell ausgearbeitet werden. Die Mitsprache des Patienten bei Auswahl und Intensität sollte generell gewährleistet sein, soweit nicht rechtliche oder fachliche Gründe dagegen sprechen. Aus Gründen der Qualitätssicherung müssen alle Therapieangebote Mindestnormen erfüllen, z. B. bezüglich Zeit, Häufigkeit, Regelmäßigkeit und begleitender Beobachtung. Entwicklungen in einzelnen Therapien müssen evaluiert und dokumentiert werden.

Dem Patienten sollte Gelegenheit eingeräumt werden, einzelne Therapieangebote kennen zu lernen, um dann eine Entscheidung für das weitere Vorgehen zu treffen. Die Therapieangebote sollten die erwünschten Neigungen fördern und unerwünschten entgegenwirken. Die Mitarbeiter der einzelnen Therapieeinrichtungen arbeiten in enger und regelmäßiger Weise mit dem Stationsteam zusammen. Dies wird auch durch ein gemeinsames Dokumentationssystem gefördert. Werden klinische Visiten (Patientenbesprechungen) durchgeführt, sollten die betroffenen Therapeuten anwesend sein.

Auch Bezugspflege ist als therapeutisches Angebot zu betrachten, da sie ja viele kotherapeutische Elemente beinhalten muss.

4.1.2 Abhängigkeitssyndrom

Kennzeichen: Starker, gelegentlich übermächtiger Wunsch oder ein unstillbares Verlangen, Suchtmittel zu konsumieren. Der Patient erlebt dabei z. B. Lustgewinn oder Steigerung seines Selbstwertgefühls. Die Abhängigkeit kann psychisch oder psychisch und physisch auftreten und äußert sich in einer Art Zwang, das Suchtmittel zu konsumieren oder die Handlung durchzuführen. Dies beinhaltet auch nicht-stoffgebundene-Süchte (z. B. Spiel-, Arbeitssucht). Häufig kommt es zu Toleranzentwicklung, die dazu führt, dass höhere Dosen erforderlich sind. Frühere Interessen werden mehr und mehr vernachlässigt. Der Begriff der „Abhängigkeit" ist vom „schädlichen Gebrauch" abzugrenzen.

Pflegeziele

Nahziel:
- Der Patient ist bereit, über sich und sein Verhalten nachzudenken.
- Der Patient stellt sich der Problematik und sucht deren Ursache bei sich.

Pflegemaßnahmen und Hinweise

- Eine tragfähige Beziehung zum Patienten aufbauen, die ihm erlaubt, über seine Situation nachzudenken und sich nicht nur mit Abwehrstrategien beschäftigt.
- Gemeinsam mit dem Patienten Tagesstruktur festlegen und auf die Bedeutung der verlässlichen Umsetzung hinweisen.
- Gemeinsam mit dem Patienten eine möglichst genaue Sozialbiografie erarbeiten und auf seine problematischen Entscheidungen näher eingehen.

a) Der Patient zeigt fehlende Krankheitseinsicht und sieht seine Probleme meist durch andere verursacht.
Der Patient bagatellisiert seine Abhängigkeit und verweist auf seinen Freundeskreis und deren ähnlichem Verhalten.

- Durch Gespräche dem Patienten sein Abhängigkeitsverhalten bewusst machen und mit ihm über mögliche Folgen sprechen.
- Dem Patienten bewusst machen, dass auch der Einfluss seines Freundeskreises seine Gesundheit gefährden kann.
- Mit dem Patienten die Ursachen seiner Probleme klären und ihm Möglichkeiten zur Bewältigung aufzeigen bzw. diese mit ihm erarbeiten.
- Dem Patienten Zeichen seiner Abhängigkeit aufzeigen.
- Ihm Anregung für sinnvolle Ablenkungen geben: Sport, Spazieren gehen, Lesen, Gespräche, Beschäftigungen, Fernsehen, Musik u.a.

b) Der Patient spürt starke Zeichen seiner Abhängigkeit und glaubt nicht, dagegen vorgehen zu können.

Pflegeziele

Nahziel: Der Patient lässt sich auf eine Therapie ein und spricht über seine Probleme.

Pflegemaßnahmen und Hinweise

- Der Patient wird ernst genommen und sein Entschluss zur Therapie bestärkt.
- Den Patienten ermuntern, über seine Abhängigkeit, seine Befürchtungen und Wünsche zu sprechen.
- Der Patient wird über die Merkmale seiner Entwicklung und seiner Abhängigkeit aufgeklärt und bekommt Informationen (Suchtinfo, Selbsthilfegruppen, Gruppengespräche), wie er dagegen vorgehen kann.

c) Der Patient hat Angst vor der Entzugssymptomatik.

Pflegeziele

Nahziel:
- Der Patient ist bereit, seine Angst zu reflektieren und zu relativieren.
- Der Patient ist bereit, sich auf eine Entzugsbehandlung einzulassen.

Pflegemaßnahmen und Hinweise

- Die Ängste des Patienten ernst nehmen.
- Der Patient wird über die Maßnahmen einer Entzugsbehandlung und die Entzugssymptomatik verständlich informiert.
- Dem Patienten bewusst machen, dass der langfristige Erfolg einer Entzugsbehandlung entscheidend von seiner aktiven Mitarbeit und Bereitschaft abhängt.
- Dem Patienten bewusst machen, dass er nur über die Entzugsbehandlung und eine lebenslange Anstrengung gegen die Abhängigkeit ankommt.

d) Die Abhängigkeit hat den Patienten oder seine Familie, bzw. seine Umgebung in Gefahr gebracht. (Geldnot, Arbeitsplatzverlust, Ansehensverlust usw.)

Pflegeziele

Nahziel: Der Patient zeigt Bereitschaft, an der Schadensbegrenzung mitzuarbeiten.

Pflegemaßnahmen und Hinweise

- Den Patienten ausreichend beobachten, wie er mit den Belastungen umgeht, wie er sie verarbeitet und auf mögliche suizidale Gedanken rechtzeitig eingehen.
- ☞ 1.12.7 Suizidalität
- Durch Gespräche dem Patienten bewusst machen, in welcher Problematik er bzw. seine Familie steht. Ihm keine Vorwürfe machen.
- Gemeinsam mit dem Patienten Überlegungen anstellen, wie er seine Situation verändern könnte.
- Soweit möglich, Familie bzw. Angehörige/wichtige Bezugspersonen in die Überlegungen mit einbeziehen.
- Frühzeitig Kontakt zu Sozialdiensten bzw. Beratungsstellen anregen und den Patienten bei seinen Anstrengungen ermutigen und stützen.
- ☞ 1.12.3 Finanzielle Probleme
- Schuldnerberatungsstellen
- Soweit notwendig und vom Patienten gewünscht, sind Kontakte zum Arbeitsplatz bzw. zum Arbeitsamt herzustellen (evtl. Tagesurlaub; Sozialdienst).
- ☞ 1.12.4 Arbeitslosigkeit
- Evtl. ist über den Sozialdienst eine Familienberatungsstelle einzuschalten, um die Familie zu entlasten. Besonders Kinder leiden unter der Situation und haben wenige Möglichkeiten zur Problembewältigung.

4.1.3 Akute Intoxikation

Kennzeichen: Der Patient erzielt nach erheblichem Substanzkonsum oder möglicherweise schon bei geringen Mengen (pathologischer Rausch) eine erhebliche berauschende Wirkung: schwere Vergiftungserscheinung, Überaktivität, sozialer Rückzug, introvertiertes Verhalten, unvorhersehbare Wirkung.
Andere Bezeichnungen sind: Akuter Rausch, „Horrortrip" (Angstreise) bei halluzinogenen Substanzen.

Der Patient zeigt nach Substanzgebrauch erhebliche Wirkung:
- Enthemmung

Pflegeziele

Nahziel:
- Patient erleidet oder verursacht keine bleibenden Schäden.
- Patient erkennt seinen Substanzgebrauch als Ursache der Störung.

- Bewusstseinseintrübung bis Bewusstlosigkeit
- Angespanntheit
- Streitsüchtigkeit

Die Kooperationsbereitschaft des Patienten ist evtl. erheblich eingeschränkt.

Ressource: Zustand ist vorübergehend.

Pflegemaßnahmen und Hinweise

- Während des Intoxikationszustands ist eine engmaschige Krankenbeobachtung und Überwachung unabdingbar. Wenn nötig Verlegung auf die Intensivstation .
- Regelmäßig Vitalzeichen, Ausscheidungen, Bewusstsein und Verhalten kontrollieren (nach Absprache mit dem Arzt).
- Sammeln von Informationen über den Hergang (auch bei Angehörigen, Begleitpersonen usw. dokumentieren).
- Der Patient hat ggf. Bettruhe (überwachen), notfalls muss eine mechanische Fixation durchgeführt werden (Arztanordnung).
- Durchführung aller allgemeinen Pflegemaßnahmen: Waschen, Lagern, Flüssigkeitseinfuhr.
- Nicht bettlägerige Patienten kontinuierlich beaufsichtigen.
- Bei distanzlosen und enthemmten Patienten darauf achten, dass sie weder Mitpatienten belästigen, noch sich selbst Schaden zufügen.
- Bei agitierten Patienten frühzeitig einschreiten, um Selbst- oder Fremdbeschädigungen zu vermeiden.
- Nach Abklingen der akuten Intoxikation sind dem Patienten die Zusammenhänge der Störung mit seinem Substanzgebrauch verständlich zu erklären.
- Den Patienten darauf hinweisen, dass bereits geringste Mengen wieder zu einer Intoxikation führen können.
- Dem Patienten verdeutlichen, dass nur absolute Substanzvermeidung vor Intoxikation schützt.
- Ggf. Angehörige und evtl. Besucher diesbezüglich informieren.

4.1.4 Psychotische Störungen bei Sucht

Kennzeichen: Die psychotische Störung tritt gewöhnlich während oder unmittelbar nach Substanzgebrauch auf. Dabei können lebhafte Halluzinationen, Verkennungen, Wahn oder Beziehungsideen auftreten. Gelegentlich treten auch psychomotorische Störungen (Erregung, Stupor) und abnorme Affekte auf, gekennzeichnet von tiefer Angst bis hin zu Ekstase. Vereinzelt treten Bewusstseinstrübungen auf. Die Störung ist meist zeitlich begrenzt und geht binnen Wochen zurück. Psychotische Störungen, die innerhalb eines Delirs auftreten, fallen nicht unter diesen Standard.
Die bekanntesten Störungen sind: Alkoholhalluzinose, alkoholischer Eifersuchtswahn, alkoholische Paranoia, alkoholbedingtes mnestisches Syndrom.

a) Der Patient entwickelt aufgrund Substanzgebrauchs während seines Klinikaufenthaltes ein psychotisches Syndrom. Ressource: Die Störung ist meist nur vorübergehend.

Pflegeziele

Nahziel: Der Patient übersteht die psychotische Störung ohne Schaden.

Pflegemaßnahmen und Hinweise

- Krankenbeobachtung: Liegen delirante oder psychotische Symptome vor? Alkoholkontrolle bzw. Urin-Tox durchführen, Anamneseerhebung. Art der psychotischen Störung objektiv beschreiben.
- Den Patienten in den Wachbereich verlegen und kontinuierlich beobachten.
- Kontrolle der Vitalfunktionen.
- Nachforschungen anstellen, welche Substanz der Patient eingenommen hat und auf welchem Weg er sich diese beschafft hat.
- Spezielle Pflege nach Art der psychotischen Störung durchführen.
- ☞ 1.6.1 Wahngedanken, Wahnideen.
- ☞ 1.6.2 Wahnstimmung, Wahnformen.

b) Der Patient hat auffallende psychotische Störungen stuporöser oder erregter Art.

Pflegeziele

Nahziel: Der Patient erleidet keine weitere Komplikation und schädigt weder sich noch andere.

Pflegemaßnahmen und Hinweise

- Krankenbeobachtung: Art und Ausmaß der Störung korrekt beschreiben und dokumentieren.
- Bei stuporösen Störungen auf Erhaltung aller Vitalfunktionen achten. Patienten können plötzlich starkes Fieber entwickeln (regelmäßige Temperaturkontrolle), sind häufig inkontinent und sorgen für keines ihrer Bedürfnisse. Alle Pflegemaßnahmen müssen durchgeführt werden.
- ☞ 3.1.3 Schizophrenie: katatone Form, Stupor
- Bei erregten Patienten ist auf ausreichende Bewegungsfreiheit zu achten (Nähe und Distanz einschätzen). Den Patienten vor Selbstbeschädigung und Mitpatienten vor Übergriffen schützen.
- Darauf achten, dass sich der Patient nicht verausgabt. Ruhig und bestimmt einschreiten.
- Soweit Bettruhe angeordnet ist, diese überwachen und sicherstellen.
- ☞ 1.10.1 Psychomotorische Störungen
- ☞ 1.9 Affektstörungen

c) Der Patient hat ausgeprägte Verfolgungsideen, ist unruhig und umtriebig.

Pflegeziele

Nahziel: Der Patient spricht über seine Wahnideen und vertraut seiner Bezugsperson.

Pflegemaßnahmen und Hinweise

- Krankenbeobachtung: Unruhe und Umtriebigkeit in ihrer Art und Ausprägung dokumentieren.
- Den Patienten fortlaufend beaufsichtigen, damit er weder sich oder anderen Schaden zufügen kann.
- Die Bezugsperson versucht vorsichtig, auf die Ängste und Wahnvorstellungen einzugehen.
- Dem Patienten in Gesprächen die eigene Realität rückmelden.
- Dem Patienten wiederholt erklären, dass man seine Befürchtungen nicht nachvollziehen kann, ihm aber trotzdem Verständnis entgegenbringt.
- Den Patienten aber trotz aller Wahnvorstellungen ernst nehmen und ihm dadurch den Beziehungsaufbau ermöglichen.
- ☞ 1.6.1 Wahngedanken, -ideen
- ☞ 1.6.2 Wahnstimmung, -formen

d) Der Patient leidet unter verschiedenen Halluzinationen: optisch, akustisch, usw.

Pflegeziele

Nahziel: Die Reaktion des Patienten auf die Halluzinationen erfolgt zunehmend kontrollierter.

Pflegemaßnahmen und Hinweise

- Krankenbeobachtung: Dauer und Art der Halluzination sowie Patientenreaktionen darauf dokumentieren.
- Wenn der Patient Horrorvisionen erlebt, nach Möglichkeit dabeibleiben und beruhigend auf in einwirken, z.B. durch Gespräch, evtl. Körperkontakt, Musik.
- Reize in der Umgebung soweit möglich reduzieren. Auf auslösende Faktoren achten und diese beseitigen.
- Den Patienten z.B. durch Fragen soweit möglich ablenken.
- ☞ 1.7 Sinnestäuschungen.

4.1.5 Pflege bei Entzugssyndrom

Kennzeichen: Symptomenkomplex von unterschiedlicher Zusammensetzung und Ausprägung des Schweregrades, abhängig von Art und Dosis der zuletzt verwendeten Substanz, der bei absolutem oder relativem Entzug des/der Suchtmittel/s auftritt. Die Dauer ist immer zeitlich begrenzt und beträgt Tage bis zu mehreren Wochen. Es sind sowohl physische wie psychische Veränderungen zu finden, bis hin zu komplizierten Fällen mit Krampfanfällen und Delirium tremens.

a) **Körperliche Symptome:** Der Patient leidet z. B. unter Schlaflosigkeit, Zittern und Muskelzuckungen, Inappetenz und Durstgefühl, Glieder- und Rückenschmerzen, Krämpfen, Schwitzen, Polyurie, Völlegefühl, Diarrhoe und Kreislaufstörungen (Tachykardien).

Pflegeziele

Nahziel: Der Patient erleidet keinen körperlichen Schaden und spürt Verständnis für seine Situation.

Pflegemaßnahmen und Hinweise

- Der Patient wird regelmäßig beobachtet. Vitalzeichen und Verhalten werden systematisch dokumentiert.
- Auf die Einnahme der verordneten Medikamente ist zu achten, evtl. sind Nachkontrollen durchzuführen (Schlucken, Wirkung).
- Auf seine Schmerzäußerungen vorwiegend mit physikalischen Maßnahmen (warmes Bad, kühle Waschungen, feuchte Umschläge, Wärmflasche) reagieren.
- Für ausreichende Körperpflege sorgen und soweit notwendig dabei unterstützen.
- Die Ernährungswünsche des Patienten beachten.
- Der Patient erhält verschiedene Essensangebote und ausreichend Flüssigkeit (evtl. Ersatznahrung).
- Dem Patienten die Speisenauswahl überlassen und auf seine Vorlieben eingehen.
- In problematischen Fällen flüssig-breiige Kost anbieten (Arztanordnung).
- Schluckakt kontrollieren.

b) **Psychische Symptome:** Der Patient leidet neben den allgemeinen Symptomen auch unter „Überwachheit", innerer Unruhe, Angst, Verstimmung (gereizt, depressiv), Bewusstseinstrübungen, Desorientiertheit; Suizidimpulse sind möglich.

Pflegeziele

Nahziel: Der Patient steht unter verantwortungsvoller Überwachung und Pflege.

Pflegemaßnahmen und Hinweise

- Der Patient kommt in den Wachraum, bzw. in das Überwachungszimmer. Das Zimmer sollte abgedunkelt und ruhig sein (Reizabschirmung).
- Starke Schweißbildung und Krämpfe sind dem Arzt zu melden. Suizidanzeichen und -äußerungen sind ernst zunehmen.
- Darauf achten, dass der Patient das Zimmer oder die Station nicht verlässt.
- Durch Gespräche und Anwesenheit beruhigend auf den Patienten einwirken.
- Seine Äußerungen ernst nehmen und darauf eingehen. Durch genaue Informationen zu seinem Zustand gegen seine Ängste und Unruhe vorgehen.

c) **Krampfanfälle:** Der Patient erleidet epileptische Anfälle (Grand mal):

Pflegeziele

Nahziel: Der Patient erleidet während der Anfälle keine zusätzlichen Schädigungen.

Pflegemaßnahmen und Hinweise

- Art, Häufigkeit und Dauer der Anfälle ist zu überwachen und zu dokumentieren.
- Tritt während des Anfalls Erbrechen auf, Atemwege freihalten und Mund-Rachenraum absaugen, soweit möglich.
- Den Patienten bei Krämpfen keinesfalls festhalten, aber ihn vor Verletzungen (Sturz, Anschlagen an Kanten, Gefahrenzonen usw.) schützen.
- Umgehend Arzt informieren und Notfallmedikation bereithalten.
- Nach Abklingen des Anfalls auf Nachwirkungen und Komplikationen achten: Hirndruckzeichen, gestörte Vitalzeichen, Dämmerzustand u.a.

Pflegeziele

Nahziel: Der Patient ist lückenlos überwacht und schädigt weder sich noch andere.

d) Der Patient zeigt prädelirante Symptome, die sich zum Delir entwickeln können (beginnendes Delirium tremens): Der Patient leidet unter zunehmender Bewusstseinsstörung, halluziniert (meist optisch: sieht Kleingetier, liest vom leeren Blatt), verkennt Personen, und zeigt mehr oder weniger ausgeprägte psychomotorische Störungen (nestelnde Finger, Erregung, Affekte), evtl. begleitet von psychotischen Zuständen, z. B. Wahnideen.

Pflegemaßnahmen und Hinweise

- Der Patient bedarf einer engmaschigen Überwachung!
- Angeordnete Infusionen überwachen. Mit Manipulationen des Patienten am Infusionssystem muss gerechnet werden.
- Wegen der starken Schweißbildung wird der Patient bei Bedarf mehrmals am Tag gewaschen und erhält frische Leib- und Bettwäsche. Für eine angemessene Hautpflege sorgen.
- Für frische Luft und kühlere Zimmertemperatur sorgen, nur leicht zudecken, aber Zugluft vermeiden.
- Mundpflege ist regelmäßig durchzuführen (Pat. hat häufig starken, klebrigen Zungen-, Gaumen- und Lippenbelag), wobei zur Sicherheit ein Mundkeil verwendet werden soll. (Zahnprothesen werden vorsichtig entfernt).
- Durchführung aller prophylaktischen Maßnahmen.
- Auf ausreichende Flüssigkeitszufuhr ist zu achten. Zunehmende Hirndruckzeichen (extreme Bradykardie, ausgeprägte Hypertonie, Pupillenweite und evtl. -starre, Atemstörungen) sind umgehend zu melden.
- Laufen Infusionen, ist die Infusionsgeschwindigkeit bis zum Erscheinen des Arztes zu reduzieren (Gefahr des Hirnödems).
- Beim Umgang mit dem Patienten ist auf plötzliche psychomotorische Erregung zu achten (Sicherheitsräume einplanen, gefährliche Gegenstände entfernen).

Pflegeziele

Nahziel: Die Vitalfunktionen des Patient sind gesichert

e) Der Patient entwickelt das ausgeprägte Vollbild eines lebensbedrohlichen Delirium tremens.

Pflegemaßnahmen und Hinweise

- Der Patient wird so rasch wie möglich in den Intensivbereich eines Allgemeinkrankenhauses verlegt!
- Bis zur Verlegung sind folgende Maßnahmen durchzuführen:
- Kontinuierliche Überwachung im Intensivbereich oder Wachzimmer: Temperatur, Puls, RR, Atmung, Schweißbildung, Bewusstsein, Tremor, Ausscheidungen. Dokumentation in kurzen regelmäßigen Abständen.
- Ansprechbarkeit regelmäßig prüfen.
- Notfallmaßnahmen absprechen und dokumentieren (Intubationsbesteck und Reanimationsinstrumente griffbereit).
- Absaugen nach Anordnung.
- Atemunterstützende Lagerung durchführen.
- Evtl. Dauerkatheter nach Anordnung.
- Auf überraschende Unruhe und Aggression vorbereitet sein (Pat. hat oft ungeahnte Kräfte). Evtl. muss der Patient mechanisch fixiert werden.

4.1.6 Entzug bei Alkohol- und Drogenabusus (Entgiftungsphase)

a) Der Patient findet sich im geregelten Tagesablauf nicht zurecht.

Pflegeziele

Nahziel: Patient ist über Tagesablauf aufgeklärt und findet sich bestmöglich zurecht.

Pflegemaßnahmen und Hinweise

- Dem Patienten wird mehrmals der Tagesplan erklärt.
- Der Patient erhält eine Bezugsperson.
- Krankenbeobachtung durchführen und dokumentieren: auch auf (prä-)delirante Zeichen achten, Eingewöhnungsprobleme.

b) Der Patient hat Einschlaf- bzw. Durchschlafstörungen.
Der Patient kann nachts nicht schlafen, da er tagsüber viel im Bett liegt.

Pflegeziele

Nahziel:
- Nachtruhe beim Patient ist gewährleistet.
- Patient hat einen geregelten Tag-/Nachtrhythmus.

Pflegemaßnahmen und Hinweise

- Aufklärung über Wirkung und Handhabung der Bedarfsmedikation.
- Autogenes Training/Progressive Muskelentspannung anbieten.
- Gespräche anbieten. Ihn dabei ernst nehmen und beruhigend auf ihn einwirken.
- Beruhigende Musik empfehlen (mit Pat. absprechen).

- Den Patienten anhalten, immer wieder ins Bett zu gehen und zu schlafen versuchen, er sollte z.B. nicht die ganze Nacht im Raucherraum zubringen.
- Den Patienten dazu anhalten, nicht während des Tages zu schlafen. Ihm erklären, dass sich sonst kein normaler Tag-/Nachtrhythmus einstellen kann.
- Den Patienten zur Teilnahme am Tagesprogramm ermuntern.
- Dem Patienten Patientendienste übertragen.

c) Patient ist inaktiv, klagt über Langeweile und nimmt nicht am Therapieangebot teil.

Pflegeziele

Nahziel:
- Der Patient beschäftigt sich sinnvoll und bewegt sich ausreichend.
- Der Patient erkennt die Notwendigkeit der Therapie.
- Der Patient kann seine Freizeit sinnvoll gestalten.

Pflegemaßnahmen und Hinweise

- Krankenbeobachtung und Dokumentation.
- Für Therapieangebote interessieren.
- Verantwortung an den Patienten abgeben, z.B. Übernahme von Stationsdiensten.
- Aktivitätenangebot: Frühsport, Gymnastik, Spaziergänge, Kegeln, Nachmittagssport, Volleyball, Kraftraum, Schwimmen, Tischtennis, Kickern, Dart, Lesen (Bücherei), Hobbys ermöglichen (Malen, Basteln usw.).
- Möglichkeiten der Freizeitgestaltung mit dem Patienten thematisieren.
- Auf Anregungen des Patienten nach Möglichkeit eingehen.

Pflegeziele

Nahziel:
- Patient ist ausreichend ernährt.
- Der Patient erkennt den Zusammenhang zwischen Entzug und Appetit.

**d) Der Patient hat keinen Appetit. Er empfindet Ekel vor Speisen.
Der Patient beschwert sich ständig über die Qualität des Essens und verdirbt dadurch den Mitpatienten den Appetit.**

Pflegemaßnahmen und Hinweise

- Die Äußerungen des Patienten ernst nehmen und darauf eingehen.
- Dem Patienten im Gespräch Zusammenhänge des Entzugs und der Inappetenz aufzeigen und Vorlieben des Patienten nach Möglichkeit berücksichtigen.
- Evtl. ein Gespräch mit dem Koch bzw. der Küche ermöglichen.
- Den Patienten anhalten, seinen Unmut nicht vor allen Mitpatienten und in adäquater Weise zu äußern.
- In Problemfällen Ersatznahrung nach Arztanordnung anbieten.

e) Der Appetit des Patienten ist aufgrund von Suchtverlagerung gesteigert.

Pflegeziele

Nahziel: Der Appetit des Patienten hält sich in Grenzen.

Pflegemaßnahmen und Hinweise

- Krankenbeobachtung und Dokumentation.
- In Gesprächen auf die Problematik eingehen und den Patienten darauf hinweisen.
- Den Patienten an die Möglichkeit der Menüwahl erinnern, Vorlieben berücksichtigen.
- Kontrolle von Mitgebrachtem (Geschenke von Besuchern, Päckchen, Einkäufe usw.) dem Patienten erläutern.
- Süßigkeiten sind nicht generell verboten, sollten sich aber in Grenzen halten.
- Koffeinhaltige Getränke sind wegen der Gefahr der Suchtverlagerung untersagt. Siehe auch Stationsordnung!

f) Der Patient leidet unter seinen Gefühlsschwankungen während des Entzugs. Er ist aggressiv, launisch, depressiv usw.

Pflegeziele

Nahziel: Der Patient kommt mit seinen Stimmungsschwankungen zurecht.

Pflegemaßnahmen und Hinweise

- Das Verhalten des Patienten beobachten und dokumentieren.
- Dem Patienten Gespräche anbieten.
- Den Patienten ernst nehmen und beruhigend auf ihn einwirken, dabei immer sachlich und ruhig bleiben.
- Dem Patienten rückmelden, was er durch sein Verhalten beim Gegenüber auslöst.
- Bei aggressiven Verhaltensweisen in geeigneter Form einschreiten.
- Den Patienten auf die Stationsordnung hinweisen, die jegliche körperliche Gewalt ablehnt.

g) Der Patient weicht dem Suchtdruck mit Suchtverlagerung aus: Anzeichen der Suchtverlagerung können sein: erhöhter Kaffeegenuss, erhöhter Zigarettenverbrauch, gesteigertes Einkaufsverhalten, exzessiver Musikgenuss, Verlangen nach verschiedenen Tabletten und häufige Klagen über kleine Unpässlichkeiten,

Pflegeziele

Nahziel: Der Patient erkennt die Problematik der Suchtverlagerung und ist bereit dagegen anzukämpfen.

Pflegemaßnahmen und Hinweise

- Genaue Krankenbeobachtung und Dokumentation: Wie geht Der Patient mit seinem Suchtdruck um?
- Den Patienten auf die Suchtverlagerung ansprechen und ihn bitten, diese zu unterlassen oder zu normalisieren.
- Dem Patienten die Problematik einer Suchtverlagerung erklären.

starkes Nachwürzen von Speisen, Steigerung der Nahrungsaufnahme, Gewichtszunahme, übertriebene sportliche Aktivitäten.

h) Der Patient täuscht körperliche Erkrankungen, z. B. Zahnschmerzen, vor, um mehr Medikamente zu bekommen. und nützt dies aus, um mehr Medikamente zu bekommen.

i) Der Patient ist desorientiert oder es besteht Fluchtgefahr.

j) Der Patient hat einen Spritzenabszess (offene Wunde) und gefährdet damit Mitpatienten.

- Die Aktivitäten des Patienten auf gewünschte Verhaltensweisen lenken: Sport, Gesellschaftsspiele, Gruppenaktivitäten, Lesen, Verbesserung der familiären Beziehung usw.
- Dem Patienten Gesprächsbereitschaft signalisieren, wenn er darin eine Hilfe sehen kann
- ☞ 4.1.7 Motivations- und Orientierungsphase

Pflegeziele

Nahziel: Patient ist frei von Schmerzen und geht mit der Bedarfsmedikation verantwortungsbewusst um.

Pflegemaßnahmen und Hinweise

- Dem Patienten die Notwendigkeit des verantwortungsbewussten Umgangs mit Bedarfsmedikamenten erläutern (Notwendigkeit, Kombination mit physikalischen Maßnahmen, Einteilung, Tageshöchstmenge).
- Nach Rücksprache mit Arzt Weitervermittlung an Konsiliar- oder Fachärzte.
- Soweit notwendig, Bedarfsmedikamente geben.

Pflegeziele

Nahziel:
- Die Sicherheit des Patienten ist gewährleistet.
- Fluchttendenz wird erkannt und unterbunden.

Pflegemaßnahmen und Hinweise

- Verhalten des Patienten beobachten und dokumentieren.
- Den Patienten in das Überwachungszimmer verlegen.
- Auf Anordnung und b.B. wird der Patient fixiert.
- Den Patienten in verständlicher Weise über die Folgen und Gefahren seiner Absicht informieren.
- Es muss überlegt werden, ob der Patient u.U. auf die (geschlossene) geschützte Abteilung verlegt werden soll.
- ☞ 1.1 Orientierungsstörungen

Pflegeziele

Nahziel:
- Die Wunde ist abgedeckt und die Wundheilung gesichert.
- Eine Infektionsausbreitung ist verhindert.

Pflegemaßnahmen und Hinweise

- Allgemeine und spezielle Krankenbeobachtung und Dokumentation.

211

- Behandlung und Pflege des Spritzenabszesses nach ärztlicher Anordnung.
- Die offene Wunde tägl. steril verbinden.
- Den Patienten über die Möglichkeit der Infektionsausbreitung aufklären.
- Alle hygienischen Maßnahmen beachten und den Patienten darüber informieren. (Der Patient darf den Verband nicht selbst abnehmen; der alte Verband ist vorschriftsmäßig zu beseitigen).
- In Gesprächen an die Selbstverantwortung des Patienten appellieren.

k) Der Kreislauf des Patienten ist instabil.

Pflegeziele

Nahziel: Der Patient ist kreislaufstabil.

Pflegemaßnahmen und Hinweise

- Vitalzeichenkontrolle nach Arztanordnung und bei Bedarf (Dokumentation)
- Den Patienten anhalten, nach längerer Ruhephase (sitzend oder liegend) langsam aufzustehen.
- Medikamenteneinnahme beobachten.
- Soweit möglich Bedarfsmedikamente geben.

l) Der Patient ist krampfanfallgefährdet. Der Patient bekommt einen Krampfanfall.

Pflegeziele

Nahziel:
- Der Patient erleidet keinen Krampfanfall.
- Pat ist gesichert vor Zusatzverletzungen.

Pflegemaßnahmen und Hinweise

- Krankenbeobachtung: Dauer und Häufigkeit der Anfälle, Anfallsbeschreibung und Dokumentation.
- Beachtung der Sicherheitsfaktoren: gefährliche Gegenstände entfernen, z. B. Zahnprothesen, Schmuck.
- Umgebung des Krampfenden sichern, z. B. Stühle wegrücken.
- Wenn möglich Kissen unter den Kopf legen
- Keinen Gummikeil verwenden, Verletzungsgefahr zu hoch.
- ☞ 3.6 Störungen bei Epilepsie

m) Der Patient schwitzt und/oder friert.

Pflegeziele

Nahziel: Der Patient fühlt sich wohl.

Pflegemaßnahmen und Hinweise

- Krankenbeobachtung (speziell Temperatur) und Dokumentation.

- Getränke (je nach Temperatur warm oder kalt) anbieten und auf ausreichende Flüssigkeitszufuhr achten.
- Zimmer regelmäßig lüften (Zugluft vermeiden).
- Bett- u. Leibwäsche nach Bedarf wechseln.
- Evtl. zusätzlich Decken anbieten oder Wärmflasche geben.
- Soweit notwendig, Hilfestellung beim Waschen geben.
- Ein warmes Bad ist zu jeder Tages und Nachtzeit möglich. (Auf Anfallgefahr achten und Sicherheiten „einbauen"!).

n) Der Patient hat Brechdurchfall.

Pflegeziele

Nahziel:
- Pat hat intakten Magen-Darmtrakt.
- Patient hat genügend Flüssigkeit.
- Die Medikamenteneinnahme ist gewährleistet.

Pflegemaßnahmen und Hinweise

- Krankenbeobachtung und Dokumentation. Darauf achten, ob Medikamente erbrochen wurden (ggf. Arzt fragen und eine Nachmedikation abklären).
- Spezielle Schon- und Aufbaukost anbieten. Zugabe von Fruchtzucker (z.B. Lactulose).
- Soweit der Patient Ersatznahrung (z.B. Fresubin) erhält, auf die abführende Nebenwirkung hinweisen und ggf. die Menge reduzieren oder auf andere Nahrungsmittel umsteigen.
- Ausreichende Trinkmenge gewährleisten.
- Bedarfsmedikation nach. Arztanordnung.

o) Der Patient hat Muskel- und Gliederschmerzen, bzw. Verspannungen.

Pflegeziele

Nahziel:
- Der Patient ist weitgehend schmerzfrei.
- Muskel und Gelenke des Patienten sind entspannt.

Pflegemaßnahmen und Hinweise

- Krankenbeobachtung und Dokumentation (Ort und Art der Schmerzen).
- Warmes Bad zu jeder Tages und Nachtzeit ermöglichen (auf Anfallgefahr achten und genügend Sicherheit einplanen).
- Wärmflasche anbieten.
- Rotlichtapplikation auf schmerzende Körperpartien.
- Bei Muskelverspannungen leichte Bewegungsübungen (aktiv oder passiv) anbieten.
- Massagen nach Verordnung vermitteln.
- In Gesprächen beruhigend auf den Patienten einwirken und seine Schmerzen ernst nehmen.
- Bedarfsmedikation nach Arztanordnung.

p) Spezielle somatische Probleme bei Alkoholikern:
Patient leidet an Polyneuropathie, Aszites, Ösophagusvarizen.

Pflegeziele

Nahziel:
- Nervenschmerzen beim Patient sind gelindert.
- Rückbildung des Aszites.
- Schluckprozess ist ungestört.
- Die Varizenblutung wird rechtzeitig erkannt.

Pflegemaßnahmen und Hinweise

- Gezielte Bewegungsübungen.
- Krankengymnastik nach Anordnung vermitteln.
- Bei Bedarf Wechselbäder anbieten.
- Bauchumfang messen, liegend oder stehend immer gleich (Messlinie anzeichnen!).
- Flüssigkeitsbilanzierung.
- Spezielle Diät bei dekompensierter Leberzirrhose mit Aszites: Salzarm, eiweißreduziert (Beratung durch den Diätassistenten).
- Exakte, tägliche Gewichtskontrollen.
- Auf weiche, nicht zu heiße Kostform achten und auf ausreichendes Kauen hinweisen.
- Hinweis: Kleine Portionen schlucken lassen und sich beim Essen Zeit lassen.
- Für den Notfall (Blutung): sofort Verlegung vorbereiten, Sonde zur Blutstillung und Wundkompression bereithalten, z. B. Sengstaken-Blakemore-Sonde.

q) Spezielle Probleme bei Drogenpatienten:
Drogenverherrlichende Gespräche erhöhen den Suchtdruck.

Pflegeziele

Nahziel:
- Der Patient erkennt die Dynamik und den Hintergrund seiner Gesprächsinhalte.
- Mitpatienten werden nicht belästigt und fühlen sich nicht gestört.

Pflegemaßnahmen und Hinweise

- Krankenbeobachtung und Dokumentation.
- Gespräche dieser Art sofort unterbinden.
- Mitpatienten anhalten, bei diesen Gesprächen selbst einzuschreiten und die „Drogenverherrlicher" auf deren problematische Gespräche hinzuweisen.
- Im Gespräch auf die Motivation des Patienten eingehen. Dabei sachlich bleiben.
- In der Suchtgruppe auf das drogenverherrlichende Gespräch eingehen.
- ☞ 4.1.8 Suchtdruck

r) Der Patient hat Abbruchgedanken.

Pflegeziele

Nahziel: Der Pat bleibt weiterhin auf der Station und schließt seine Entgiftung ab.

Pflegemaßnahmen und Hinweise

- Klärendes und stützendes Gespräch führen: Gründe der Abbruchgedanken gemeinsam mit dem Patienten aufdecken. Verdeckte Ziele des Patienten offen legen (z.B. sein Wunsch nach Erhöhung der Bedarfsmedikamente).
- Den Patienten über die Folgen eines Abbruchs aufklären.
- Mögliche Lösungsvorschläge unterbreiten.

s) Der Patient beklagt, dass er bestohlen worden sei.
Der Patient ist nicht in der Lage auf sein Eigentum selbständig zu achten, und läuft Gefahr bestohlen zu werden.

Pflegeziele

Nahziel:
- Diebstähle sind weitgehend verhindert.
- Der Schutz des Patienteneigentums ist gewährleistet.

Pflegemaßnahmen und Hinweise

- Information bei der Aufnahme: Schließfächer gegen Schlüsselpfand. Größere Geldbeträge sind in die Kasse einzuzahlen. Geld oder Wertgegenstände dürfen nicht offen herumliegen.
- Auf Selbstverantwortung hinweisen.
- Details der Diebstahlsmeldung oder Anschuldigung klären und bei Suche und Aufklärung helfen.
- Diebstahl im Blitzlicht ansprechen und auf die Möglichkeit der anonymen Rückgabe hinweisen. Hier auf die Konsequenz (disziplinarische Entlassung) eingehen.

t) Der Patient ist sehr ungeduldig, achtet nicht auf andere (drängelt sich vor, fällt anderen ins Wort usw.).

Pflegeziele

Nahziel: Der Patient zeigt Einfühlungsvermögen und Geduld.

Pflegemaßnahmen und Hinweise

- Krankenbeobachtung und Dokumentation.
- Den Patienten aufmerksam machen, wenn er andere übergeht.
- Dem Patienten korrekte Umgangsformen vorleben.
- Im Gespräch immer sachlich und korrekt bleiben.

u) Durch einen hohen Lärmpegel fühlen sich Patient und Mitarbeiter gestört.

Pflegeziele

Nahziel: Die Patienten nehmen auf die Stationsruhe und aufeinander Rücksicht.

Pflegemaßnahmen und Hinweise

- Krankenbeobachtung und Dokumentation.
- Den Patienten um Verständnis gegenüber anderen bitten.
- Den Patienten auf die Stationsordnung hinweisen.
- Den Patienten darauf hinweisen, dass bei fortgesetzter Uneinsichtigkeit individuelle Sanktionen möglich sind. Bei fortgesetzter Uneinsichtigkeit sind Sanktionen zu beraten und umzusetzen.

v) Der Patient trübt zunehmend ein und wirkt deutlich intoxikiert.

Pflegeziele

Nahziel: Der Patient erleidet oder verursacht keinen bleibenden Schaden.

Pflegemaßnahmen und Hinweise

- Krankenbeobachtung und Dokumentation.
- Arzt informieren.
- Den Patienten wenn möglich befragen, ob und falls ja, was er genommen hat.
- Mitpatienten befragen
- ☞ 4.1.12 Urin-Tox
- ☞ 4.1.11 Alkotest durchführen.
- Leibes- und Effektenkontrolle einschließlich Zimmerkontrolle.
- ☞ 4.3.3 Leibesvisitation

w) Der Patient äußert sich gegenüber verschiedenen Teammitgliedern widersprüchlich

Pflegeziele

Nahziel: Der Patient ist sich seiner Verhaltensweise klar und ändert sie.

Pflegemaßnahmen und Hinweise

- Gezielte Beobachtung und lückenlose, wertfreie Dokumentation.
- Dem Patienten im Gespräch sein Fehlverhalten und die Folgen seines Handelns aufzeigen.
- Möglichst sofort klärende Dreiergespräche mit den betroffenen Personen durchführen.
- Informationsaustausch zwischen den einzelnen Teammitgliedern ggf. optimieren.

4.1.7 Motivations- und Orientierungsphase

Kennzeichen: Schon während, aber besonders nach Abschluss der körperlichen Entgiftung wird schwerpunktmäßig die Motivation des Patienten für ein suchtstofffreies Leben angestrebt. Die Motivationsphase ist nicht abhängig von der Art der Suchtmittel oder der Suchterkrankung, kennt aber unterschiedliche Schwerpunkte. Wesentliche

Stationen sind: Auseinandersetzung mit dem Suchtproblem und der Suchtkrankheit, Entwöhnungsphase, Orientierungsphase, Vermeidung einer Suchtverlagerung, Entwicklung eines Persönlichkeits- und Identitätsbewusstseins, Entwicklung einer Zurückweisungskompetenz gegenüber Suchtstoffangeboten. Die Motivationsphase in unserem Haus soll den Patienten auf eine erfolgreiche Nachfolgetherapie vorbereiten: ambulant, stationär, Kurzzeit- oder Langzeittherapie.

a) Der Patient hat zu wenig Wissen über seine Krankheit und hegt falsche Vorstellungen über seinen zukünftigen Umgang mit Suchtstoffen.

Pflegeziele

Nahziel:

- Der Patient weiß, dass seine Suchtkrankheit nicht geheilt werden kann, dass es aber notwendig ist, zukünftig ohne Suchtstoffe zu leben.
- Der Patient ist über seine Krankheit und deren Mechanismen ausreichend informiert.

Pflegemaßnahmen und Hinweise

- Bezugspflege anbieten.
- Der Patient wird von verschiedenen Personen (Arzt, Psychologe, Sozialarbeiter, Pflegende) über seine Suchtkrankheit und die weiterhin bestehenden Gefahren aufgeklärt.
- Den Patienten ermutigen, an verschiedenen Gesprächsgruppen und Einzelgesprächen teilzunehmen und sich selbst in die Gespräche einzubringen.
- Der Patient wird darauf hingewiesen, dass es nichts nützt, sich selbst zu belügen.
- Dem Patienten Gelegenheiten einräumen, ehrlich zu sich selbst zu sein, sein bisheriges Leben und seine mögliche Zukunft zu reflektieren.
- Den Patienten schrittweise mit seinen aktuellen und früheren Problemen konfrontieren und ihn ermutigen, Lösungen zu erarbeiten. Lösungsvorschläge mit dem Patienten besprechen und ihm mögliche Schwachstellen seiner Überlegungen aufzeigen.
- Gemeinsam mit dem Patienten eine Tages- und Wochenstruktur erarbeiten und ihm die Bedeutung von Strukturen erklären.

b) Der Patient ist bezüglich der Mitarbeit an seiner Therapie uneinsichtig.

Pflegeziele

Nahziel: Der Patient erkennt die Notwendigkeit seiner Mitarbeit.

Pflegemaßnahmen und Hinweise

- Bezugsperson anbieten.
- Folgen der Sucht aufzeigen.
- Den Zweck der verschiedenen Maßnahmen verständlich machen (z. B. Therapien, Therapiepasskontrolle).

- Selbsthilfegruppen anbieten.
- Konsequenzen aufzeigen, z.B. dass vorzeitige Entlassung droht, wenn seine Mitarbeit nicht gewährleistet ist.

c) Die Anspruchshaltung des Patienten ist überhöht (Unterbringung, Verpflegung, Therapieangebot).

Pflegeziele

Nahziel: Der Patient fügt sich bezüglich seiner Ansprüche in das Angebot der Station ein.

Pflegemaßnahmen und Hinweise

- Dem Patienten erklären, dass alle Patienten gleich behandelt werden. Eine Sonderbehandlung kann nicht gewährt werden.
- Dem Patienten die Einhaltung der Stationsordnung erklären und begründen.
- Sonderregelungen sind nur nach Absprache mit dem Team und in Einzelfällen möglich.

d) Das Erscheinungsbild des Patienten wirkt ungepflegt.

Pflegeziele

Nahziel: Der Patient kommt den hygienischen Anforderungen nach.

Pflegemaßnahmen und Hinweise

- Die Folgen des ungepflegten Erscheinungsbildes verständlich machen (körperliche wie auch soziale Folgen).
- Wiederholt auf die Waschgelegenheiten hinweisen, ggf. Waschutensilien bereitstellen.
- Stationseigene Waschmaschine zeigen und in deren Funktion einweisen.
- ☞ 4.1.16 Mangelhaftes Selbstbewusstsein

e) Der Patient kommt mit dem Suchtdruck in der ersten Zeit der Entwicklungsphase nur schwer zurecht und zeigt eine Tendenz zur Suchtverlagerung.

Pflegeziele

Nahziel:
- Der Patient kennt Maßnahmen, um dem Suchtdruck stand zu halten und erkennt Zeichen einer Suchtverlagerung.
- Der Patient bricht die Therapie nicht ab.

Pflegemaßnahmen und Hinweise

- Den Patienten beobachten und auf Zeichen seines Suchtdruckes bzw. einer Suchtverlagerung ansprechen (Dokumentation).
- Den Patienten ermuntern, über seinen Suchtdruck zu sprechen.
- Dem Patienten Möglichkeiten aufzeigen, mit seinem Suchtdruck umzugehen, z.B. Musikhören, Mithilfe bei verschiedenen Stationsarbeiten, Sport, Entspannungsübungen, Gruppenaktivitäten, Gesellschaftsspiele (ohne Geld) usw.
- Auf Gefahren der Suchtverlagerung hinweisen.

f) Der Patient wird während des Klinikaufenthalts rückfällig.

Pflegeziele

Fernziel: Der Patient ist zur Weiterbehandlung motiviert.

Nahziel: Der Patient verarbeitet seinen Rückfall und zieht Gewinn daraus.

Pflegemaßnahmen und Hinweise

- Unregelmäßige Kontrollen auf Suchtmitteleinnahme:
- ☞ 4.1.11 Alkotest,
- ☞ 4.1.12 Urin-Tox
- Unregelmäßige Kontrollen auf Suchtmitteldepots.
- Paarbildung weitgehend einschränken.
- Gegebenenfalls Kontaktsperre.
- Koffeinhaltige Getränke und Zigarettenkonsum nach Absprache im Team, im beschränkten Umfang gestatten (siehe Stationsordnung).
- Beteiligung an Suchtgruppe und Suchtinformation.
- Informationen über ambulante Einrichtungen/Langzeiteinrichtungen.
- An Sozialdienst vermitteln.
- ☞ 4.2.2 (c) Pflege bei Alkoholabusus

g) Der Patient leidet an mangelndem Selbstbewusstsein. Dies beeinträchtigt ihn in vielen Bereichen des sozialen Zusammenlebens.

Pflegeziele

Nahziel: Der Patient erkennt sein mangelndes Selbstbewusstsein und ist bereit, daran zu arbeiten.

Pflegemaßnahmen und Hinweise

- Der Patient wird wiederholt bestärkt, seine Meinung zu sagen.
- Die Meinung des Patienten wird regelmäßig eingeholt.
- Den Patienten fordern, aber nicht überfordern. Der Patient erhält Angebote für seine Mitarbeit in der Station, z. B. Übernahme von Diensten: Raucherraum, Fernsehraum, Küchendienst, Patienten wecken, Patientensprecher, Einhalten von Therapie- und Gruppenzeiten (siehe Stationsordnung).
- Positive Verstärkung des Selbstbewusstseins durch Lob.

h) Der Patient kommt mit seinem Geld nicht zurecht.

Pflegeziele

Nahziel: Der Patient kommt mit seinen finanziellen Mitteln selbstständig aus.

Pflegemaßnahmen und Hinweise

- Der Patient kann sich durch Mitarbeit in der AT, Gärtnerei, Außengruppe usw. ein Taschengeld verdienen.

- Der Patient erhält Informationen, wie er sein Geld besser einteilen kann.
- Der Patient kann den Umgang mit Geld im Rahmen der Kochgruppe erlernen.
- ☞ 2.11 Selbstständiger Umgang mit Geld.

i) Der Patient läuft Gefahr, seinen Arbeitsplatz zu verlieren und setzt sich zu wenig damit auseinander.

Pflegeziele

Nahziel: Der Patient erkennt die Realität und ist bereit, sich um den Erhalt seines Arbeitsplatzes zu bemühen.

Pflegemaßnahmen und Hinweise

- In Gesprächen die Bedeutung des Arbeitsplatzes erörtern.
- Der Patient soll den Kontakt zu seinem Arbeitgeber erhalten und sein Interesse für den Arbeitsplatz signalisieren.
- Den Patienten auf Hilfestellung durch den Sozialdienst hinweisen, um sich hier beraten und helfen zu lassen (Formulare, Briefe usw.).
- ☞ 1.12.4 Arbeitslosigkeit.

j) Der Patient leidet unter der verfahrenen familiären Situation (z.B. drohende Scheidung, Missachtung durch die Kinder, Schuldgefühle gegenüber Kindern usw.).

Pflegeziele

Nahziel:
- Der Patient lernt, mit der Problematik umzugehen.
- Der Patient ist bereit, seine familiären Schwierigkeiten aufzuarbeiten.
- Der Patient erkennt, dass er aus Fehlern lernen kann und konzentriert sich auf die Zukunft.

Pflegemaßnahmen und Hinweise

- Gesprächsbereitschaft signalisieren und Gelegenheiten einplanen.
- Den Patienten zur selbstkritischen Reflexion im Zusammenhang mit seiner Suchtproblematik anregen.
- Kontakte zu Angehörigen/wichtigen Bezugspersonen (wieder) herstellen.
- Angehörigengespräche im Beisein einer Bezugsperson durchführen (nach vorheriger Absprache mit dem Patienten bzw. den Angehörigen/wichtigen Bezugspersonen).
- Dem Patienten helfen, ein Problembewusstsein und Problemlösungsstrategien zu erarbeiten.
- Den Patienten zur selbständigen Lebensplanung anregen (ggf. auf suizidale Zeichen achten!).

k) Der Patient hat Angst vor der Entlassung und dem großen Suchtmittelangebot bzw. seiner Schwäche.
Der Patient hat Angst, seine Alltagsprobleme nicht zu bewältigen.

Pflegeziele

Nahziel:
- Der Patient hat überzeugende Argumente, Suchtmittelangebote zurückzuweisen.
- Der Patient ist in der Lage seinen Alltag zu bewältigen.

Pflegemaßnahmen und Hinweise

- Der Patient nimmt Kontakt zu einer ambulanten Nachsorgeeinrichtung auf (Suchtberatung, Selbsthilfegruppe usw.) und vereinbart zugleich einen Gesprächstermin.
- In Gesprächen dem Patienten aufzeigen, was er schon gelernt hat und wie er dies nach seiner Entlassung umsetzen kann.
- Den Patienten wiederholt darin bestärken, dass er in der Lage ist, Suchtmittel zurückzuweisen.
- Mit dem Patienten Gefahren, die zum Rückfall führen können, besprechen und die Zusammenhänge anhand von Beispielen verdeutlichen (Partys, alkoholhaltige Lebensmittel und Medikamente usw.).
- Der Patient bekommt bei Wochenendurlauben Gelegenheit, seine Zurückweisungskompetenz unter Beweis zu stellen (z.B. Information seines Freundeskreises in der Stammkneipe, Vermeidung jeglichen Alkohols).

l) Der Patient ist hinsichtlich seiner Zukunftsperspektive unschlüssig.

Pflegeziele

Nahziel: Der Patient ist zur Weiterbehandlung motiviert.
Der Patient entwickelt eine drogenfreie Zukunftsperspektive.

Pflegemaßnahmen und Hinweise

- Gespräche über seine Befürchtungen, Probleme und Erwartungen anbieten.
- Erfassung von Zielen und Zukunftsperspektiven.
- Gegenüberstellung der Argumente (was spricht dafür, was dagegen).
- Einbeziehung der Angehörigen/wichtigen Bezugspersonen, soweit möglich.

4.1.8 Suchtdruck

Vorkommen bei Suchtpatienten während und nach der Entgiftung und Entwöhnung. Der Suchtdruck kommt während des Klinikaufenthaltes ebenso vor wie in der Rehabilitationsphase. Zu Beginn der Entgiftungs- und Entwöhnungsphase ist er meist am stärksten ausgeprägt.

a) Der Patient ist stark angespannt und ständig auf der Suche nach Ersatzstoffen.

Ressource: Der Patient möchte ein suchtfreies Leben führen.

Pflegeziele

Nahziel: Der Patient erkennt den Grund seiner Anspannung und verzichtet auf Ersatzstoffe

Pflegemaßnahmen und Hinweise

- Verhalten und Äußerungen des Patients beobachten und dokumentieren.
- Schmerzäußerungen, Schlafstörungen, Übelkeit, Brechreiz und dergleichen auf Anzeichen eines Suchtdrucks hinterfragen.
- Gesprächsbereitschaft zeigen und den Patienten über die Problematik seines Suchtdrucks informieren.
- Den Patienten über die problematische Wirkung der Ersatzstoffe informieren und ihm erklären, auf welche Ersatzstoffe oder Verhaltensweisen er ausweicht.
- Den Patienten zu Beschäftigung und Ablenkung anregen, evtl. Zeit für seine Hobbys einräumen (Information über mögliche Aktivitäten im Hause, Hinweis auf die Krankenhausbibliothek, Sporttherapie, Übernahme von Diensten auf der Station usw.).

b) Der Appetit des Patienten ist aufgrund der Suchtverlagerung gesteigert.

Pflegeziele

Nahziel: Der Appetit des Patienten hält sich in Grenzen.

Pflegemaßnahmen und Hinweise

- Krankenbeobachtung und Dokumentation.
- In Gesprächen auf die Problematik eingehen und den Patienten darauf hinweisen.
- Den Patienten an die Möglichkeit der Menüwahl erinnern, Vorlieben berücksichtigen.
- Kontrolle von Mitgebrachtem (Geschenke von Besuchern, Päckchen, Einkäufe usw.); dem Patienten erläutern.
- Süßigkeiten sind nicht generell verboten, sollten sich aber in Grenzen halten.
- Koffeinhaltige Getränke sind wegen der Gefahr der Suchtverlagerung untersagt.

c) Der Patient klagt über Mitpatienten, Essen, Behandlung und Pflege und projiziert dadurch sein Problem auf andere Dinge und Personen.

Ressource: Der Patient ist meist in der Lage, sein Ausweichverhalten zu erkennen.

d) Der Patient trägt sich aus Gründen des Suchtdrucks mit dem Gedanken, die Therapie vorzeitig abzubrechen.

Ressource: Der Patient ist in einem Ambivalenzkonflikt und hat sich noch nicht endgültig entschieden.

Pflegeziele

Nahziel: Der Patient reflektiert sein Anspruchsverhalten und ist bereit, die Sucht als sein zentrales Problem anzuerkennen.

Pflegemaßnahmen und Hinweise

- Klagen des Patienten ernst nehmen und ggf. überprüfen.
- Unberechtigte und überzogene Klagen dem Patienten als solche rückmelden und seine Erwartungen relativieren.
- Dem Patienten erklären, dass er die Energie seines Suchtdrucks besser für die therapeutischen Zielsetzungen einsetzen sollte.

Pflegeziele

Nahziel: Der Patient stellt sich dem Suchtdruck und setzt seine Therapie fort.

Pflegemaßnahmen und Hinweise

- Den Patienten auf Zeichen seines Suchtdrucks beobachten und dokumentieren.
- Als Ursachen des Suchtdrucks kommen in Frage: berufliche oder familiäre Belastungssituationen, Selbstwertprobleme (Umgang mit Alltagssituationen, mangelnde Geduld, Aggression, Ängste, Umgang mit Frustrationen usw.).
- Gespräche und Hilfen anbieten.
- Mit dem Patienten die Folgen eines Therapieabbruchs besprechen und den Patienten zum Überdenken seines Entschlusses Zeit lassen.
- Angehörige oder Vertrauenspersonen nach Rücksprache mit dem Patienten in die Gespräche miteinbeziehen.

4.1.9   Blitzlicht

= Regelmäßige Gesprächsrunde aller Patienten einer Station bzw. bei Bedarf einen kleinen Gesprächskreis, um ein aktuelles Stimmungsbild einzufangen oder Rückmeldung zu bekommen. Die Teilnahme ist freiwillig. In der vorliegenden Form findet es hauptsächlich in der geschützten Suchtstation statt.
Der Gruppen- oder Gesprächsleiter weist darauf hin, dass Probleme Einzelner auch in Zweiergesprächen geführt werden können, also nicht unbedingt in dieser Form im Forum besprochen werden müssen.

Ziele

Das Blitzlicht hat das Ziel, jedem Gruppenmitglied Gelegenheit zu geben, sich in komprimierter Weise der Gruppe mitzuteilen, z.B.:
- ein Gefühl (ich bin müde),
- einen Wunsch (ich will das Thema wechseln),
- eine Befürchtung (ich habe Angst, der Aufgabe nicht gewachsen zu sein),
- eine Reaktion auf ein anderes Gruppenmitglied (XY geht mir mit seinen Anspielungen auf die Nerven) etc.

Auf diese Weise können sich alle einbringen, auch diejenigen, die vorher geschwiegen haben. Es wird deutlich, wo jeder Einzelne steht.

Vorher nicht ausgesprochene Störungen, unterdrückte wichtige Reaktionen, wesentliche Ideen, zurückgehaltene Gesprächsbeiträge können so ausgesprochen werden. Die zum Teil unausgesprochenen Reste aus der Gruppeninteraktion kommen an die Oberfläche.

Der Gewinn durch diese Methode:
- Diejenigen, die etwas Wichtiges zu sagen haben, sind erleichtert und für weitere Interaktionen frei.
- Das allgemeine Bedürfnis nach Transparenz im Gruppenprozess (Was denkst du? Was fühlst du?) wird befriedigt.
- Der Gruppenleiter kann sich über den tatsächlichen Zustand der Gruppenteilnehmer vergewissern.
- Insgesamt ist diese Methode eine der wichtigsten Hilfen zur Wiedergewinnung der Gruppendynamik.

Mangelnde Gruppendynamik erkennt man an einer leblosen und eher langweiligen Gruppenarbeit, bei der nur wenige Teilnehmer aktiv mitmachen.

Zeit

Die Zeitpunkte sind aus dem aktuellen Tages- und Wochenplan zu entnehmen.

Jeder benötigt für seinen Beitrag zwischen 10 und 60 Sekunden. Das Blitzlicht darf sich nicht zu einem Dauerbrenner entwickeln, bei dem einzelne Teilnehmer lange Geschichten erzählen, denn dann erzeugt diese Methode selbst Langeweile und Störungen.

Möglichkeit

Sollten während des Blitzlichtes größere Probleme erkennbar werden, wird u.U. anschließend eine Gesprächsrunde angeboten.

4.1.10 Konfrontation

Kennzeichen: Die Konfrontation ist eine Technik im Rahmen der Gesprächsführung, die bei der Pflege von Suchtkranken regelmäßig angewandt wird. Ihre Ziele dabei sind: die Selbstwahrnehmung des Patienten zu verbessern, seine familiäre und berufliche Realität richtig einzuschätzen, die Krankheitseinsicht zu fördern, den Ressourceneinsatz des Patienten zu erhöhen, die Einschätzung seiner Person durch andere zu verarbeiten usw.

Bei Anwendung der Konfrontation sind verschiedene Intensitätsstufen und Patientenreaktionen zu beachten:

- Vorsichtige Konfrontation: bei labilen, suizidalen Patienten mit geringem Selbstwertgefühl: Die Konfrontation sollte nur vorsichtig und punktuell erfolgen. Dem Patienten ist ausreichend Zeit und Gelegenheit zur Selbstreflexion zu geben.
- Normale Konfrontation: bei Patienten mit durchschnittlichem Selbstwertgefühl: Dem Patienten die Realität exakt widerspiegeln, ohne ihn bloßzustellen. Ein Ausweichverhalten des Patienten wird umgehend angesprochen. Dem Patienten werden Rückzugsmöglichkeiten und Zeit eingeräumt.
- Harte Konfrontation: bei Patienten mit ausgeprägtem Selbstbewusstsein und rhetorischen Fähigkeiten:
  Der Patient wird immer wieder mit seiner Gesamtsituation und seinen problematischen Ausweichmanövern unmissverständlich konfrontiert. Er wird nicht geschont, sondern klar und sachlich auf seine Defizite und Probleme hingewiesen.

Pflegeziele

Nahziel: Der Patient wird sich bewusst, dass er nur mit ganzem Einsatz gegen seine Sucht bestehen kann.

Pflegemaßnahmen und Hinweise

- Spezielle Krankenbeobachtung: Art des Suchtdrucks und seiner Reaktion darauf; Krankheitskenntnis und -einsicht fördern; Compliance.
- Dem Patienten in Gesprächen rückmelden, wie er von anderen erlebt wird.
- Dem Patienten aufzeigen, wie wichtig eine klare Entscheidung gegen seine Sucht ist.
- Den Patienten ermuntern, über seine Probleme zu reden und ihn anregen, Lösungen zu erarbeiten und umzusetzen.
- Den Patienten mit möglichen Folgen einer erfolglosen Suchtbehandlung konfrontieren und ihn anregen, dies zu reflektieren.

a) Der Patient leidet unter Suchtdruck und scheint nicht gänzlich entschlossen, gegen seine Sucht ankämpfen zu wollen.

b) Der Patient hat von sich und seiner Situation ein sehr unrealistisches, beschönigendes Bild und weigert sich offen oder indirekt, dies zu hinterfragen oder zu verändern. Der Patient sucht die Schuld an seiner Situation immer nur bei anderen.

Pflegeziele

Nahziel: Der Patient entwickelt Einsichtsvermögen bezüglich seiner problematischen Selbsteinschätzung und ist bereit, sich selbst zu hinterfragen.

Pflegemaßnahmen und Hinweise

- Dem Patienten rückmelden, wie er erlebt wird und dass man seine Selbsteinschätzung nicht teilt.
- Den Patienten gezielt anhalten, seine Realität und die damit verbundenen Folgen zu beschreiben. Gegebenenfalls sind ihm Fehler in der Betrachtungsweise klar rückzumelden.
- Dem Patienten erläutern, dass er weder sich selbst noch andere erfolgreich täuschen kann, sondern seinen Heilungsprozess dadurch nur verzögert.
- In Gesprächen dem Patienten die Wirklichkeit aus der Sicht der Bezugsperson aufzeigen und ihn anregen, sich damit auseinander zu setzen.
- Angehörigengespräche soweit möglich vorbereiten, auf Ängste und Druckmittel sofort reagieren, auf eine sachliche und emotionale Ebene achten.

c) Der Patient ist sich des Ernstes seiner Situation (z.B. beruflich, familiär) nicht wirklich bewusst, spürt aber, dass er sich selbst gegenüber nicht ehrlich ist.

Pflegeziele

Nahziel:
- Der Patient erkennt die Gefahren und Folgen seiner Situation und setzt seine Kräfte voll zur Bekämpfung der Sucht ein.
- Der Patient kann der Realität ins Auge schauen.

Pflegemaßnahmen und Hinweise

- In Gesprächen den Patienten mit der Realität seiner Situation und Problematik konfrontieren.
- Den Patienten darauf aufmerksam machen, wenn seine Situationseinschätzung unrealistisch ist. Ihn die möglichen Folgen dieser Verkennung aufzeigen.
- Dem Patienten rückmelden, dass es weder ihm noch anderen hilft, wenn er sich selbst belügt.
- Den Patienten wiederholt veranlassen, eine realistische Einschätzung seiner Situation zu beschreiben und mögliche Problemlösungen aufzuzeigen.
- Gemeinsam mit dem Patienten Angehörigengespräche führen, in denen der Patient seine kritische Selbsteinschätzung darlegt und über die möglichen und sinnvollen Hilfen verhandelt.
- Überforderung des Patienten vermeiden und die erwünschten Ziele nicht zu hoch ansetzen. Kleine Schritte planen.

- Das Selbstbewusstsein des Patienten stärken, wenn er selbstkritisches Verhalten zeigt.
- Soweit möglich und erwünscht, Kontakte zum Arbeitgeber herstellen und ihn über mögliche Hilfestellungen informieren.

d) Der Patient lebt hinter einer Maske, weil er glaubt, die bekannte oder erahnte Realität nicht aushalten zu können.

Pflegeziele

Nahziel:
- Der Patient stellt sich der Realität und hält sie aus.
- Der Patient erkennt, dass er mit Selbsttäuschung und Flucht nicht gegen seine Krankheit ankommt.

Pflegemaßnahmen und Hinweise

- Spezielle Krankenbeobachtung des Patienten um seine Verhaltensweisen verstehen und aufdecken zu können. Dazu gehören auch Informationen von Angehörigen/wichtigen Bezugspersonen u.a.
- Vertrauen des Patienten gewinnen, damit er in die Lage versetzt werden kann, die Realität zu ertragen.
- Den Patienten vorsichtig mit seinem Verhalten konfrontieren und ihm die Folgen bewusst machen.
- Dem Patienten bewusst machen, dass er nicht weiterkommt, wenn er sich selbst belügt, sondern sich immer tiefer in seine Problematik eingräbt.
- Dem Patienten wiederholt in Zweiergesprächen Gelegenheit einräumen, ein realistisches Selbstbild zu beschreiben. Den Patienten beobachten, wie er dies verarbeitet (auf Suizidalität achten!).
- Dem Patienten Möglichkeiten aufzeigen, welche Wege aus seiner Sucht für ihn bestehen.
- Den Patienten anhalten, sich für einen Weg aus seiner Sucht zu entscheiden und realistische Maßnahmen selbst zu planen.

4.1.11 Alkoholtest

Allgemeine Hinweise

- Es gibt verschiedene Geräte. Deshalb die Bedienungsanweisung beachten.
- Neue Mitarbeiter müssen in die Handhabung des Gerätes und die Durchführung des Tests eingewiesen werden.
- Darauf achten, dass der Akku immer geladen ist; falls der Akku leer ist è Anzeige auf dem Display (LOBAT)

Information des Patienten

- Der Patient ist über die Durchführung und die Ergebnisse der Untersuchung zu informieren.

- Der Patient wird informiert, dass er nicht über das System einatmen darf, weil sonst eine Fehlermeldung zu erwarten ist.
- Der Patient wird auf eine zügige und gleichmäßige Blastechnik hingewiesen.
- Der Patient erhält ein wieder verwendbares Mundstück, das er gesichert aufbewahren soll oder von der Station aufbewahrt wird.
- Durchführung ☞ Bedienungsanleitung, MPG (Medizinproduktegesetz, früher MedGV).

Durchführung des Arbeitsvorganges

- Ablauf des Alko-Tests dem Patienten erklären.
- Den Patienten vorher tief einatmen lassen, dann soll er gleichmäßig und kräftig hineinblasen.
- Vorgang genau beobachten (ständige Anwesenheit des Pflegepersonals).
- Unmittelbar im Anschluss an den Test muss dem Patienten das Messergebnis gezeigt werden.
- Jedes Messergebnis ist sofort zu dokumentieren (im Dokusystem: Blatt: Vitalzeichen und Beobachtungen).

Manipulation durch den Patienten

- Zunge gegen Einblasöffnung drücken.
- Abatmen des ersten Atemstoßes außerhalb des Blasrohres (dadurch Wert niedriger).
- Mehrmaliges kräftiges Ausatmen vor dem Test.
- Vortäuschen verminderter Blasfähigkeit, um den Vorgang wiederholt abzubrechen.
- Blasrohrende mit den Fingern zuhalten (verfrühtes Auslösen).
- Vorheriges Kaffeetrinken oder Rauchen verfälscht zwar das Ergebnis, zeigt aber dennoch einen brauchbaren Wert.

4.1.12   Urin-Tox (Drogen-Screening)

Benötigtes Material

- Urinröhrchen mit gelbem Aufschriftenfeld.
- Einmalhandschuhe.
- Urinbecher.
- Laborantrag.

Durchführung

- Am Vorabend wird per Aushang und persönlichem Gespräch auf die Urin-Tox-Untersuchung am anderen Tag hingewiesen.

- Patienten werden bei Bedarf an die Untersuchung erinnert. Evtl. sollte auch die Nachtwache daran erinnern.
- Patienten über die Ausführung aufklären.
- Bei der Urinabnahme ist ständige Anwesenheit des Pflegepersonals erforderlich.
- Hände/Fingernägel des Patienten kontrollieren.
- Intimsphäre wahren, möglichst gleichgeschlechtliche Testperson. Den Patienten nicht aus den Augen lassen.
- Urinabnahme bei männlichen Patienten nur im Stehen.
- Bei weiblichen Patienten vor Abnahme Toilette inspizieren, die Patientin darf sich hinsetzen.
- Bei Miktionsverhaltung Wasserhahn aufdrehen.

Auf Manipulation achten

- Verfälschungen der Werte können auftreten durch:
  - Seife evtl. unter Fingernägeln, oder an Schamhaaren (Seife alkalisiert Urin)
  - Zucker
  - Verdünnung mit Wasser
  - Einspritzen von fremden Urin mittels einer Spritze in die eigene Harnblase
- Kontrolle des Urins auf Körperwärme (warmer Urinbecher)

Umgang mit dem Untersuchungsmaterial

Urin in beschriftetes Röhrchen abfüllen.
Patientennamen nochmals auf dem Röhrchen kontrollieren, um Verwechslungen zu vermeiden.
Urinröhrchen in den Kühlschrank stellen (längere Haltbarkeit: Urin ist im Kühlschrank 4 bis 5 Tage bis zur Bestimmung haltbar).

Bei Miktionsverhalten des Patienten

Nach Absprache mit dem Arzt und nur in Ausnahmefällen kann der Patient/die Patientin in der Toilette allein urinieren.

Voraussetzungen:
- Patient muss sich nackt ausziehen und kontrolliert werden.
- Vorher Toilette kontrollieren und spülen.
- Patient alleine urinieren lassen.

Kontrolle durch das Labor

Bei jeder Urin-Tox-Untersuchung wird das spezifische Gewicht kontrolliert, um Verfälschungen vorzubeugen.

4.1.13 Probleme beim Aufnahmeverfahren

a) Der Patient ist nicht im Stande, vollständige Angaben zu machen oder hat Schwierigkeiten, das Aufnahmeverfahren zu verstehen.

Pflegeziele

Nahziel:
- Der Patient macht möglichst vollständige und wahrheitsgetreue Angaben.
- Der Patient ist verständlich und umfassend informiert.

Pflegemaßnahmen und Hinweise

- Im Gespräch mit dem Patienten Geduld üben und einfache Fragen stellen, die mit ja oder nein zu beantworten sind.
- Jeden Arbeitsschritt und dessen Notwendigkeit erklären.
- Falls keine Angaben möglich sind, ist die Befragung zu verschieben, bis der Patient dazu fähig ist (Krankenbeobachtung und Dokumentation durchführen).

b) Der Patient ist wenig kooperativ bei einzelnen Maßnahmen des Aufnahmeverfahrens.
Der Patient widersetzt sich Teilen des Aufnahmeverfahrens.
Der Patient ist misstrauisch und hat Ängste vor dem Klinikaufenthalt und der Therapie.

Pflegeziele

Nahziel:
- Der Patient ist bereit, beim Aufnahmeverfahren mitzuwirken.
- Der Patient füllt nach Möglichkeit verschiedene Aufnahmeformulare selbständig aus.
- Der Patient ist bereit, Vertrauen zu fassen.

Pflegemaßnahmen und Hinweise

- Notwendigkeit des Aufnahmeverfahrens erläutern.
- Auf Ängste und Misstrauen eingehen und sie durch gezielte Informationen abbauen.
- Ausreichend Zeit vorsehen.
- Die Aufnahme findet im Bedarfsfall in einem gesonderten Raum statt, damit der Patient ungestört ist und Vertrauen fassen kann.
- ☞ 2.16 Pflegerisches Aufnahmegespräch

c) Der Patient ist in der neuen Umgebung unsicher, da ihm die Räumlichkeiten nicht vertraut sind.

Pflegeziele

Nahziel:
- Der Patient fühlt sich sicher und ist mit den Räumlichkeiten vertraut.
- Der Patient fühlt sich wohl.

Pflegemaßnahmen und Hinweise

- Dem Patienten eine Bezugsperson zuteilen, die für alle Fragen zur Verfügung steht.
- Dem Patienten alle Räumlichkeiten zeigen und deren Funktion erklären.

- Den Patienteneinführdienst beauftragen, sich um den neuen Mitpatienten zu kümmern.
- Den Patienten mit dem Patientensprecher bekannt machen.

4.1.14 Fixierung auf Medikamente

Pflegeziele

Fernziel: Der Patient verzichtet auf Medikamente bei Unpässlichkeiten.

Nahziel:
- Der Patient erkennt, dass der schnelle Griff zu Medikamenten die Gefahr einer neuen Abhängigkeit bewirken kann.
- Der Patient weiß, dass sein Verlangen nach Medikamenten Zeichen einer Suchtverlagerung sein kann.
- Der Patient ist bereit, Einstellungen, Verhaltensweisen und Maßnahmen zu erlernen, die ihm einen Verzicht auf Medikamente ermöglichen.
- Der Patient verzichtet bei kleinen Unpässlichkeiten auf die Bedarfsmedikamente.

Pflegemaßnahmen und Hinweise

- Häufigkeit und Art der Beschwerden erfragen und dokumentieren.
- Dem Patienten die möglichen Zusammenhänge zwischen Medikamentenwünschen und einer Suchtverlagerung erläutern.
- Den Patienten in Gesprächen darauf hinweisen, dass er nach Möglichkeit nur in ernsten Fällen nach einem Medikament verlangen soll.
- Die Beschwerden des Patienten ernst nehmen und ausreichend abklären, ob ein Medikament gegeben werden darf oder vielleicht physikalische Maßnahmen angebracht sind.
- Den Patienten durch Gespräche und Entspannungsübungen von unnötigen Medikamentengaben abbringen.
- Dem Patienten in Gesprächen und durch Übungen (z. B. Entspannungsübungen, Verzicht auf bestimmte Nahrungs- und Genussmittel, Ruhezeiten und körperliche Aktivität in einer sinnvollen Tagesverteilung usw.) aufzeigen, wie er seine Beschwerden durch Änderung seiner Lebensweise verringern kann.
- Den Patienten auf Zeitspannen hinweisen, die zur wiederholten Gabe eines Bedarfsmedikamentes eingehalten werden müssen.
- Mit dem Patienten Maßnahmen für eine erholsame Nacht ohne Medikamente erarbeiten. Darauf hinweisen, dass er auf koffeinhal-

---

Der Patient verlangt bei allen somatischen und psychischen Beschwerden und Problemen, nach Medikamenten.
Der Patient hofft allein auf die Wirkung der Medikamente und ist wenig bereit, eigenen Einsatz zu bringen.
Der Patient ist sich nicht bewusst, dass er mit seiner Fixierung auf Medikamente im Prinzip Suchtverlagerung fördert.
Der Patient schöpft meist die regelmäßige Verabreichung von Bedarfsmedikamenten aus:
- Er besteht auf sein Medikament, auch wenn kein echter Bedarf vorliegt.
- Er schöpft den Tagesbedarf immer aus.
- Er versteht die ärztliche Bedarfsanordnung als Regelanordnung.
- Er nimmt die Bedarfsmedikamente aus reiner Gewohnheit, um ihrer selbst willen.
Der Patient verlangt die Bedarfsmedikamente in zu kurzen Zeitabständen und hat keine Geduld auf die Wirkung zu warten.
Der Patient verlangt seine Bedarfsmedikamente

zum Schlafen erst nach 1 Uhr nachts.
Der Patient glaubt, dass er sein Suchtproblem mit Medikamenten lösen kann.

a) Der Patient lenkt sich und andere von seinem Suchtproblem ab.
- Der Patient kümmert sich mehr um andere, als um sich selbst.
- Der Patient ist immer nur mit Mitpatienten beisammen und lenkt sich dadurch von seiner eigenen Problembewältigung ab.
- Der Patient und ein Mitpatient bilden ein Paar, das sich nur noch mit sich selbst beschäftigt.

b) Der Patient wird durch tägliche Besuche seiner Angehörigen von der Therapie abgelenkt.
- Der Patient ist nicht ausreichend frei für die Therapie.
- Der Patient beschäftigt sich mehr mit familiären Problemen als mit seinen eigenen.

tige Lebensmittel ab 16.00 Uhr verzichten soll und durch körperliche Aktivität die natürliche Müdigkeit beeinflussen kann.
- Den Patienten anregen, einen Tagesplan auszuarbeiten, der seinen Bedürfnissen gerecht wird und seine Fixierung auf Medikamente verringert.

4.1.15 Umgang mit Therapiehemmnissen

Pflegeziele

Nahziel:
- Der Patient erkennt und akzeptiert, dass er sich in erster Linie mit sich selbst auseinandersetzen muss.
- Der Patient konzentriert seine Kräfte auf seine eigenen Probleme.
- Der Patient reduziert seine Kontakte zu anderen auf ein vernünftiges Maß.

Pflegemaßnahmen und Hinweise

- Den Patienten und sein Verhalten beobachten und auf Zeichen einer Ablenkung achten; dokumentieren.
- Dem Patienten in Gesprächen rückmelden, dass seine übermäßige Beschäftigung mit anderen ihn nur von seinen eigenen Problemen und deren Lösung ablenkt.
- Durch Gespräche auf die möglichen negativen Folgen seines Tuns hinweisen: Verlängerung seines Aufenthaltes, Zersplitterung seiner Kräfte, mangelhafte Konzentration auf das Wesentliche.
- In Gruppengesprächen regelmäßig auf unerwünschte Paarbildung hinweisen. Die Problematik näher erläutern.
- Dem Patienten erläutern, dass er seine Kräfte vor allem bei sich selbst einsetzen muss, wenn er gegen seine Krankheit erfolgreich sein möchte.
- Den Patienten beauftragen, sich selbst ein Konzept zu erarbeiten, mit dem er seine Anstrengungen auf sich selbst konzentrieren kann. Ihm dabei die notwendigen Hilfen anbieten.

Pflegeziele

Nahziel:
- Der Patient ist ausreichend an seiner Therapie beteiligt.
- Die Partnerschaft wird nicht belastet.

Pflegemaßnahmen und Hinweise

- Schweigepflicht in folgendem beachten!
- Gemeinsames Gespräch im Team über die vorliegende Problematik.

- Absprache zur Regelung eines vernünftigen Besuchsumfangs zwischen dem Team, dem Patienten und seinen Angehörigen.
- Information des Patienten und der Angehörigen über die Gründe der Besuchsregelung (für Transparenz sorgen).
- Dem Patienten die notwendigen Schwerpunkte des Klinikaufenthaltes vermitteln.
- Angehörige und Patienten über die erwünschten und problematischen Seiten eines regelmäßigen Besuchs hinweisen.
- Dem Patienten vermitteln, dass er sich während der Therapie primär mit seinen Suchtproblemen auseinandersetzen muss, wenn die Therapie erfolgreich sein soll. Angehörige darüber informieren, dass der Patient während der Therapie Entlastung braucht.

c) Der Patient zeigt unzulängliches Problembewusstsein.

- Der Patient sucht seine Probleme immer nur bei anderen, nie bei sich selbst.
- Der Patient verharmlost seinen Rückfall und hat viele Entschuldigungsgründe.
- Der Patient sucht die Schuld an seiner Sucht ausschließlich in seiner problematischen Vergangenheit (Heimaufenthalt, Vergewaltigung, Schläge usw.).

Pflegeziele

Nahziel:
- Der Patient lässt ein Gespräch über Problembewusstsein zu.
- Der Patient erkennt, dass er die Schuld nicht allein bei anderen suchen darf.
- Der Patient erkennt, dass er für die Zukunftsbewältigung sich nicht ausschließlich mit der Vergangenheit beschäftigen darf.
- Der Patient erlernt, dass die Klärung der Schuldfrage nicht immer mit der Problembewältigung zu tun hat.

Pflegemaßnahmen und Hinweise

- Anzeichen unzulänglichen Problembewusstseins registrieren und mit dem Patienten besprechen.
- Den Patienten auf ausweichendes Verhalten und Argumentieren ansprechen und ihm in sachlicher Form das Problem erklären.
- ☞ 4.1.10 Konfrontation
- Den Patienten auffordern, über seine mögliche Eigenschuld nachzudenken und Lösungsvorschläge zu erarbeiten.
- Dem Patienten in einem Gespräch erläutern, welche Folgen und Probleme sein ausweichendes Verhalten mit sich bringt.
- Dem Patienten bewusst erläutern, dass die Beschäftigung mit seiner problematischen Vergangenheit nicht notwendigerweise zur Problemlösung führt. Hilfreich wäre für ihn, sich mit seiner Zukunft zu beschäftigen und Konzepte zu entwickeln, Probleme zu verhindern und/oder diese zukünftig im Rahmen seiner Möglichkeit und Kompetenz zu lösen.
- Problematische Verhaltensweisen des Patienten aufzeigen und dafür sozial verträgliche Verhaltensweisen einüben (lassen), z.B. in Gruppensituationen.

d) Der Patient ist nur mangelhaft oder fremdmotiviert, gegen seine Sucht anzugehen, z. B. motiviert vom Hausarzt, Ehepartner, Arbeitgeber, der Öffentlichkeit.
- Der Patient hat die wesentliche Bedeutung der Eigenmotivation nicht erkannt.
- Der Patient lässt sich nur oberflächlich auf die Therapie ein.

Pflegeziele

Nahziel:
- Der Patient erkennt die eigene unzulängliche Motivationsgrundlage.
- Der Patient ist sich bewusst, dass Fremdmotivation Selbstmotivation nicht ersetzen kann.
- Der Patient erkennt, dass die eigene Motivation der entscheidende Faktor zur Bewältigung seiner Krankheit ist.

Pflegemaßnahmen und Hinweise

- Krankenbeobachtung: Motivation des Patienten und seine Einstellung zur Krankheit, der Therapie sowie zum Klinikaufenthalt dokumentieren.
- Auf Zeichen mangelnder Motivation oder Fremdmotivation achten und sie dem Patienten umgehend bewusst rückmelden.
- In Gesprächen dem Patienten die Bedeutung der Eigenmotivation erläutern. Ihm erklären, dass eine Fremdmotivation in Belastungssituationen meist nicht ausreicht. (Soweit dazu Erkenntnisse in der Biografie des Patienten vorliegen, diese aufgreifen und erörtern.)
- Den Patienten durch Informationen in die Lage versetzen, die Eigenmotivation zu erhöhen. (Selbstpflegekompetenz)
- In Gruppengesprächen den Patienten ermuntern, über seine Motivation vor anderen zu sprechen.
- Dem Patienten durch Wochenendurlaube, Urlaube und Ausgänge Gelegenheit geben, sich seine Selbstkompetenz zu beweisen.

e) Der Patient überfordert sich.
- Der Patient ist sehr ungeduldig und möchte alle Therapien gleichzeitig machen.
- Der Patient setzt sich selbst unter zu großen Erwartungs- und Handlungsdruck und gerät dadurch in Stress.
- Der Patient ist sehr ungeduldig und glaubt in kürzester Zeit wieder gesund zu sein.

Pflegeziele

Nahziel:
- Der Patient ist bereit zu größerer Geduld in der Therapie.
- Der Patient weiß, dass seine Therapie Zeit und Geduld erfordert.
- Der Patient ist frei von Stress und stellt sich den Anforderungen der Therapie.

Pflegemaßnahmen und Hinweise

- Einstellung und Verhalten des Patienten beobachten und ihm rückmelden.
- Den Patienten auf seine Stresszeichen aufmerksam machen.
- Dem Patienten im Gespräch rückmelden, dass sein Erwartungsdruck zu hoch ist und die Therapie neben seinem Einsatz auch Geduld und Zeit erfordert.
- Den Patienten regelmäßig zu Ruhephasen anhalten und diese im Tagesplan festlegen.
- Mit dem Patienten Ziele und Maßnahmen für die Therapie festlegen. Zeiten und Reihenfolge des Ablaufs besprechen.
- Den Patienten im Rahmen seiner Leistungsfähigkeit auslasten.

f) Der Patient ist sehr therapieerfahren und verhält sich auf den ersten Blick angepasst, ohne mit voller Überzeugung dabei zu sein.
- Der Patient gibt den Therapeuten die Antwort, die diese gerne hören wollen, ohne sie ernst zu meinen.
- Der Patient verhält sich wie ein Schauspieler, der in der Klinik eine bestimmte Rolle zu spielen hat. Er täuscht dabei sich und andere.

Pflegeziele

Nahziel:
- Der Patient erkennt sein Fehlverhalten und ist zu einer offenen Zusammenarbeit bereit.
- Der Patient ist sich bewusst, dass er sich mit seinem Verhalten selbst täuscht und den Therapieerfolg in Frage stellt.
- Der Patient ist zu sich selbst ehrlich.

Pflegemaßnahmen und Hinweise

- Auf Zeichen einer Überanpassung und Schauspielerei achten und diese dokumentieren.
- Dem Patienten sein Verhalten in Gesprächen rückmelden und zur selbstkritischen Betrachtung anregen.
- Dem Patienten die möglichen Folgen seines Verhaltens aufzeigen (Zeit- und Ressourcenverschwendung, mangelnde Krankheitseinsicht, „Pflege" der Therapieresistenz, Rückfall).
- Dem Patienten vermitteln, dass nur eine auf Dauer angelegte Verhaltens- und Bewusstseinsänderung Aussicht auf Erfolg hat.
- Dem Patienten erläutern, dass es ihm nicht hilft, wenn er sich selbst oder anderen etwas vormacht.

g) Der Patient ist gegenüber therapeutischen Anforderungen uneinsichtig und macht nur unzulänglich mit. Der Patient verweigert immer wieder Teile der Therapie oder sperrt sich gänzlich dagegen.
Der Patient beeinträchtigt auch die Motivation der Mitpatienten.

Pflegeziele

Nahziel:
- Der Patient wird sich bewusst, dass er gegen die Therapie arbeitet.
- Der Patient ist bereit, seine Kraft für die Therapie einzusetzen.
- Der Patient stellt sich der Therapie und arbeitet mit den Therapeuten zusammen.

Pflegemaßnahmen und Hinweise

- Verhalten des Patienten beobachten und dokumentieren.
- Uneinsichtigkeit und mangelnde Mitarbeit dem Patienten umgehend rückmelden. Das Verhalten in Zweiergesprächen oder evtl. in Gesprächsrunden erörtern (lassen).
- Dem Patienten zeigen, auf welche Weise seine Mitarbeit erwünscht ist und dies mit ihm einüben.
- Den Patienten anregen, selbst Vorschläge zu entwickeln, wie er seine Mitarbeit verbessern könnte.
- Mit den Angehörigen zusammenarbeiten und deren Mithilfe in der Motivation sicherstellen.
- Dem Patienten die möglichen Folgen seines fortgesetzten Verhaltens verdeutlichen, z.B. durch sofortige Entlassung, Aufnahmesperre, Verfall einer beantragten Langzeittherapie.

h) Der Patient reagiert auf Kritik nicht in adäquater Form (z.B. hysterisch, aggressiv, depressiv).

- Der Patient ist niedergeschlagen und kann sich nicht zu einer Problembearbeitung aufraffen.
- Der Patient setzt sich selbst unter Druck und ist dann nicht mehr in der Lage, seine Anstrengungen gegen die Sucht einzusetzen.

Pflegeziele

Nahziel:

- Der Patient kann Kritik sachlich verarbeiten.
- Der Patient empfindet Kritik nicht als Rückschlag, sondern als Hilfe für seine Entwicklung.
- Der Patient lernt, mit Kritik in positiver Weise umzugehen.

Pflegemaßnahmen und Hinweise

- Reaktion des Patienten auf Kritik beobachten und dokumentieren.
- Kritik am Patienten überlegt formulieren. Nie einseitig kritisieren, sondern auch positive Elemente des Patienten rückmelden.
- Dem Patienten erläutern, dass er sich gegen Kritik auch zur Wehr setzen darf, wenn er sachliche Einwände vorbringen kann.
- Nach Kritik mit dem Patienten sprechen, wie er sie verstanden hat und wie er darauf am besten reagieren könnte bzw. sollte.
- Den Patienten in Zweiergesprächen immer wieder zu selbstkritischen Betrachtungen anregen. Dabei darauf achten, dass er möglichst konstruktive Schlüsse daraus zieht.
- Mit dem Patienten systematische Übungen zur Kritik und Selbstkritik durchführen. Auf korrekte Sachebene achten.
- Verhaltensänderungen des Patienten nach vorausgegangener Kritik beobachten, dokumentieren und rückmelden.
- ☞ 4.1.10 Konfrontation

i) Der Patient steht in enger Abhängigkeit zu seinem Partner/seiner Partnerin, der/die ebenfalls suchtmittelabhängig ist.

- Der Patient ist dem Problem der Partnerschaft nicht gewachsen und wird vor allem deswegen rückfällig.
- Der Patient ist in hohem Maße unselbstständig und stützt sich auf die Partnerschaft, obwohl er daraus keine Hilfe bekommt, sondern nur zusätzliche Probleme.

Pflegeziele

Nahziel:

- Der Patient erkennt seine Abhängigkeit und die Verknüpfung mit seiner problematischen Partnerschaft.
- Der Patient möchte den Problemkreis unterbrechen.
- Der Patient erkennt, dass er zuerst vor allem seine eigenen Suchtprobleme in den Griff bekommen muss.
- Der Patient wird sich über die notwendige Neuordnung seiner Partnerschaft bewusst.
- Der Patient entwickelt eine zunehmende Selbstpflegekompetenz.

Pflegemaßnahmen und Hinweise

- Den Patienten und seinen Partner bei Besuchen registrieren und dies dokumentieren.
- Den Patienten auf die festgestellten Probleme in Zweiergesprächen hinweisen. Ihm auch die Problematik vermitteln, die auftritt, wenn er keine Schwerpunkte für seine Therapie und Zukunft setzt.
- Dem Patienten in Gesprächen rückmelden, dass er seinen Klinikaufenthalt vor allem dazu nutzen sollte, selbst aus dem Teufelskreis der Sucht freizukommen.

- Dem Patienten erläutern, dass er durch seine Partnersituation eine hohe Rückfallgefahr zu befürchten hat.
- In gemeinsamen Gesprächen klären, ob der Partner nicht zeitgleich auch eine Therapie machen könnte (evtl. an einer anderen Klinik bei positiver Therapieentwicklung könnte eine Partnertherapie sinnvoll sein).
- Im Team Besuchsbeschränkung oder ein -verbot diskutieren.
- Den Patienten durch sinnvolle Freizeitbeschäftigung von seiner familiären oder partnerschaftlichen Problematik ablenken (soziales Kompetenztraining).
- Lebenspraktische Fertigkeiten mit dem Patienten einüben, soweit er sie benötigt, um seine Selbständigkeit zu festigen.
- Soweit finanzielle und erzieherische Probleme mit unmündigen Kindern bestehen, den Sozialdienst benachrichtigen.

j) Der Patient hat keinen festen Wohnsitz. Er ist bei seiner Entlassung erheblich gefährdet, in ein problematisches Milieu und in die Suchtabhängigkeit zurückzufallen.

Pflegeziele

Nahziel:
- Der Patient erkennt die Problematik seiner Obdachlosigkeit für seine Suchtkrankheit.
- Der Patient hat den Wunsch nach einem festen Wohnsitz.

Pflegemaßnahmen und Hinweise

- In Gesprächen dem Patienten die Vorteile eines festen Wohnsitzes klarmachen.
- Die Gründe seines Wohnsitzverlustes mit dem Patienten erörtern. Den Patienten anregen, Vorschläge zu entwickeln, wie er die gemachten Fehler zukünftig vermeiden könnte.
- Die lebenspraktischen Fertigkeiten des Patienten ergründen und evtl. erweitern.
- Dem Patienten die gewünschten Informationen vermitteln, die er für seine Wohnsitzsuche benötigt.
- Soweit notwendig, dem Patienten die Hilfe geben, Wohnungsannoncen zu studieren, aufzusetzen oder Kontaktaufnahmen einzuleiten.
- Den Sozialdienst auf die Problematik hinweisen.

4.1.16 Mangelndes Selbstbewusstsein

a) Der Patient ist nicht in der Lage, Suchtmittel zurückzuweisen.
- **Der Patient hat keine Vorstellung von seinem Selbstbewusstsein und**

Pflegeziele

Nahziel:
- Der Patient kann Suchtmittel zurückweisen.
- Der Patient erkennt, dass ein stabiles Selbstbewusstsein für seine Selbstpflegekompetenz wichtig ist.

hat nicht erkannt, dass dieses zur Bekämpfung seiner Sucht dringend nötig ist.

Pflegemaßnahmen und Hinweise

- Krankenbeobachtung: Anzeichen von mangelndem Selbstbewusstsein erfassen und dokumentieren.
- Den Patienten ermuntern, eine eigene Meinung zu haben und diese in der Gesprächsrunde zu vertreten.
- Leistungen und Anstrengungen des Patienten wahrnehmen und würdigen. Den Patienten durch Lob ermuntern, sein Selbstwertgefühl zu festigen.
- Dem Patienten Zusammenhänge seines Selbstbewusstseins mit seiner Suchterkrankung aufzeigen.
- Angehörige des Patienten auf das Problem hinweisen und ihnen Möglichkeiten aufzeigen, wie sie zur Bewältigung des Problems beitragen können.

b) Der Patient fühlt sich minderwertig.
- Der Patient hat schon einige Rückfälle erlebt und glaubt nicht, dass er die Kraft besitzt, in Zukunft seinem Suchtmittel zu widerstehen
- Der Patient ist sich seines unzureichenden Selbstbewusstseins bewusst, glaubt aber, daran auch in Zukunft nichts ändern zu können.

Pflegeziele

Nahziel:
- Der Patient kann den Wert seiner Person realistischer einschätzen.
- Der Patient weiß um sein Problem und ist bereit, dagegen anzukämpfen.
- Der Patient hofft, seine Probleme in den Griff bekommen zu können.

Pflegemaßnahmen und Hinweise

- Aussagen des Patienten zum Wert seiner Person dokumentieren.
- In Gesprächen den Patienten reflektieren lassen, was er an seiner Person und seinem Leben gut oder schlecht findet. Begründungen verlangen.
- Dem Patienten vermitteln, dass es wichtig ist, klare Willensäußerungen und Zukunftsvorstellungen zu entwickeln.
- Den Patienten ermuntern, Dinge anzupacken, vor denen er sich scheut und ihm dabei Hilfestellung zusichern (nur Hilfe zur Selbsthilfe gewähren!).
- Den Patienten auch auf kleine Erfolge aufmerksam machen.
- Den Patienten ermuntern, seine Lebensplanung schrittweise in die Hand zu nehmen

c) Der Patient hofft zu sehr auf die Hilfe von anderen und mobilisiert seine eigenen Kräfte nur unzureichend.

Pflegeziele

Nahziel:
- Der Patient erkennt, dass er zu sehr auf die Hilfe anderer wartet.
- Der Patient erkennt, dass Unterstützung von anderen nur Hilfe zur Selbsthilfe sein kann.

Pflegemaßnahmen und Hinweise

- Auf (versteckte) Hilferufe achten und diese dokumentieren.

- In Gesprächen thematisieren, welche Rolle er selbst aktiv übernehmen kann. Anstrengungen des Patienten dabei fördern.
- Dem Patienten nur Hilfe geben, wenn er selbst nicht in der Lage ist, sich zu helfen. Den Umfang der Hilfe auf das notwendige beschränken.
- Bei Gruppengesprächen, Patientenaktivitäten, Familiengesprächen und ähnlichen Gelegenheiten den Patienten anregen, seine Standpunkte selbst zu vertreten.
- Dem Patienten im Rahmen der Station Aufgaben zuteilen, mit denen er sich beweisen kann, dass er nicht hilflos ist.
- Alle Anstrengungen des Patienten sehen und ihm diese rückmelden.
- Den Patienten fordern, aber nicht überfordern.

d) Der Patient hat Angst vor Selbstverantwortung im Umgang mit seiner Sucht.
- Der Patient hat Ängste vor Einsamkeit und greift deshalb immer wieder zu Suchtmittel.
- Der Patient ist sehr verschlossen und lässt seine Gefühle nicht zu, weil er Angst hat, diese dann nicht mehr kontrollieren zu können.

Pflegeziele

Nahziel:
- Der Patient ist sich seiner Angst bewusst und möchte sie abbauen.
- Der Patient erkennt, dass Suchtmittel nicht zur Lösung seiner Ängste geeignet sind.
- Der Patient kann einen Teil seiner Gefühle ohne Angst zulassen und zeigen.

Pflegemaßnahmen und Hinweise

- Auf Angstreaktionen des Patienten achten und diese dokumentieren.
- In Gesprächen erörtern, warum und wovor der Patient Angst hat.
- Bereiche ermitteln, vor denen der Patient keine Angst hat.
- Auf Ängste eingehen und diese ernstnehmen.
- Dem Patienten alle Informationen geben, die helfen können, seine Angst abzubauen, z.B. Selbsthilfegruppen. Dabei aber darauf achten, dass der Patient nicht von Fremdhilfe abhängig wird.
- Dem Patienten Erfolgserlebnisse deutlich machen durch die er seine Angst abbauen kann.
- Dem Patienten in Gesprächen rückmelden, dass er sich seiner Gefühle und Ängste nicht zu schämen braucht.
- Den Patienten regelmäßig ermuntern, seine Gefühle zu zeigen. Ihm dabei aufzeigen, wie er sie kontrollieren kann.
- ☞ 1.5 Befürchtungen und Zwänge

4.1.17 Umsetzungsproblem

a) Der Patient besitzt ausreichendes Wissen über seine Suchterkrankung, kann aber seine Kenntnisse im Alltag nicht nachhaltig umsetzen.
- Der Patient hat kein ausreichendes Durchhaltevermögen.
- Der Patient ist leicht von außen beeinflussbar und ablenkbar.
- Der Patient zeigt in Problemsituationen mangelnde Frustrationstoleranz und reagiert darauf inadäquat emotional.

Pflegeziele

Nahziel:
- Der Patient ist bereit, höheres Durchhaltevermögen anzustreben.
- Der Patient lässt sich von seinem Therapieziel nicht mehr so leicht ablenken.
- Der Patient ist sich bewusst, dass er seine Therapie selbst umsetzen muss.
- Der Patient kann mit frustrierenden Erlebnissen adäquat umgehen.

Pflegemaßnahmen und Hinweise

- Verhalten des Patienten erfragen. Angehörige mit einbeziehen. Problemsituationen erfassen und dokumentieren.
- Gespräche mit dem Patienten führen, um seinen Wissenstand und seine Einstellungen kennen zu lernen.
- In Gesprächen erarbeiten, wie der Patient sein Scheitern selbst erlebt und wie er sich in zukünftigen Situationen verhalten sollte.
- Mit dem Patienten gemeinsam erarbeiten, was für ihn oberste Priorität haben sollte.
- In Gruppengesprächen oder Rollenspielen die Gefahrensituationen verdeutlichen und günstige Verhaltensregeln erarbeiten.
- Dem Patienten in Gesprächen vermitteln, dass das Ziel seiner Therapie nur erreicht werden kann, wenn er selbst darüber wacht und die notwendigen Maßnahmen ergreift.
- Bei verschiedenen Aktivitäten (Ausgang, Freizeitveranstaltungen, Wochenendurlauben usw.) die Erkenntnisse des Patienten umsetzen lassen, regelmäßig kontrollieren.
- Auf stark emotional gefärbte Reaktionen des Patienten in ruhiger und sachlicher Weise reagieren.
- Den Patienten ermuntern, über seine Frustrationserlebnisse zu sprechen und sie ernstnehmen.
- Mit dem Patienten Lösungsansätze erarbeiten, wie er damit umgehen kann ohne sich oder andere zu schädigen, z.B. durch Sport, Entspannung, entlastende Gespräche, Musik.
- ☞ 1.12.10 mangelnde Frustrationstoleranz

b) Der Patient sucht bei allen Schwierigkeiten sofort Hilfen auf, z.B. bei den Eltern, Mitpatienten, statt selbst die Umsetzung zu versuchen.

Pflegeziele

Fernziel: Der Patient erkennt seine Ressourcen und schöpft diese zuerst aus, bevor er um Hilfe ersucht.
Nahziel: Der Patient erkennt, dass er nicht nur auf Fremdhilfe bauen kann.

- Der Patient macht keinen Versuch, selbst mit dem Problem fertig zu werden.
- Der Patient ist zu sehr auf Fremdhilfe fixiert.
- Der Patient kennt seine Ressourcen nicht.

Pflegemaßnahmen und Hinweise

- Das Verhalten des Patienten beim Auftreten von Problemen erfassen und dokumentieren.
- Dem Patienten rückmelden, dass sein Ersuchen um Hilfe zwar grundsätzlich richtig ist, dass er aber zuerst seine eigenen Möglichkeiten ausschöpfen sollte.
- Dem Patienten vermitteln, dass selbst gefundene Lösungen sein Selbstbewusstsein steigern, sowie seine Unabhängigkeit und Handlungsfähigkeit erhöhen.
- In Gesprächen mit dem Patienten erarbeiten, wie er eigene Kräfte und Kenntnisse zuerst einsetzen könnte.
- Den Patienten ermuntern, Lösungsansätze zu entwickeln, mit denen er bei Alltagsproblemen selbständig reagieren kann.
- Mit dem Patienten Situationen durchspielen, die ihm bisher Schwierigkeiten gemacht haben und in denen er neue Lösungsansätze ausprobieren kann.
- ☞ 4.1.16 mangelndes Selbstbewusstsein

4.1.18 Polytoxikomanie

Kennzeichen: Der Patient hat verschiedene Suchtstoffe nebeneinander oder ersatzweise zu sich genommen (wenigstens 2 Suchtstoffe oder auch mehrere). In den meisten Fällen ist der Patient auch mit verschiedenen harten Drogen erfahren.

a) Der Patient kennt und benutzt verschiedene Sucht- und Ersatzstoffe.
- Der Patient kennt einige gefährliche Wirkungsmechanismen bei der Kombination von Suchtmitteln und missbraucht sie.
- Der Patient benutzt jede Stoffkombination, obwohl ihm die Gefahren bewusst sind.
- Der Patient sucht ständig seine Kenntnisse über mögliche Suchtstoffe zu erweitern.

Pflegeziele

Nahziel:
- Der Patient akzeptiert, dass auch Medikamente gefährliche Suchtstoffe sein können.
- Der Patient weiß, dass die kombinierte Einnahme von Drogen viele zusätzliche Gefahren beinhaltet und kennt diese Gefahren.

Pflegemaßnahmen und Hinweise

- Krankenbeobachtung und Befragung des Patienten zur Polytoxikomanie. Erfahrungen des Patienten mit den verschiedenen Suchtstoffen dokumentieren.
- Überwachung der Vitalzeichen und beobachten der somatischen Störungen.
- Soweit Wunden vorliegen, ist eine zuverlässige aseptische Technik bei Verbandswechsel, Blutabnahmen usw. zwingend zu beachten.
- In Gesprächen informieren, welche Stoffe zur Polytoxikomanie beitragen können. Auch über Benzodiazepine, Analgetika, Hustensäfte, Schnüffelstoffe usw. und deren Wirkungsmechanismus informieren.

- Dem Patienten klarmachen, dass jede Einnahme von Medikamenten, Alkoholika, Betäubungsmitteln und Drogen die Sucht stützt und die Vitalität beeinträchtigen kann. Durch Kombination verschiedener Suchtstoffe werden die Gefahren noch vergrößert.
- Information, dass nur die verordneten Medikamente eingenommen werden dürfen.
- Dem Patienten verdeutlichen, dass ein medikamentös unterstützter Entzug die Gefahr einer Suchtmittelverlagerung beinhaltet.
- Der Patient wird regelmäßig überwacht und meist in einer beschützenden Station untergebracht.
- Darauf achten, dass der Patient sein zunehmendes Wissen über Ersatzdrogen nicht zur Fortsetzung seiner Suchtkrankheit verwendet.
- Wissen und Einstellung des Patienten gegenüber Suchtstoffen kontrollieren.
- ☞ 4.1.6 Entgiftungsphase
- ☞ 4.1.7 Motivations- und Orientierungsphase
- ☞ 4.1.11 Alkoholtest
- ☞ 4.1.12 Urin-Tox
- ☞ 4.3.1 Aufnahmeverfahren

Pflegeziele

Nahziel:
- Der Patient macht korrekte Angaben, ist zu einer offenen und ehrlichen Zusammenarbeit bereit.
- Der Patient ist bereit, auf die unnötige Einnahme von Bedarfsmedikamenten zu verzichten.

Pflegemaßnahmen und Hinweise

- Krankenbeobachtung/Dokumentation
- Vertrauensbasis aufbauen.
- Den Patienten über Gefahren einer Informationsverweigerung aufklären.
- Dem Patienten rückmelden, welche Folgen mangelnde Offenheit für ihn selbst haben kann.
- Auf die Bedeutung ausreichender und ehrlicher Motivation hinweisen.
- Dem Patienten die begrenzten Möglichkeiten einer Therapie transparent machen, falls er zu keiner Zusammenarbeit bereit ist.
- Den Patienten in die Lage versetzen, dass er Gefahren der Sucht- und Ersatzstoffe kennt und zukünftig vermeiden kann.
- Den Patienten bestärken, ein erfülltes Leben ohne Suchtstoffe anzusteuern. Mit ihm besprechen, welche Zielsetzungen und Inhalte er sich für die Zeit nach der Entlassung vornehmen könnte.
- ☞ 4.1.7 Motivation/Orientierungsphase
- ☞ 4.1.14 Fixierung auf Medikamente
- ☞ 4.1.15 Umgang mit Therapiehemmnissen

b) Der Patient gibt nur die nachweisbaren Suchtstoffe an, verschweigt aber alle anderen Problemstoffe, die er zu sich genommen hat.
- Der Patient ist gegen sich selbst und gegenüber anderen unehrlich.
- Der Patient gibt bei der Aufnahme mehr Suchtstoffe oder größere Einnahmemengen an, um eine höhere Medikamentendosis zu erhalten.
- Der Patient ist maßlos bei der Forderung nach Bedarfsmedikation.

4.1.19 Verweigerung der Dienste auf Station

Der Patient verweigert die Mitarbeit bei den verschiedenen Patientendiensten auf der Station:

- Er sieht nicht ein, dass er während seines Krankenhausaufenthalts für Arbeiten herangezogen werden soll.
- Er umgeht Dienste und überträgt sie anderen.
- Er reagiert mit Gleichgültigkeit oder Arroganz auf Ermahnungen der Pflegekräfte bzw. der Patientensprecher.
- Er glaubt dafür zu gut zu sein und hat Probleme, sich mit der Stationsordnung zu arrangieren.

Pflegeziele

Nahziel:
- Der Patient stellt sich den Aufgaben und erledigt sie gewissenhaft.
- Der Patient ist bereit, sich in die Stationsordnung einzugliedern.
- Der Patient erkennt, dass sein Beitrag für die Gemeinschaft auf der Station wichtig ist.

Pflegemaßnahmen und Hinweise

- Den Patienten über die Bedeutung und Zielsetzung der Patientendienste informieren. Training alltagspraktischer Fähigkeiten. Ihm dabei einen Überblick über die verschiedenen Varianten und Möglichkeiten geben. Bei der Auswahl von Diensten, die Fähigkeiten und Fertigkeiten des Patienten berücksichtigen oder durch Anleitung dafür Sorge tragen, dass er die Dienste befriedigend erledigen kann.
- Verhalten und Aussagen des Patienten registrieren und dokumentieren. Auf die Gründe seines Verhaltens bzw. der Verweigerung achten. Das Problem im Team erörtern und Lösungswege festlegen.
- Dem Patienten noch einmal die erwünschten Verhaltensweisen in Erinnerung rufen und über mögliche Konsequenzen seiner Weigerung informieren.
- Darauf achten, den Patienten nicht zu überfordern und ihm eine angemessene Bedenkzeit einräumen.
- Dem Patienten verschiedene Dienste anbieten und diese zur Anleitung gemeinsam mit einem Patienten durchführen lassen. Evtl. eine Art Probezeit mit ihm vereinbaren.
- Aufhetzen von Mitpatienten zur Unterlassung der Dienste durch geeignete Maßnahmen unterbinden.
- Dem Patienten erläutern, dass er sich den Stationsgepflogenheiten anzupassen hat und dass es für ihn keine Sonderbehandlung geben kann.
- Dem Patienten rückmelden, dass sein Fehlverhalten zeigt, dass er sich nicht ernsthaft genug für eine erfolgreiche Behandlung einsetzt.
- Dem Patienten aufzeigen, dass er seine Kraft besser in den Kampf gegen seine Sucht investieren sollte.
- Ggf. den Patienten selbst Vorschläge machen lassen, wie er sich zukünftig an den Stationsdiensten beteiligen kann.
- Stationsordnung besprechen.

4.1.20 Dementielle Symptome bei Sucht-patienten

Der Patient ist aufgrund seines dementiellen Abbaus nicht mehr in der Lage, in ausreichender Form selbständig am Therapieprogramm mitzuwirken.

- Der Patient versteht trotz gutem Willen die Therapieanforderungen nicht.
- Der Patient ist nur unzureichend in der Lage, das Gehörte zu einem brauchbaren Wissen zusammenzufügen.
- Der Patient ist auf Grund seines geistigen Abbaus nicht fähig, die Aufträge umzusetzen.
- Der Patient hat Defizite im Sprachverständnis und kann den Gesprächen nicht ausreichend folgen.
- ☞ 5.2.1 Umgang mit Sozialkompetenzdefiziten
- ☞ 5.2.2 Umgang mit Sprachstörungen
- Der Patient wirkt ratlos, ängstlich und überfordert, wenn von ihm Beiträge erwartet werden.
- Der Patient erkennt nicht die Wichtigkeit und Notwendigkeit einer Verhaltensänderung.

Pflegeziele

Nahziel:
- Der Patient erhält die notwendige Hilfestellung.
- Der Patient kann mit Hilfe eines Dritten wesentliche Aspekte der Therapie umsetzen.
- Der Patient versteht Teile des Therapieprogramms und kann sie selbständig umsetzen.
- Der Patient erkennt, dass er allein mit der Aufgabe überfordert ist.
- Der Patient ist zu einer Verhaltensänderung bereit.

Pflegemaßnahmen und Hinweise

- Den Patienten auf Zeichen von Überforderung und Verständnisproblemen beobachten. Befragung der Angehörigen miteinbeziehen. Dokumentieren.
- Dem Patienten in Einzelgesprächen und mit leichtverständlichen Sätzen die notwendigen Informationen geben.
- Dem Patienten durch Beispiele und Vormachen, Lernerfolge in kleinen Schritten ermöglichen. Evtl. über den biografischen Ansatz und Wortschatz für ein Grundverständnis sorgen.
- Evtl. für den Patienten einen Mitpatienten auswählen, der die notwendige Geduld mitbringt.
- Den Patienten nicht überfordern und genügend Zeit vorsehen. D.h., ihm immer nur eine überschaubare Information oder Aufgabe geben, die er nach einer gewissen Übungsphase auch selbständig umsetzen kann.
- Mit Empathie für eine wohlwollende Lernatmosphäre sorgen. Über Bezugspflege für ein gutes Vertrauensverhältnis bemüht sein.
- Dafür Sorge tragen, dass der Patient nicht lächerlich gemacht wird und dadurch noch mehr Fehler macht.
- Fähigkeiten und Fertigkeiten des Patienten nutzen und darauf aufbauen.
- Mithilfe der Angehörigen sicherstellen und diese ausreichend über die Ziele und Schritte der Maßnahmen informieren.
- Fortschritte des Patienten regelmäßig kontrollieren und rückmelden. Den Patienten ermuntern weiterzumachen.
- Häufige Wiederholungen einbauen, damit der Patient die gelernten Schritte nicht wieder vergisst.
- Angehörige, Betreuer o.Ä. auf die bestehende Problematik hinweisen und ihnen Verhaltensweisen aufzeigen, die im Alltag hilfreich sein können, z.B. keinen Alkohol im Haushalt vorhalten, alkoholische Getränke generell vermeiden, den Patienten vor gefährlichen Situationen ausreichend instruieren, Aufsichtspersonen einschalten, Gefahrenquellen und -situationen beseitigen.

- ☞ 1.3 Merk- und Gedächtnisstörungen
- ☞ 5.3.1 Pflegegrundsätze bei Demenzen
- ☞ 5.3.5 Korsakow-Syndrom

4.1.21 Missachtung der Stationsregeln

Pflegeziele

Nahziel: Der Patient akzeptiert die Notwendigkeit der Regeln und hält sie ein.

Pflegemaßnahmen und Hinweise

Der Patient hält sich nicht an bestehende Stationsregeln und sieht deren Notwendigkeit nicht ein, z. B.:
- er raucht auf der Station außerhalb des Raucherraums
- er betritt allein fremde Patientenzimmer
- er bleibt nicht auf seiner Seite der Station (Motivation bzw. Entgiftung)
- er benutzt einen Walkman o. Ä. außerhalb des Zimmers
- er isst während der Gruppengespräche
- er hält sich nicht an Ausgangsregeln und -zeiten
- er reagiert nicht auf Anweisungen des Stationsteams.

- Das Verhalten des Patienten beobachten und dokumentieren.
- Im Gespräch mit dem Patienten klären, warum er gegen die Regeln verstößt. Evtl. einen schriftlichen Bericht verlangen.
- Den Patienten wiederholt auf die bestehenden Regeln hinweisen und abklären, ob er sie ausreichend verstanden hat.
- Dem Patienten die Notwendigkeit der Regeln für das Zusammenleben auf der Station erläutern und im Einzelnen begründen.
- Den weiteren Umgang mit dem Patienten im Team besprechen (Konsequenzen, einheitliches Vorgehen, Beachtung der Kollegialität, Gleichbehandlung).
- Den Patienten auf evtl. Konsequenzen hinweisen, z. B. Besuchseinschränkungen, Ausgangs- und Wochenendbeschränkungen, disziplinarische Entlassung, Aufnahmesperre.
- In Gruppengesprächen das Verhalten des Patienten thematisieren, damit er erkennt, dass er nicht nur gegen das Stationsteam arbeitet, sondern gegen das gesamte Stationsklima.
- Den Patienten im Zweiergespräch über den generellen Wert von Regeln und Disziplin für das gemeinschaftliche Leben informieren.
- Dem Patienten vermitteln, dass von ihm eine Einordnung erwartet wird und dass es nicht um bloße Unterordnung geht.
- In Gesprächen erläutern, dass die Beachtung von Disziplin auch die Selbstdisziplin stärkt, die bei einem Suchtkranken besonders wichtig ist.
- An die Pflicht zur Rücksichtnahme gegenüber Mitpatienten und Stationsteam appellieren.
- Hinweis: Ausnahmen sind nur in besonderen Einzelfällen und nur nach Absprache mit dem Team zulässig und möglich.

4.2 Offene Suchtabteilung

4.2.1 Aufnahmeverfahren

Allgemein: Die Kriterien des Aufnahmeverfahrens richten sich grundsätzlich nach dem Zustand des Patienten. Bei einem Patienten in intoxikiertem Zustand werden verschiedene Aufnahmeschritte erst durchgeführt, wenn er nüchtern ist. Nach Möglichkeit wird eine exakte Reihenfolge beachtet und die Aufnahme von der Bezugspflegeperson durchgeführt. Grundsätzlich wird noch zwischen angemeldeten und unangemeldeten Aufnahmen unterschieden.

Arztinformation: Bei angemeldeten Aufnahmen reicht es aus, den Arzt zu informieren, bei unangemeldeten Aufnahmen (z. B. Pat. in intoxikiertem Zustand) erfolgt die definitive Aufnahme nach Entscheidung durch den Arzt.

Begrüßung

- Die aufnehmende Pflegeperson stellt sich dem Patienten und evtl. Begleitpersonen (Angehörigen) vor.
- Jeder Patient wird als Respektsperson behandelt!
- Der Patient wird immer mit Familiennamen und „Sie" angesprochen!
- Der Patient und evtl. Angehörige werden über den Ablauf der Aufnahme ausreichend informiert.
- Der Patient und die Angehörigen werden über Besuchszeiten und die Telefonnummern der Station informiert.
- Mitgebrachtes Gepäck wird bis zur Effektenkontrolle im Dienstzimmer eingestellt, damit der Patient keinen Zugriff darauf hat.

Alkoholkontrolle, Medikamentenkontrolle

- Auf stark duftende Ablenkstoffe achten.
- Information des Patienten, dass Alkoholkontrollen bei der Aufnahme und später zu wechselnden Zeiten durchgeführt werden.
- ☞ 4.1.11 Alkoholkontrolle
- Abnahme des Urin-Tox-Urins (auch später möglich, falls Pat. nicht urinieren kann, aber in jedem Fall vor der ersten Medikamentengabe).
- ☞ 4.1.12 Urin-Tox

Vitalzeichenkontrolle und Krankenbeobachtung

- Blutdruck, speziell auf Hypertonie achten später nachmessen (die erste Messung immer an beiden Armen durchführen).
- Puls (speziell auf Tachykardie und Rhythmusstörungen achten).

- Temperatur (subfebrile Temperatur und Fieber sind Alarmzeichen).
- Atmung (Tiefe, Frequenz, Geräusche usw.).
- Bewusstseinszustand.
- Alle Werte und Besonderheiten sind im Dokumentationssystem zu dokumentieren!
- Normabweichungen können Zeichen eines beginnenden, prädeliranten Zustandes sein hier ist eine engmaschige Beobachtung und Dokumentation (mindestens 2-stündlich) geboten!

Fragen zum Pflegecheckbogen und weitere Krankenbeobachtung

Die weitere Aufnahme erfolgt im Aufnahmezimmer. Obligatorisch sind folgende Fragen:
- Wann haben sie zuletzt Alkohol getrunken bzw. Medikamente eingenommen?
- Wie viel haben sie regelmäßig konsumiert?
- Hatten Sie schon einen Krampfanfall?
- Hatten Sie schon ein Alkoholdelir?
- Voraussichtliche Dauer des Aufenthaltes?
- Welche Therapien haben Sie bisher gemacht?
- Welche Ziele haben Sie für die Zeit nach dem Aufenthalt?
- Haben Sie bestimmte Konsumgewohnheiten?

Weitere Krankenbeobachtung:
- Erscheinungsbild (gepflegt/ungepflegt).
- Orientierung (örtlich, zeitlich, situativ, zur Person).
- Intoxikation (leicht, stark).
- Gangstörungen.
- Pupillen (normal, weit, eng).
- Kommunikation (Klarheit und Logik der Antworten. Konfabulation, Sprachverhalten, adäquate Reaktion usw.).
- Verhalten (motorische/psychische Unruhe, Tremor, Angstzustände, Aggressionen, Fluchttendenz usw.)
- Ausscheidungen (Polyurie, Diarrhö, Obstipation, Inkontinenz, Erbrechen, Schwitzen, Speichelfluss usw.).
- Körpergröße (stehend ohne Schuhe, an der Messlatte).
- Körpergewicht (auf 500 g genau).
- Dokumentation im Pflegecheckbogen bzw. Pflegebericht!

Organisatorisches

Das gesamte Aufnahmeverfahren wird nach Möglichkeit von der Bezugspflegeperson durchgeführt und der Patient dabei über die Funktion der Bezugspflege aufgeklärt. Art und Umfang des Aufnahmeverfahrens hängen vom Zustand des Patienten ab. Angehörige sind in der Regel beim Aufnahmegespräch nicht dabei.

Information
- Information des Patienten/der Angehörigen über wesentliche Fragen zum Aufenthalt.
- Information zu Ausgangsregelungen.
- Notwendigkeit der Standardfragen.
- Information über Inhalt und Abgabetermin spätestens drei Tage nach Aufnahme (je nach Zustand des Patienten) eines Lebenslaufs und eines Suchtverlaufs.
- Der Patendienst (= ein verantwortungsbewusster Patient, der schon länger auf der Station ist) macht die weitere Stationseinführung (Kontakt zum Patendienst herstellen).

Formularwesen
- Hinweis: Der Patient soll die Formulare und Fragebögen soweit möglich selbständig ausfüllen, Hilfestellung dabei wird angeboten.
- Den Patienten nach dem Einweisungsschein fragen.
- Aufnahmeblatt ausfüllen lassen (weiß: Verwaltung, grün: Befundtasche, gelb: Arztakte).
- Krankenhausaufnahmevertrag ausfüllen und unterschreiben lassen.
- Bei unklaren Versicherungsverhältnissen Sozialhilfeantrag aushändigen und Sozialdienst informieren.
- Aufenthaltsbescheinigung ausfüllen.
- Erstellen einer Dokumentationsmappe für den Patienten.
- Eintrag ins EDV-Standbuch.
- Laborantrag ausfüllen (für nächsten Werktag datieren).
- Namensschilder für Türe, Magnettafel und Befundmappe schreiben.
- Laborröhrchen beschriften (Patientenname, Geburtsdatum, Station, Datum des nächsten Werktages Ausnahme Urin-Tox).
- EEG und EKG Anträge ausfüllen.
- Ausfüllen von Essenskarten (Küche anrufen wegen Zugangsessen). Auf Kostplan eintragen.
- Der Patient erhält folgende Papiere (evtl. erst am nächsten Tag):
- Stationsordnung und dazugehörige Einverständniserklärung erklären.
- Therapiepass und Wochenplan (erklären und auf Kontrolle hinweisen).
- Aufenthaltsbescheinigung (für Arbeitgeber, Arbeitsamt, Sozialamt).
- Durchschlag des Krankenhausaufnahmevertrages.
- Formblatt: Richtlinien zur Niederschrift von Lebenslauf, Suchtverlauf und Wochenbericht.
- Begrüßungsblatt und Fragebogen der Bewegungstherapie.
- Fragebögen: Münchner Alkoholismustest und Jellinek-Fragebogen.
- Formblatt: Gesprächshilfen.
- Merkblatt zur Progressiven Muskelentspannung und Wochenprotokoll für das Entspannungstraining.

Effektenkontrolle
- Im Rahmen der Effektenkontrolle erfolgt meist auch die Zimmerzuweisung.
- Hinweis: Die Effektenkontrolle wird nach Möglichkeit immer von zwei Pflegepersonen in Anwesenheit des Patienten durchgeführt. Evtl. wird damit gewartet bis der Patient nüchtern ist.
- Vorsicht: Beim Durchsuchen der Effekten kann man sich an versteckten gefährlichen Gegenständen (z.B. Messer, Nadeln, Kanülen, Scheren) verletzen.

Zu kontrollieren sind:
- Alle mitgebrachten Kleidungsstücke (auch Schmutzwäsche), Schuhe, Taschen, Beutel und Geräte werden inspiziert.
- Taschen und Seitentaschen, Innentaschen, Toilettentaschen, Geldbörsen.
- Bücher nach Arzneimittelrezepten.
- Radioapparate und Kassettenrecorder (Batterie- und Kassettenfach).
- Kleidungsstücke, die der Patient bei der Aufnahme trägt (Taschen ausleeren).

Abzunehmen sind:
- Gefährliche Gegenstände wie Waffen, größere Messer, Schlagringe, Selbstverteidigungsutensilien usw.
- Medikamente aller Art und in jeder Form, auch Salben, Augentropfen und Sprays (sind dem Arzt vorzulegen).
- Getränkeflaschen mit undefinierbarem Inhalt.
- Alkoholhaltige Getränke und Nahrungsmittel (z.B. Pralinen, Kuchen, Schokolade usw.).
- Koffeinhaltige Getränke (Kaffee, Pulverkaffee, Cola, Colamix, Schwarztee).
- Kopfhörer aller Art und Walkman/Discman, Handy, Gameboy usw.
- Arzneimittelrezepte.
- Nach Rücksprache mit dem Arzt werden die Gegenstände während des Aufenthaltes teilweise oder aber erst zur Entlassung wieder ausgehändigt.

Dokumentation:
- Die Durchführung der Effektenkontrolle wird im Dokumentatiossystem dokumentiert (positiv/negativ).

Anlegen eines Eigentumsverzeichnisses:
- Die abgenommenen Gegenstände werden unter genauer Bezeichnung, Anzahl und Datum der Abnahme auf dem Eigentumverzeichnis eingetragen.
- Das Eigentumverzeichnis wird von mindestens einer (besser zwei) Pflegepersonen unterschrieben.
- Wichtig: Den Effektenbogen vom Patienten gegenzeichnen lassen.

4.2.2 Pflege bei Alkoholismus/-abusus

Kennzeichen: Laut WHO versteht man unter einem Alkoholiker einen exzessiven Trinker, dessen Abhängigkeit von Alkohol einen solchen Grad erreicht hat, dass deutliche geistige Störungen oder Konflikte in seiner körperlichen oder geistigen Gesundheit, seinen mitmenschlichen Beziehungen und ihren sozialen und wirtschaftlichen Funktionen auftreten.

a) Der Patient ist alkoholabhängig oder kann den Umgang mit Alkohol nicht kontrollieren.

Pflegeziele

Nahziel:
- Der Patient erkennt seinen Umgang mit Alkohol als generelles Problem an und kann sich damit auseinandersetzen.
- Der Patient möchte von seiner Alkoholabhängigkeit loskommen
- Der Patient kann während seines Klinikaufenthaltes auf Alkohol verzichten.

Pflegemaßnahmen und Hinweise

Die Pflege des Alkoholabhängigen unterscheidet sich bei den einzelnen Arten und Stadien nur gering und zeigt fließende Übergänge. Entsprechend gelten die einzelnen Sequenzen des Standards als auswählbares Angebot für die jeweilige individuelle Pflege.
- Krankenbeobachtung: siehe Standard
- ☞ 4.1.6 Entgiftungsphase
- ☞ 4.1.7 Motivations- bzw. Orientierungsphase.
- Zu entscheiden ist, ob die Pflege und Therapie mit der Entgiftung oder mit der Motivation ansetzen soll.
- Der Übergang zum Eintritt in die Motivationstherapie ist fließend.
- Dem Patienten wird vermittelt, dass eine erfolgreiche Behandlung auch von der Dauer seines Aufenthalts abhängt.
- Der Pat wird darüber informiert, dass in unregelmäßigen Abständen Alkoholkontrollen durchgeführt werden. Dies wird zum Schutz, zur Unterstützung und zur Sicherheit des Patienten durchgeführt.
- Ein negativer Alkoholtest stützt den Patienten in seinen Bemühungen und macht ihm bewusst, dass er seiner Sucht widerstehen kann.

b) Der Patient hat Probleme (z. B. fehlende Krankheitseinsicht, glaubt kontrolliert trinken zu können) im Umgang mit Alkohol und den daraus resultierenden Folgen

Pflegeziele

Nahziel:
- Der Patient erkennt die Zusammenhänge seiner Probleme mit dem Alkoholismus.
- Der Patient ist bereit, an sich zu arbeiten und Hilfen zu akzeptieren.
- Der Patient hat ausreichend Selbstpflegekompetenz.

(Arbeitsplatzverlust, familiäre Probleme, gesundheitliche Schäden).

Pflegemaßnahmen und Hinweise

- Information des Patienten über mögliche Folgen (z.B. sozialer Abstieg,) Schäden durch den ständigen Alkoholismus: familiär und im Freundeskreis, beruflich, körperlich und psychisch.
- ☞ 4.2.1 Aufnahmeverfahren
- ☞ 4.1.7 Motivations- und Orientierungsphase
- Dem Patienten vermitteln, dass ein „kontrolliertes" Trinken in jedem Fall aussichtslos ist (wer einmal suchtkrank ist, bleibt immer süchtig!).
- Den Patienten informieren, dass bereits der erste Schluck Alkohol die Fortsetzung seiner Suchtkrankheit ist.
- Den Patienten darauf hinweisen, dass in verschiedenen Nahrungs- und Gebrauchsmitteln, sowie flüssigen Medikamenten (speziell auch homöopathischen Präparaten) Alkohole versteckt sein können, die ebenfalls zu meiden sind.
- Dem Patienten klarmachen, dass seine erstrebenswerte Zukunft nur in einem alkoholfreien Leben liegen kann.
- Der Patient soll selbst Möglichkeiten aufzeigen, wie er sein Leben sinnvoller gestalten kann: Beruf, Familie, Hobby, Interessen, usw.
- Den Patienten auf Termine von Selbsthilfegruppen (Anonyme Alkoholiker, Kreuzbund u.a.) hinweisen und auf seine Teilnahme drängen. Je eine Teilnahme an beiden Gruppen ist Pflicht während des Aufenthaltes.
- Den Patienten und evtl. seine Angehörigen über Möglichkeiten zur Suchtprävention hinweisen (z.B. in ambulanten Therapien, Selbsthilfegruppen, Angehörigengruppen).
- Der Patient plant gemeinsam mit seiner Bezugsperson die erste Zeit nach seiner Entlassung (Umgang mit der Familie, mit Freunden, mit Freizeit und dem Arbeitsplatz).
- In Absprache mit dem Team, Hilfe nahe legen durch Kontakte zu Suchtberatungsstellen (Caritas, Gesundheitsamt, sozialpsychiatrischer Dienst u.a.) und Kontakt zu betriebseigenen Sozialdiensten (z.B. zum Suchtbeauftragten) oder auf Wunsch des Patienten mit Vorgesetzten und/oder Arbeitgeber.
- Dem Patienten verdeutlichen, dass nur er selbst in der Lage ist, allen Verlockungen aus dem Wege zu gehen (zur Stärkung der Selbstpflegekompetenz).

c) Der Patient hat während seines Klinikaufenthaltes einen Rückfall. Er ist nicht bereit, sich damit auseinander zu setzen, sondern verharmlost den Rückfall.

Pflegeziele

Nahziel:
- Der Patient arbeitet aktiv gegen seinen Suchtdruck.
- Der Patient verarbeitet seinen Rückfall und zieht Gewinn daraus.
- Der Patient hält sein Versprechen zur Abstinenz.

Pflegemaßnahmen und Hinweise

- Hinweis: Der Patient wird bei der Aufnahme auf mögliche Konsequenzen eines Rückfalls hingewiesen und weiß die Folgen abzuschätzen!
- Der Patient wird angehalten, sich eine ausgefüllte Tagesstruktur zu erarbeiten.
- Der Patient wird gebeten, Vorschläge für seine Freizeitgestaltung zu machen.
- Interessen des Patienten werden nach Möglichkeit gefördert.
- Den Patienten motivieren, sein soziales Umfeld neu oder anders zu organisieren.
- Dem Patienten wird in einem Gespräch Gelegenheit gegeben die Umstände seines Rückfalls zu erklären.
- Das Team oder die Gruppe bespricht den Rückfall und berät die Konsequenzen.
- Die Entscheidungen des Teams können sein:
- Der Rückfall muss in der Gruppe bearbeitet werden.
- Befristete Ausgangssperre (normalerweise eine Woche).
- Abgabe einer schriftlichen Stellungnahme innerhalb einer festgelegten Frist.
- Urlaubssperre für das Wochenende, evtl. Besuchsverbot.
- Rücknahme des Antrags auf Anschlussbehandlung.
- Sofortige disziplinarische Entlassung mit einer festgelegten Aufnahmesperre.
- Der Patient wird darauf hingewiesen, dass er im Falle einer disziplinarischen Entlassung die Konsequenzen seines wiederholten Rückfalls alleine zu bewältigen hat.
- Der Patient wird in unregelmäßigen Abständen mit dem Alcomaten überwacht.

d) Der Patient hatte nach längerer Abstinenz einen Rückfall und kann ihn nicht akzeptieren. Der Patient ist über sich selbst enttäuscht und fühlt sich als totaler Versager.

Pflegeziele

Nahziel: Der Patient kann seinen Rückfall als Teil seiner Krankheit akzeptieren und verarbeiten.

Pflegemaßnahmen und Hinweise

- Dem Patienten Gespräche anbieten.
- Versuchen, zu verdeutlichen, dass es notwendig und sinnvoll ist, sich einer erneuten Therapie zu stellen.
- Seine eigene Entscheidung zur freiwilligen Therapie positiv verstärken.
- Dem Patienten rückmelden, dass sein Rückfall nicht mehr zu ändern ist, er sich aber täglich neu zur Abstinenz entscheiden kann.
- Die Gründe und Auslöser seines Rückfalls werden vorwiegend in Gruppengesprächen, aber auch in Einzelgesprächen erörtert.
- Dem Patienten erklären, dass der schriftliche Bericht ihm bei der Konfliktbewältigung helfen soll.

4.2.3 Verfahren einer disziplinarischen Entlassung

Generelle Gründe

- Bei Androhung oder Ausübung von Gewalt auf der Station.
- Wiederholter Rückfall während des stationären Aufenthaltes, bzw. einer Beurlaubung (im Normalfall nach dem zweiten Rückfall).
- Der Patient kehrt nach dem Ausgang/Urlaub nicht mehr (fristgerecht) zurück.
- Entweichung.

Potenzielle Gründe

Wiederholte Verstöße gegen die Hausordnung/Stationsordnung oder gegen Abmachungen: z.B. Rauchen außerhalb des Raucherraums, Aufsuchen von fremden Zimmern, Verweigern von therapeutischen Abmachungen usw.

Vorgehensweise bei der disziplinarischen Entlassung

- Die disziplinarische Entlassung erfolgt nach Absprache mit dem Team.
- Der Patient wird über Grund und Konsequenzen seiner Entlassung genau informiert.
- Der Patient muss innerhalb einer individuell festgelegten Zeit die Station verlassen haben.
- Der Patient sollte sein Bett (Bettwäsche) abziehen.
- Der Patient erhält alle abgenommenen Gegenstände zurück und bestätigt den Erhalt auf dem Eigentumverzeichnis. Auch Gepäckstücke die in der Garderobe/im Keller eingestellt sind, werden mitgegeben.
- Der Patient zahlt alle evtl. entstandenen Schulden gegenüber der Station zurück.
- Der Patient erhält einen vorläufigen Arztbrief und eine Aufenthaltsbestätigung und hat Gelegenheit, den Beurteilungsbogen über seinen Aufenthalt auszufüllen.

Konsequenzen der disziplinarischen Entlassung

- Dreimonatige Aufnahmesperre.
- Dies kann bei Patienten aus dem Einzugsgebiet nicht eingehalten werden, da in diesen Fällen Aufnahmepflicht besteht.

4.3 Geschlossene/beschützende Suchtabteilung

4.3.1 Aufnahmeverfahren

Allgemein: Die Kriterien des Aufnahmeverfahrens richten sich grundsätzlich nach dem Zustand des Patienten. Bei einem Patienten in intoxikiertem Zustand werden verschiedene Aufnahmeschritte erst durchgeführt, wenn er dazu in der Lage ist. Nach Möglichkeit wird eine exakte Reihenfolge beachtet und die Aufnahme von der Bezugsperson durchgeführt. Grundsätzlich wird noch zwischen angemeldeten und unangemeldeten Aufnahmen unterschieden.

Arztinformation: Bei angemeldeten Aufnahmen reicht es aus, den Arzt zu informieren; bei unangemeldeten Aufnahmen (z. B. Pat. in intoxikiertem Zustand) erfolgt die definitive Aufnahme nach Entscheidung durch den Arzt.

Aufnahmebeginn vor Betreten der Station

Begrüßung
- Die aufnehmende Person stellt sich dem Patienten und evtl. den Begleitpersonen (Angehörigen) vor.
- Jeder Patient wird als Respektsperson behandelt!
- Der Patient wird immer mit Familiennamen und „Sie" angesprochen!
- ☞ 4.3.2 Begrüßung

Information des Patienten/der Angehörigen:
- Der Patient und die Angehörigen werden über den Ablauf der Aufnahme ausreichend informiert.
- Telefonzeiten und Nummer.
- Kontaktsperre, Besuchsverbote.
- Notwendigkeit des Standardformulars „Aufnahmeregelung der Station S2" (die Möglichkeit der disziplinarischen Entlassung hervorheben!).

Voraussetzung zur Aufnahme
- Einweisungsschein.
- Suchtverlauf und Lebenslauf bzw. Zwischenbericht.
- Akzeptieren und gegenzeichnen der Aufnahmeregelung.

Aufnahme auf die Station

Das folgende Aufnahmeverfahren erfolgt ohne Beisein der Angehörigen und findet komplett im Aufnahmezimmer statt. Nach Möglichkeit führt die Bezugsperson die Aufnahme durch, dabei wird der Patient über die Funktion der Bezugspflege aufgeklärt. Art und Umfang des Aufnahmeverfahrens hängt vom Zustand des Patienten ab.

Kontrollen
- ☞ 4.3.3 Leibesvisitation
- ☞ 4.3.4 Effektenkontrolle
- ☞ 4.1.11 Alkoholtest (Information des Patienten, dass Alkoholkontrollen bei der Aufnahme und später zu wechselnden Zeiten stichprobenmäßig durchgeführt werden.
- ☞ 4.1.12 Urin-Tox (vor erster Medikamentengabe)

Fragen und Krankenbeobachtung
- Fragen zum Pflegecheckbogen und weitere Krankenbeobachtung, dabei auf exakte Auskünfte achten, mit ja/nein dokumentieren.
- Weitere Krankenbeobachtung:
- Kommunikation (Klarheit und Logik der Antworten, Konfabulation, Sprachverhalten, adäquate Reaktion usw.).
- Verhalten (motorische/psychische Unruhe, Tremor, Angstzustände, Aggression, Fluchttendenz usw.).
- Ausscheidung (Polyurie, Diarrhoe, Obstipation, Inkontinenz, Erbrechen, Schwitzen, Speichelfluss usw.).
- Dokumentation im Pflegecheckbogen bzw. im Pflegebericht!
- Weitere Fragen:
- Wann haben sie zuletzt Alkohol bzw. Drogen konsumiert?
- Hatten Sie schon ein Delir?
- Voraussichtliche Aufenthaltsdauer?
- Welche Therapien haben sie bisher gemacht?

Basiswerte dokumentieren
- Körpergröße.
- Körpergewicht.
- Blutdruck messen, speziell auf Hypertonie achten später nachmessen (erste Messung immer an beiden Armen, alle weiteren Messungen immer am selben Arm durchführen).
- Puls (speziell auf Tachykardie und Rhythmusstörungen achten).
- Temperatur.
- Atmung (Tiefe, Frequenz, Geräusche usw.).
- Bewusstseinszustand.
- Alle Werte und Besonderheiten sind im Dokumentationssystem zu dokumentieren!
- Normabweichungen können Zeichen eines beginnenden prädeliranten Zustandes sein hier ist eine engmaschige Beobachtung und Dokumentation (mindestens 2-stündlich) geboten!

Organisatorisches/ Formularwesen
- Anlegen eines Eigentumverzeichnis (vom Pat. gegenzeichnen lassen).
- Namensschild für Magnettafel, Zimmer, Befundmappe.

- Laborzettel und Untersuchungsgefäße: für Serum-, Blutbild, Urin, Urin-Tox, BKS.
- Tablett für Blutabnahme vorbereiten.
- Erstellen einer Dokumentationsmappe für den Patienten.
- Aufenthaltsbestätigung ausfüllen: Aufnahmetag, Pat.-Namen, und „bis auf weiteres" Bestätigung für Arbeitgeber, Sozial- oder Arbeitsamt.

Der Patient erhält:

- Stationsordnung (erklären und gegenzeichnen lassen, auf Besonderheiten hinweisen, Gründe einer disziplinarischen Entlassung hervorheben).
- Wochenplan (erklären).
- Therapiepass erklären, über die Kontrolle am Freitag informieren, auf mögliche Konsequenzen bei fehlender Teilnahme hinweisen.
- Therapievertrag (gegenzeichnen Patient und Bezugsperson hier wird der Patient eingehend über die Funktion der Bezugspflege informiert).
- Zustimmungserklärung: bei unleserlicher Schrift des Patienten; Namen vermerken.
- Aufnahmeantrag der Verwaltung (ausfüllen lassen für Krankenhaustagegeld; bei Problemen Sozialdienst informieren).

Zu beachten ist:

- Bei jedem Patienten die Versicherungssituation durch die Patientenverwaltung klären lassen (am Freitag zur Sicherheit einen Sozialhilfeantrag ausfüllen lassen).
- Aufnahme des Patienten in das Stationshandbuch, in die Patientenkartei des PC o. Ä.: fortlaufende Nummer, Namen, Geburtsdatum, Adresse, Aufnahmetag, einweisender Arzt.
- Essensbestellung beachten.

Nach Vorstellung beim Arzt, Zimmereinweisung, Vorstellen der Mitpatienten und Besichtigung der Station durch den Patienteneinführdienst.

4.3.2 Begrüßung und Vorstellung, Unterlagen, Verfahren

Pflegeziel

- Bedingungen für eine verantwortbare Aufnahme sicherstellen.
- Der Patient kommt ohne Suchtstoffe auf die Station.
- Der Patient kann keine Suchtstoffe auf die Station schmuggeln.

Bedingungen und Maßnahmen

Exakte Reihenfolge einhalten:

- Begrüßung und erster Kontakt

- Regelaufnahmezeiten nach vorherigem Anmeldungsverfahren; bei Regelaufnahme wird der Arzt nur informiert. Für Patienten aus dem Einzugsgebiet gilt ggf. Aufnahmepflicht. Bei anderen Patienten die Karrenzregel:
    - nach vorausgegangener Entlassung gegen ärztlichen Rat: 6 Wochen,
    - nach vorausgegangener disziplinarischer Entlassung: 3 Monate,
    - Standardfragen nach: Einweisungsschein, Meldeverfahren, (schriftlicher Lebens- und Suchtverlauf soll zugeschickt werden, Einweisungstag soll wöchentlich telefonisch bestätigt werden, sonst evtl. keine Aufnahme) fehlender Bericht zum Suchtverlauf muss vor der Aufnahme geschrieben werden. Bei Wiederaufnahme ist nur ein Zwischenbericht notwendig.
- ☞ 4.3.3 Leibesvisitation im Aufnahmezimmer
- ☞ 4.3.4 Effektenkontrolle
- Aufnahmegespräch mit Arzt und/oder Pflegepersonal
    - Stationsordnung lückenlos beachten!
    - Höflich und trotzdem vollständig korrekt vorgehen.
    - Begrüßung und Aufnahme erfolgt durch die Bezugspflegeperson (gegenseitige Vorstellung).
    - Der Patient wird gefragt, ob er unerlaubte Drogen mit sich führt (Tabletten, Drogen, Alkohol, Spritzen usw.) und wird nur bei Verneinung auf die Station aufgenommen.
    - Bei Problemen im Aufnahmeverfahren (z.B. es werden Medikamente oder Drogen gefunden) wird der Arzt informiert und es wird im Einzelfall entschieden.
    - Er wird auf die Leibes- und Effektenkontrolle aufmerksam gemacht, ebenso auf die mögliche disziplinarische Entlassung, wenn dabei Drogen gefunden werden.
    - Der Patient wird unter ständiger Aufsicht des Pflegepersonals auf die Station aufgenommen dabei wird beachtet, dass er keinerlei Kontakt zu Mitpatienten hat.

4.3.3 Leibesvisitation

Der Patient schmuggelt verbotene Suchtstoffe für den Eigenbedarf oder für Mitpatienten auf die Station.
Suchtstoffe werden auf raffinierte Art versteckt. Den Beteuerungen des Patienten darf nicht leichtfertig geglaubt werden.

Pflegeziele

Nahziel: Der Patient hat keine Gelegenheit, Suchtmittel einzuschleusen.

Pflegemaßnahmen und Hinweise

- Motto: Vertrauen ist gut, Kontrolle ist besser!
- Patientinnen werden von Krankenschwestern untersucht!
- Patienten werden von Krankenpflegern untersucht!
- Einfühlungsvermögen zeigen.

257

- Den Patienten über die Leibesvisitation und ihre Gründe informieren.
- Die Intimsphäre wird nach Möglichkeit gewahrt, d.h., sie wird nur im notwendigen Maß aufgehoben.
- Der Patient zieht sich nackt aus.
- Leibesöffnungen sind zu inspizieren (Mund Zunge kreisen lassen, Nase, Ohren, Gesäßhälften spreizen lassen, Vorhaut, Vagina, Tampons, Damenbinden).
- Unterhose inspizieren (auch im Hosenschlitz).
- Haare mit den Fingern durchstreifen (Haarbänder und Kopfschmuck untersuchen).
- Achselhöhlen und Leistenbeuge kontrollieren.
- Zwischen den Zehen kontrollieren.
- Fußsohlen inspizieren.
- Fingernägel inspizieren.
- Uhren und Schmuck eingehend kontrollieren (im Zweifelsfall werden die Gegenstände abgenommen).
- Dokumentation: Verhalten des Patienten und Ergebnis der Visitation.
- Wichtig: Während der Leibesvisitation ist die gesamte Körperoberfläche auf Veränderungen und Wunden zu untersuchen. Einstichstellen, Narben, frische und alte Abszesse sind exakt zu dokumentieren (☞ Pflegecheckbogen).

Pflegeziele

Nahziel: Der Patient kann keine verbotenen Suchtstoffe und Instrumente einschleusen.

Pflegemaßnahmen und Hinweise

Allgemein: Kleidungsstücke außen und innen kontrollieren, speziell auf Nähte, Nahtausbesserungen, Nieten, Applikationen und Krägen achten!

- T-Shirt, Unterhemden, Pullover, Bund, Kleidertaschen.
- Jacken: Innenfutter abstreifen, Löcher, Druckknöpfe beachten.
- Gürtel: Innenreißverschluss, große Nieten.
- Gürtel mit großen Nieten können abgenommen werden.
- Socken umdrehen.
- Schuhe: lockere Einlagen herausnehmen und kontrollieren, offene Stellen in der Sohle inspizieren, Innenschuh mit der Hand abtasten.
- Dokumentation: positiv oder negativ vermerken.

Kleidungsstücke, speziell Nähte, Applikationen und versteckte Taschen, bieten viele Versteckmöglichkeiten.
Vorsicht: Verletzungsmöglichkeit durch Kanülen.

4.3.4 Effektenkontrolle – Koffer, Taschen, Beutel und Inhalt

Über Effekten werden Suchtstoffe eingeschleust. Angebrochene Packungen (Tabak, Zigaretten) Geldbörsen, Brieftaschen, Schlüsselmäppchen, Getränkeflaschen u.a. können Suchtstoffverstecke sein.

Pflegeziele

Nahziel: Der Patient erhält nur unverfängliche Gegenstände und Waren aus seinem Eigentum.

Pflegemaßnahmen und Hinweise

Vorsicht: Beim Durchsuchen der Effekten kann man sich an versteckten, gebrauchten Kanülen verletzen!
- Alle Kleidungsstücke sind nach Standard 4.3.4 zu untersuchen auch mitgebrachte Schmutzwäsche!

Abzunehmen sind:
- Geöffnete Tabak- und Zigarettenschachteln, Zigarettenpapier usw.
- Schnüffelstoffe wie Klebstoffe, Nagellack, Feuerzeugbenzin und Briefmarken.
- Gefährliche Gegenstände wie Messer, Waffen, Brieföffner, Schlagringe
- Medikamente aller Art und in jeder Form, auch Salben, Augentropfen, Nasensprays
- Betäubungsmittelrezepte (mit eingeholter Unterschrift des Patienten).
- Pulver aller Art: Zahnpulver, Badesalz, Zucker, Waschpulver, Schnupftabak usw.
- Getränkeflaschen, soweit sie geöffnet waren.
- Alkohol und koffeinhaltige Getränke, z.B. Kaffee, Cola, Colamix, Schwarztee.
- Offene Nahrungsmittel und Nahrungsmittelpackungen.

Zu kontrollieren sind:
- Taschen und Seitentaschen, einschließlich der doppelten Böden und der Henkel.
- Innentaschen auf Löcher, Nähte usw.
- Toilettentaschen.
- Radioapparate, Kassettenrecorder, CD-Player, Walkman, (in das Kassettenfach schauen, Schüttelkontrolle, auf evtl. bewegliche Inhalte achten).
- Kopfhörer (nur im Zimmer erlaubt).
- Musikkassetten und CD-Hüllen durchsehen, auch das Innenpapier.
- Papiere einzeln durchsehen.
- Bücher (Buchrücken, Buchseiten Buch im geöffneten Zustand nach unten durchblättern lassen).
- Bucheinbände abnehmen und kontrollieren.
- Abschließende Dokumentation: positiv/negativ.

Allgemein: Verschlossene Packungen aller Art eingehend kontrollieren. Nur zweifelsfreie Packungen aushändigen!

- Anlegen eines Eigentumsverzeichnisses für alle abgenommenen Gegenstände (Bezeichnung, Anzahl, Datum der Abnahme, Unterschrift des Patienten und der Pflegeperson).

4.3.5 Verfahren einer disziplinarischen Entlassung

Generelle Gründe

- Einschleusen von Drogen etc. bei der Aufnahme.
- Rückfall während des Stationsaufenthaltes.
- Nachweisbarer Rückfall während einer Beurlaubung.
- Es werden regelmäßig und unregelmäßig Drogen- und Alkoholteste durchgeführt. Erweist sich der Alco-Test oder das Drogen-Screening positiv, wird unmittelbar im Anschluss die disziplinarische Entlassung eingeleitet.
- Bei Geschlechtsverkehr auf der Station (Hetero-, Bi- und Homosexualität).
- Bei Androhung oder Ausübung von Gewalt auf der Station.

Potenzielle Gründe

- Verstöße gegen die Hausordnung/Stationsordnung oder gegen Abmachungen, z.B. Rauchen außerhalb des Raucherraums, Aufsuchen von fremden Zimmern, Verweigerung von therapeutischen Abmachungen.
- ☞ 4.2.3

Vorgehensweise bei der disziplinarischen Entlassung

- Der Patient muss innerhalb einer Stunde die Station verlassen haben.
- Bis zum Verlassen der Station, wird der Kontakt zu Mitpatienten generell unterbunden. Der Patient ist unter ständiger Aufsicht einer Pflegeperson.
- Der Patient muss sein Bett abziehen und den Schrankschlüssel zurückgeben.
- Eine Pflegekraft kontrolliert Zimmer, Schrank, Nachtkästchen und Toiletten.
- Der Patient erhält alle Gegenstände zurück und unterschreibt den Effektenbogen. Auch Gepäckstücke, die im Keller eingelagert sind, werden mitgegeben.
- Der Patient zahlt alle evtl. Schulden gegenüber der Station zurück.
- Es wird kontrolliert (in der Patientenverwaltung rückgefragt), ob der Patient einen Sozialhilfeantrag ausfüllen muss.
- Der Patient wird über den Grund und die Konsequenzen seiner Entlassung genau informiert.

- Der Patient erhält einen Arztbrief und eine Aufenthaltsbestätigung und hat Gelegenheit, den Beurteilungsbogen über seinen Aufenthalt auszufüllen.

5 Geronto- und neuropsychiatrische Pflegestandards

Das Kapitel neuro- und gerontopsychiatrische Pflegestandards behandelt in drei Abschnitten die häufigsten Pflegeprobleme und Krankheitsbilder dieser Stationen. Im ersten Abschnitt (5.1) gehen wir auf Grundlagen der allgemeinen Pflege auf diesen Stationen und auf Stationsbesonderheiten ein. Der zweiten Abschnitt (5.2) behandelt einige spezielle geronto- und neuropsychiatrische Probleme. Der dritte Abschnitt (5.3) beinhaltet die Pflege der bei uns häufigsten Krankheitsbilder. In der 3. Auflage wurde das Kapitel *Pflege des MS-Patienten* neu aufgenommen.

Da viele gerontopsychiatrische Störungen mit Symptomen einhergehen, die bereits bei den symptombezogenen Pflegestandards behandelt wurden (z.B. Merk- und Gedächtnisstörungen, Orientierungsstörungen usw.), wird in diesem Kapitel auf eine isolierte Darstellung verzichtet, weil wir sie im Zusammenhang mit den Krankheitsbildern sehen. Aus diesem Grunde sind viele Verweise zu den Standards der Kennziffern 1 ff. zu finden. Sucht man nach isolierten Symptomen, empfiehlt sich die Lektüre dieses Abschnittes zuerst. Für eine ganzheitliche Betrachtung sind jedoch die Pflegestandards dieses Kapitels besser geeignet.

5.1 Pflegerische Grundlagen

5.1.1 Merkmale der Pflege auf gerontopsychiatrischen Stationen

Pflegemaßnahmen und Hinweise

a) Umgangskriterien: Der Patient zeigt je nach Stadium seiner Erkrankung (z.B. seiner Demenz) unterschiedliche Ansatzpunkte für eine pflegetherapeutische Beziehung, die schwierig

Hinweise: Um eine angemessene Einschätzung vornehmen zu können, ist fundiertes Wissen über die Krankheitsbilder und -phänomene der geronto- oder neuropsychiatrischen Patienten dringend erforderlich. Dazu gehören auch psychosomatische Kenntnisse und Wissen über verschiedene Behandlungs- und Pflegestrategien. Entsprechend sollte das Pflegepersonal neben der fundierten Ausbildung auch über regelmäßige Fort- und Weiterbildung verfügen. Der augen-

einzuschätzen sind. Das Verhalten des Patienten ist häufig unerwartet oder kontraproduktiv und verführt leicht dazu, den Patienten zu infantilisieren. Misstrauisches oder distanziertes Verhalten seitens des Patienten kann die pflegerische Beziehung erschweren. Andererseits kann auch das gegenteilige Verhalten beobachtet werden, eine Anhänglichkeit, die zu einem eigenen Problem wird.

blickliche Zustand des Patienten muss richtig eingeschätzt werden, damit die geplanten Maßnahmen den Patienten nicht unter- oder überfordern.

Prinzip: „Die Würde des Menschen ist unantastbar".

- Gerontopsychiatrische Pflege ist Beziehungspflege, die sich vorrangig an der Steuerung und Begleitung des Lebensprozesses beteiligt.
- Gute Umgangsformen, Höflichkeit, Freundlichkeit und auf einen Menschen zugehen können, sind die wesentlichen Umgangskriterien.
- Es ist notwendig, für jeden Patienten viel Verständnis und Geduld zu haben und verschiedene Eigenheiten des Patienten zulassen zu können.
- Fehlreaktionen oder gar beleidigende Reaktionen des Patienten sind nicht persönlich zu nehmen, sondern oft als Teil des Krankheitsbildes zu sehen.
- Es werden alle Möglichkeiten ausgeschöpft, den Patienten bei den anstehenden Entscheidungen zu informieren und weitmöglichst, zu beteiligen.
- Die förderliche Beziehungsgestaltung beachtet, rücksichtsvolle Hilfestellung bei der Lebensbewältigung, Zeit für Gespräche, Vertrauen in den Patienten und Verständnis für individuelle Wünsche und Forderungen.

b) Milieugestaltung: Der Patient wird durch seine Verlegung in das Krankenhaus aus seiner gewohnten Umgebung herausgerissen. Dies verunsichert ihn, macht ihm Angst und trägt auch zu verschiedenen psychoreaktiven Störungen bei. So steigern sich seine Orientierungseinschränkung und seine Reizbarkeit.

Pflegemaßnahmen und Hinweise

Hinweise: Die Milieugestaltung versucht dem „entwurzelten" Patienten eine Umgebung zu bieten, in der er sich sicher und wohl fühlen kann. Dazu sollte auch der Kreis der Mitpatienten beitragen. Seine Umgebung muss wohnlich sein und private Gegenstände sollen ihm als Orientierungshilfen dienen. Eine wesentliche Pflegeaufgabe ist es, Probleme und Gefahren rechtzeitig zu erkennen und auszuräumen.
Maßnahmen:

- Die Maßnahmen zur Herstellung einer sicheren Umgebung haben sowohl strukturellen als auch individuellen Charakter. Keinesfalls ist es ratsam, dem Sicherheitsdenken die größte Rolle zukommen zu lassen, weil hier unweigerlich Freiheiten und Freiräume des Patienten beschnitten werden. Der Schutz kann am besten durch eine beständige Aufsicht und genaue Krankenbeobachtung gewährleistet werden. Keinesfalls sollen die Schutzmaßnahmen der Arbeitserleichterung der Pflegeperson alleine dienen, sondern sie müssen immer auch aus der Sicht des Patienten angemessen und gerechtfertigt sein. Im Zweifelsfall sind Beschränkungen auf das Minimum zu reduzieren.
- Die Wohnlichkeit einer Station oder eines Krankenzimmers ist nicht immer leicht zu gestalten. In jedem Fall tragen angenehme Farben, Bilder, Blumen und Pflanzen, sowie stoffbezogene, altersgerechte Möbel dazu bei. Das unmittelbare Umfeld des Patienten,

also sein Bett und Nachtkästchen, sowie sein Zimmer sollen daher zum Aufstellen von privaten Dingen geeignet sein. Diese können ihm zugleich als Orientierungshilfe dienen, sich in der neuen Umgebung besser und schneller zurechtzufinden. Nach Möglichkeit Patienten und Angehörige in diesen Fragen mit einbeziehen. In Fällen der Bettlägerigkeit versucht die Pflege die Umgebung aus der veränderten Sicht des Patienten zu gestalten.

- Die Milieugestaltung berücksichtigt auch, dass der Patient möglichst viele Aspekte seines häuslichen Lebens weiterführen kann und nach Möglichkeit z. B. Gelegenheiten zum Spaziergang, Mittagsschlaf und zur gewohnten Tagesstruktur eingeräumt werden.
- Besuchszeiten werden großzügig gehandhabt und Angehörige werden regelmäßig über den Zustand des Patienten informiert und befragt, um ein möglichst umfassendes Bild des Patienten zu bekommen (Ganzheitlichkeit).

Pflegemaßnahmen und Hinweise

- Zu den wichtigsten Maßnahmen im gerontopsychiatrischen Bereich gehört die Strukturierung des Tagesablaufs. Eine klare Struktur wirkt auf den Patienten beruhigend und reduziert Ängste vor neuen Situationen. Sie wirkt wie ein grundlegendes Ordnungsprinzip, in das sich andere Ereignisse (z. B. Untersuchungen) eingliedern lassen.
- Die Pflege versucht durch gezielte Aktivierung des Patienten, die vorhandenen Fähigkeiten und Fertigkeiten zu erhalten und/oder teilweise wiederherzustellen. Entscheidend dabei ist, die Leistungsfähigkeit des Patienten richtig einzuschätzen und Überforderungen zu vermeiden. Da bei gerontopsychiatrischen Patienten relativ häufig zu beobachten ist, dass sie verschüttete Ressourcen haben, gilt es diese zu entdecken und für den Alltag verfügbar zu machen.
- In vielen Fällen besteht Pflege als Hilfe zur Selbständigkeit. Sie erreicht dieses Ziel durch beratende Gespräche, Übungen, Training und Herstellen von Kontakten. Im Wesentlichen werden lebenspraktische Fertigkeiten und Fähigkeiten (wieder-) vermittelt bzw. alternative Lösungsansätze entwickelt und ausprobiert. Durch begleitete oder selbständige Übungen werden die neuen Lösungen systematisch vertieft. Soweit möglich werden diese neuen Fähigkeiten auch mit den Angehörigen besprochen, damit sie weiterhin gefördert und fortgeführt werden können.
- Eine wichtige pflegerische Anstrengung ist der Erhalt der Selbstständigkeit des Patienten. Dies ist in einer klinischen Institution zwar besonders schwierig, aber auch besonders wichtig, weil man ständig mit dem Problem der Hospitalisierung zu kämpfen hat. Die Unterbringung und Einordnung in einer Station führt sehr leicht zur Infantilisierung des Patienten und verlangt daher ständig, die noch intakten Persönlichkeitsanteile des Patienten zu sehen, zu respektieren und zu erhalten. Das erfordert, alle pflegeri-

---

c) Pflegestrategien:
Die Pflege zielt darauf ab, dass der Patient seine lebenspraktischen Fertigkeiten so lange wie möglich erhalten kann. Dazu ist notwendig, seine Selbstständigkeit wo immer möglich zuzulassen und ihm die notwendige Unterstützung zu geben. Die Bedürfnisse des Patienten sind zu beobachten und weitgehend zu berücksichtigen.

schen Maßnahmen mit dem Patienten zu besprechen und von ihm entscheiden zu lassen. Um diesem Ansatz gerecht zu werden, muss die Pflege jedes Patienten individualisiert werden. Es erfordert z.T. auch ungewöhnliche Handlungen und Fertigkeiten des Patienten zu dulden, obwohl sie nicht nach pflegerischen oder klinischen Gesichtspunkten ausgerichtet sind, immer mit dem Ziel, die Entlassungsfähigkeit des Patienten vorrangig anzusteuern.

- Die Eigenheiten des Patienten werden also so lange erhalten bzw. geduldet, bis sie in vorrangige Behandlungs- und Pflegeziele eingreifen oder diese gefährden.
- In allen Fällen einer zunehmenden Unselbständigkeit des Patienten wird mit ergänzender Pflege die Grundversorgung gewährleistet. Die ergänzende Pflege hat grundsätzlich nur punktuell zu erfolgen und darf nicht auf Gebiete ausgedehnt werden, die vom Patienten noch selbst besorgt werden können. Sie setzt erst ein, wenn es dem Patienten trotz wiederholter Versuche nicht gelingt, grundlegende Bedürfnisse ausreichend alleine zu befriedigen. Die ergänzende oder auch adaptive Pflege wird also nur in dem Abschnitt geleistet, wo der Patient auch mit erhöhter Anstrengung nicht mehr ausreichend ans Ziel kommt. Ihr müssen in jedem Fall Anstrengungen vorausgehen, dem Patienten neue Wege aufzuzeigen (z.B. in der Kleidung) und ihn dazu regelmäßig zu motivieren. Dabei muss die aktuelle Tagesform des Patienten berücksichtigt und mit einer gewissen Nachhaltigkeit die Bereitschaft des Patienten gefördert werden. Bei den regelmäßigen Übungen wird dem Patienten eine ausreichend lange Zeit eingeräumt und auf echte Zeichen der Überforderung geachtet.

Der abschließende Punkt der Pflegestrategie ist eine optimale Zusammenarbeit mit Angehörigen des Patienten. Diese Absicht verfolgt im Wesentlichen drei Ziele:

- Die Verbindung des Patienten nach draußen nicht abreißen zu lassen. Es wird unterstellt, dass jede Klinikeinweisung für einen gerontopsychiatrischen Patienten im Prinzip eine „Entwurzelung" bedeutet. Der kontinuierliche Kontakt zu gerngesehenen Angehörigen oder Besuchern kann eine Brücke zu seiner „Heimat" darstellen, die seine Anstrengungen zur Genesung und Entlassung positiv beeinflussen.
- Die Pflegearbeit durch Kenntnis eines umfassenden biografischen Ansatzes zu optimieren. Durch Gespräche mit Angehörigen können entscheidende Lücken der Pflegeanamnese geschlossen und Eigenheiten des Patienten eruiert werden, die für den Pflegeprozess von maßgeblicher Bedeutung sind. Erst eine umfassende Pflegeanamnese erlaubt einen ganzheitlichen und damit adäquaten Pflegeansatz, der auf die Situation nach der Entlassung hinarbeiten muss.
- Den Patienten und seine Umgebung auf die Entlassung in die alte Wohnung oder in ein Pflegeheim bestmöglich vorzubereiten. Dies

kann eine neue Grundlage für ein Leben daheim sein und beiden Seiten helfen, vermeidbare Fehler und Überforderungen zu unterlassen. Angehörige können für bestimmte Techniken angelernt werden und sind dadurch besser in der Lage, die notwendigen Leistungen zu erbringen. Auf diesem Wege kann ein neues und sachlicheres Verhältnis und Verständnis der Angehörigen für ihren Patienten erreicht werden.

d) Validierende Pflege: Validation setzt die Bereitschaft des Pflegenden voraus, sich an der Sichtweise des Verwirrten zu orientieren und die Sichtweise des Patienten und sein dementsprechendes Verhalten als Realität zu akzeptieren.

Pflegemaßnahmen und Hinweise

Validation (= im weitesten Sinn Wertschätzung) nach Naomi Feil ist ein zusätzliches Pflegeprinzip. Sie sollte nur für alte, verwirrte Patienten eingesetzt werden, nicht für psychiatrische Erkrankungen wie z.B. Schizophrenie. Während das Realitäts-Orientierungs-Training (ROT) dem verwirrten Menschen die gegenwärtige Situation darzustellen versucht, ist dies nach der validierenden Methode nicht zweckdienlich. Nach Naomi Feils Theorie möchte der verwirrte Patient der Realität entfliehen bzw. noch unerledigte Aufgaben erfüllen.

Naomi Feil teilt die Desorientiertheit in 4 Stadien ein:
I: mangelnde Orientierung = unglückliche Orientierung an der Realität
II: Zeitverwirrtheit = Verlust der kognitiven Fähigkeit
III: wiederholende Bewegungen, die die Sprache ersetzen
IV: vegetierender Zustand = totaler Rückzug nach innen

Das oberste Ziel der Validation ist die Wiederherstellung des Selbstwertgefühls. Im Weiteren folgen: Verringerung von Stress, Kommunikationsverbesserung (verbal und nonverbal), Verbesserung der Mobilität und des körperlichen Wohlbefindens.

Zu den grundsätzlichen Validationstechniken gehören:
- Selbst zur Ruhe kommen, tief atmen (mindestens 2 Minuten lang) und sich auf die eigene Mitte konzentrieren.
- Sich dem Patienten vorstellen.
- Fragen nach der Vergangenheit zu stellen (z.B. im Stadium I: Hier- und Jetzt-Fragen oder Damals- und Dort-Fragen).
- Jede Gefühlsregung vermeiden, damit der Patient nicht durch fremde Gefühlsregungen beeinflusst wird.
- Auf die Argumente des Patienten eingehen und den Inhalt des Gesprochenen als Realität des Patienten akzeptieren.
- Diskussionen vermeiden. Nur Wie-, Wo-, Wann-Fragen stellen, keinesfalls Wieso- und Warum-Fragen.
- Blickkontakt mit dem Patienten suchen, ihn aber nicht anstarren.
- Im Gespräch mit dem Patienten die „Ebene des Patienten" suchen und ihm gegenüber sitzen.
- Eine Berührung ist nur mit dem Einverständnis des Patienten erlaubt (im Stadium I wird dies meist abgelehnt).

- Die Validationssitzung soll insgesamt nie länger als 10 – 20 Minuten dauern (beim Stadium I länger, beim Stadium IV kürzer, dafür öfter).

Voraussetzung des Pflegenden für die Validation:
- Immer ehrlich sein und urteilen vermeiden.
- Dem alten Menschen nicht die eigene Realität aufzwingen.
- Aufmerksam beobachten und zuhören, auf nonverbale Signale achten.
- Empathische Annahme des Patienten.
- Versuchen in die Situation des alten Menschen zu schlüpfen, seine Gefühle in Worte kleiden und diese bestätigen.

e) Therapeutisches Angebot:
Die Pflege motiviert und unterstützt den Patienten zu den vorgeschlagenen Angeboten und gibt Hinweise in diesem Sinn an das Pflegeteam und die behandelnden Ärzte und Psychologen. Umgekehrt melden die verschiedenen Therapeuten ihre Erfahrungen mit dem Patienten an das Pflegeteam zurück und ermöglichen dadurch neue Pflegeansätze und -überlegungen.

Pflegemaßnahmen und Hinweise

Hinweis: Die Therapie in der Gerontopsychiatrie umfasst sehr unterschiedliche Angebote, z. B. medikamentöse und verhaltenspsychologische Maßnahmen, sowie Maßnahmen im ergotherapeutischen und sozialpädagogischen Bereich und die gesamte Palette der weiteren Therapien: Soziotherapeutische Pflege, Milieutherapeutische Pflege, Arbeitstherapie, Kunst- und Gestaltungstherapie, Sporttherapie, Musiktherapie, Kochtraining, lebenspraktisches Training, Verkehrstraining usw. Dabei hat der Patient ein weitgehendes Mitspracherecht bei der Auswahl der Therapieangebote und darf meist auch „Schnuppererfahrungen" sammeln. Am sinnvollsten ist die Therapie, die seine Ressourcen nützt und stützt und seine grundlegenden Lebensaktivitäten fördert. In optimalen Fällen kann der Patient dabei sogar zwischen stationären und halbstationären Therapieangeboten wählen.
- Krankenbeobachtung: Achten auf Zeichen des Wohlbefindens und der Überforderung bei den verschiedenen Therapien.
- Motivierung des Patienten für Therapien und Unterstützung seines Durchhaltevermögens: Gespräche, Entlastungsangebote.
- Verabreichung der Medikation unter Beachtung von Einnahmeverhalten, Wirkung und Nebenwirkung, Tagesform des Patienten.
- Mitarbeit bei verschiedenen Therapien auf der Station und Durchführung der abgesprochenen Trainingseinheiten. Dokumentation zu folgenden Punkten: Einstellung des Patienten zu einzelnen Therapien, Leistungsbereitschaft, Erfolge und Überforderungszeichen, Selbständigkeit des Patienten, Eignungen.
- Angehörige über die angewandten Therapien informieren und ihnen die therapeutischen Überlegungen erläutern, damit auch sie die Motivation fördern oder nach der Entlassung in geeigneter Form weiterführen.
- Soweit der Patient dauerhaft bestimmte Medikamente einnehmen sollte, wird die selbständige Einnahme der Mittel trainiert.
- ☞ 2.8 Selbstständige Medikamenteneinnahme (Stufenprogramm).
- In entsprechend gelagerten Fällen wird in Zusammenarbeit mit dem Sozialdienst nach Möglichkeiten der Fortsetzung von z. B. er-

gotherapeutischen Maßnahmen nach der Entlassung gesucht, z. B. Tagesheim mit entsprechendem Angebot o. Ä.

- Für den Fall, dass der Patient nach seiner Entlassung z. B. von einem ambulanten Pflegedienst versorgt wird, sollen entsprechende pflegerische Entlassungs- oder Verlegungsbögen mitgegeben werden, in denen auf die durchgeführten Therapien und Übungen eingegangen wird.

5.1.2 Kennzeichen der Pflege in offenen und geschlossenen (beschützenden) Stationen

Die Entscheidung über die Unterbringungsart sollte im Team besprochen werden.

a) Offene Station:
Die offene Station hat weitgehend Wohncharakter und keine verschlossenen Ausgangstüren. Dies dient dem Wohlbefinden des Patienten und trägt seinem Grundrecht auf Freiheit Rechnung.
Bei geringgradig bewusstseinsgestörten und verwirrten Patienten ist daher gute Aufsicht notwendig, um Gefahren für Patienten rechtzeitig zu erkennen und abzuwenden. Probleme entstehen vor allem dadurch, dass nicht jeder Patient genügend orientiert ist und sich im Haus oder außerhalb verirrt. Er findet nicht mehr zurück, ist unzureichend angezogen, ist wenig verkehrstüchtig usw., erleidet dadurch Schaden oder kommt gar zu Tode.

Pflegemaßnahmen und Hinweise

- Die Station bietet dem Patienten genügend Freiraum zur Erhaltung seiner Ressourcen.
- Die Aufsicht der Station ist ausreichend gewährleistet und die Ausgänge sind im Blickfeld des Pflegestützpunkts.
- Die Station weist signifikante Orientierungshilfen für den Patienten auf.

Hinweis: Die Aufnahme eines Patienten auf eine offene Station soll nach bestimmten Kriterien erfolgen: Der Patient ist ausreichend bewusstseinsklar, nicht suizidal und hat wertvolle Ressourcen, die eingesetzt und erhalten werden können.

- Den Patienten auf die geltende Hausordnung hinweisen und sie erklären.
- Besuchszeiten sind nach Möglichkeit flexibel zu gestalten.
- Der Patient hat in der Regel Ausgang und geht alleine oder mit Mitpatienten zu den Therapien.
- Krankenbeobachtung: Das Verhalten des Patienten innerhalb und außerhalb der Station registrieren und entsprechende Vorsichtsmaßnahmen planen.
- Bei Bewusstseinseinschränkungen Sicherheiten einbauen, z. B. den Patienten in der Nähe des Pflegestützpunkts unterbringen, ihm eine verlässliche Begleitperson mitgeben, ihm genügend Informationen geben und sich vergewissern, ob er sie ausreichend verstanden hat.
- Beschränkungen nur auf das notwendige Maß reduzieren.
- Eigenverantwortung des Patienten zulassen/fördern.

b) Geschlossene (beschützende) Station:
Die geschlossene Station ist durch geschlossene Außentüren gekennzeichnet. Damit will man zum Schutz des Patienten den Gefahren durch Verwirrtheit und Bewusstseinsstörungen entgegenwirken. Weil dadurch die Freiheit des Patienten erheblich eingeschränkt wird, muss ein entsprechendes Angebot auf der Station vorhanden sein. Darüber hinaus muss beachtet werden, dass Freiheitsentzug leicht zu Aggressionen und weiteren Irritationen führt. Der Patient kann häufig kein Verständnis für diese Maßnahme aufbringen und erkennt den Schutzcharakter nicht.

Pflegemaßnahmen und Hinweise

- Die Schutzmaßnahmen der Station dienen der Sicherheit des Patienten und sind an seinen Bedürfnissen und Ressourcen orientiert.
- Die Freiheit des Patienten wird nur in dem Maße eingeschränkt, wie dies zu seinem eigenen Schutze und dem der Mitpatienten notwendig ist.
- Hinweis: Eine beschützende Station darf keinesfalls den Charakter eines Gefängnisses haben und die Pflege hat wichtigere Aufgaben, als nur auf die Einhaltung aller Sicherheitsregeln zu achten. Vielmehr muss sie durch ein breit gefächertes Angebot die Beschränkungen erträglich gestalten und die Aufmerksamkeit des Patienten auf für ihn wichtige Prioritäten lenken.
- Verhalten des Patienten beobachten, wie er mit den Beschränkungen umgeht und welche Auswirkungen sie auf ihn haben (dokumentieren).
- Dem Patienten im Gespräch die Schutzmaßnahmen ausreichend erklären. Ist dies nicht möglich, sollte ganz darauf verzichtet werden.
- Kontakte durch Besucher und Angehörige so oft wie möglich zulassen, aber die Sicherheitsbestimmungen und Kontrollen ernst nehmen: Information über Verbote, z.B. alkoholische Getränke, Medikamente, Drogen, gefährliche Gegenstände.
- Ausgänge nur unter Vorsichtsmaßnahmen erlauben und diese individuell regeln.
- Für ausreichende Beschäftigung und Ablenkung sorgen.
- Die Notwendigkeit der geschlossenen Unterbringung ist regelmäßig zu überprüfen (z.B. auch für die Verlegung in ein Pflegeheim).

5.1.3 Maßnahmen in der Gerontopsychiatrie

Kennzeichen: Die Anforderungen der aktivierenden Maßnahmen in diesem Standard werden von der individuellen Leistungsfähigkeit des alten Menschen bestimmt. Deshalb ist das Ziel in der Regel der Erhalt der vorhandenen Ressourcen und der lebenspraktischen Fertigkeiten sowie der weitgehenden Mobilität. Darüber hinaus gilt es, den Patienten für sinnvolle Beschäftigungen und eine bewusst gestaltete Freizeit anzuregen. Die Maßnahmen sollten den Patienten in sinnvoller Weise fordern, aber keinesfalls überfordern. Der Patient sollte auch über den Sinn der Maßnahmen informiert sein, um sich selbst ausreichend motivieren zu können, bzw. motiviert zu sein.

Pflegeziele

a) Im Bereich der Körperpflege:
Der Patient erledigt die Maßnahmen zur Körperpflege unzureichend,

Nahziel: Der Patient kann die Körperpflege allein oder unter Mithilfe in bestimmten Bereichen ausreichend erledigen.

obwohl er die Fähigkeiten dazu hätte oder der Patient kann Teile der Körperpflege nicht alleine durchführen.

Pflegemaßnahmen und Hinweise

- Exakte Krankenbeobachtung zur Körperpflege, um die (potenziellen) Probleme und Ressourcen zu erkennen und die Qualität der Fertigkeit einschätzen zu können.
- Im Gespräch mit dem Patienten klären, wie er zuhause die Körperpflege durchführt, welche Möglichkeiten er besitzt und welche Alternativen empfohlen werden können.
- Hilfen auf das Notwendigste beschränken und wann immer möglich, durch Beratung und alternative Lösungen Wege zur Selbstständigkeit aufzeigen.
- Den Patienten auf Hilfsmittel zur Körperpflege aufmerksam machen und ggf. den Umgang damit einüben.
- Körperpflege und deren Qualität am Bedürfnis des Patienten ausrichten. Wichtig: Es geht nicht um Perfektion!
- Bei Gedächtnisstörungen o. Ä. den Patienten regelmäßig zur Körperpflege erinnern und ihm ggf. die Utensilien bereitstellen.
- Auf Gefahren im Umgang mit elektrischen Geräten im Bereich von Wasser hinweisen und den Patienten kontrollieren, ob er die Vorsichtsmaßnahmen beherzigt.

b) Im Bereich der weiteren lebenspraktischen Fertigkeiten:
Der Patient kommt mit den täglichen Anforderungen nur unzureichend zurecht.

Pflegeziele

Nahziel: Der Patient kommt mit den Anforderungen des täglichen Lebens zurecht und weiß, wo er Hilfe bekommen kann. Die Sicherheit des Patienten ist gewährleistet.

Pflegemaßnahmen und Hinweise

- In Gesprächen klären, welche Fertigkeiten der Patient nach seiner Entlassung besitzen sollte. Dementsprechend die Übungen zu lebenspraktischen Fertigkeiten planen und durchführen.
- Gemeinsam im Team und mit dem Patienten überlegen, in welchen Trainingsgruppen er mitarbeiten könnte: Kochgruppe, Wäschepflege, Verkehrstraining, Umgang mit Telefon, amtlichen Briefen, Geldgeschäften usw.
- In ausgewählten Bereichen gestufte Übungen durchführen lassen und das Anforderungsprofil nach Möglichkeit bis zur Selbstständigkeit steigern.
- Den Patienten bei seinen Tätigkeiten beobachten und beraten. Auf Probleme und Gefahren bei Nichtbeachten der Arbeitsschritte hinweisen.
- Angehörige über den Sinn der aktivierenden Maßnahmen informieren.
- Dem Patienten wiederholt die Vorteile seiner Unabhängigkeit aufzeigen und ihn regelmäßig motivieren. Seine Anstrengungen anerkennen.
- Den Patienten über Hilfsangebote beraten, z. B. Essen auf Rädern, Nachbarschaftshilfen

c) Im Bereich der Mobilität:
Der Patient zeigt Tendenzen zur Gelenksteifigkeit und zur Muskelverhärtung oder -atrophie. Der Patient hat Gleichgewichtsstörungen.

Pflegeziele

Nahziel: Der Patient kann seine Kraft erhalten oder steigern und ist ausreichend mobil.

Pflegemaßnahmen und Hinweise

- Bewegungs- und Mobilitätseinschränkungen beobachten, abklären und dokumentieren.
- Gemeinsam mit dem Patienten, evtl. auch mit der Krankengymnastik ein Bewegungsprogramm erarbeiten und im Tages- oder Wochenplan vermerken.
- Mit dem Patienten Übungen trainieren, die seinen Mobilitätsstatus fördern.
- Den Patienten bei den Übungen ausreichend beaufsichtigen und auf Schmerzen, Zeichen der Dekompensation und Überforderung achten. Für sichere Umgebung sorgen, damit Verletzungen vermieden werden.
- Dem Patienten den Umgang mit Trainingsgeräten erklären und seinen Umgang damit kontrollieren.
- Den Patienten auf Erfolge seiner Bemühungen aufmerksam machen.

d) Im Bereich der zwischenmenschlichen Kontakte auf der Station:
Der Patient zeigt Rückzugstendenzen oder fühlt sich in Gruppen nicht wohl. Er zieht sich zurück, lässt Kontakte kaum zu oder zeigt Mängel im kommunikativen Bereich.

Pflegeziele

Nahziel: Der Patient reduziert seine Rückzugstendenz und nimmt aktiv am Leben und an seiner Umgebung teil.

Pflegemaßnahmen und Hinweise

- Den Patienten beobachten, wie er sich im Kreis seiner Mitpatienten verhält (Dokumentation).
- Mit dem Patienten die Gründe seines Verhaltens besprechen und ihm die Erwartungen anderer darlegen.
- Auf Ängste und Sorgen des Patienten verständnisvoll eingehen und diese durch gezielte Information und Hilfen reduzieren.
- Mit dem Patienten die Möglichkeiten besprechen, die er durch Teilnahme am Stationsgeschehen nutzen kann.
- Den Patienten in gruppendynamische Prozesse einbinden, z.B. Küchendienst.
- Für Ansprechpartner sorgen oder geeignete Mitpatienten ansprechen, um einen gewünschten Kontakt aufzubauen.
- Gewünschte Verhaltensänderungen fortlaufend registrieren und dem Patienten rückmelden.
- Den Patienten fragen, ob er Briefkontakte wieder aufleben lassen möchte. Soweit er dies wünscht, ihm dabei behilflich sein.
- Den Patienten zu Stationsaktivitäten und Freizeitaktionen motivieren und dies einplanen.

- Kontakte zu Angehörigen und Besuchern fördern und diese soweit möglich über aktivierende Maßnahmen informieren.
- Den Patienten auf Selbsthilfegruppen und Nachbarschaftskontakte in seiner Umgebung hinweisen.

e) Im Bereich der Freizeitgestaltung:
Der Patient klagt über Langeweile, weiß nicht, was er tun könnte und möchte zu seiner Freizeitgestaltung Anregungen bekommen.

Pflegeziele

Nahziel: Der Patient kann seine Freizeit selbständig gestalten.

Pflegemaßnahmen und Hinweise

- Durch Beobachtungen und Gespräche mit dem Patienten seine Interessen, Neigungen und Wünsche feststellen. Wenn möglich, auch bei Angehörigen Informationen einholen.
- Den Patienten fragen, was er gerne machen würde und diese Wünsche im Team besprechen: Gemeinsam mit dem Patienten Überlegungen anstellen, wie er seine Freizeit im Rahmen des Stationsaufenthaltes oder nach seiner Entlassung gestalten könnte.
- Patienten mit gleichen oder ähnlichen Neigungen miteinander bekannt machen und zu gemeinschaftlichen Aktionen anhalten.
- Dem Patienten auf der Station verschiedene Angebote machen, um seine Neigungen und Fertigkeiten zu erkennen, z.B. Basteln, Malen, Blumenpflege, Schreiben, Gestaltung seines Zimmers (Bett, Nachtkästchen usw.).
- Den Patienten auf audiovisuelle Medien hinweisen, sowie auf die Krankenhausbibliothek und Tageszeitung.
- Den Patienten auf Hilfsmöglichkeiten bei Mitpatienten hinweisen.
- Den Patienten auf verschiedene Aktivitäten hinweisen, z.B. Spaziergänge, Kino- und Theaterbesuche, Musikveranstaltungen, Ausstellungen, Märkte und Volksfeste am Ort, Sportveranstaltungen usw.

5.1.4   Motivation zum kognitiven Training

Hinweis: In diesem Standard wird auf Besonderheiten im Umgang mit gerontopsychiatrischen Patienten während des kognitiven Trainings eingegangen, nicht auf das eigentliche kognitive Training; das Thema wurde unter 2.5 „Kognitives Training" ausführlich behandelt.

a) Der Patient fühlt sich durch Übungen im kognitiven Training infantilisiert.

Pflegeziele

Nahziel:
Der Patient kann das kognitive Training als Hilfe akzeptieren.
Der Patient fühlt sich ernst genommen.

Pflegemaßnahmen und Hinweise

- Krankenbeobachtung: Erfassung der kognitiven Fähigkeiten des Patienten und seines Verhaltens beim Training. Dokumentation.
- Information des Patienten über den Sinn des kognitiven Trainings und seine Möglichkeiten.
- Einwände und Befürchtungen des Patienten ernst nehmen und mit einem qualifizierten Angebot darauf reagieren.
- Den Patienten bei der Auswahl des kognitiven Trainingsprogramms aktiv beteiligen mit dem Ziel, ein für ihn angemessenes Niveau zu finden.
- Die vorhandene Kreativität des Patienten fördern und den Patienten im kognitiven Training aktiv fordern.

b) Der Patient verweigert das kognitive Training.

Pflegeziele

Nahziel: Der Patient ist bereit, beim kognitiven Training ausreichend mitzumachen.

Pflegemaßnahmen und Hinweise

- Durch Gespräche mit dem Patienten die Verweigerungsgründe erörtern und diese ernst nehmen.
- Dem Patienten die Chancen und Möglichkeiten eines kognitiven Trainings erläutern. Ihm vermitteln, dass Bloßstellungen und Peinlichkeiten vermieden werden.
- Dem Patienten Möglichkeiten zu einer Schnupperrunde geben.
- Den Patienten nicht durch Zwang, sondern durch Überzeugungsarbeit für das kognitive Training gewinnen.

c) Der Patient beteiligt sich in der Trainingsrunde zu gering, weil er mehr Zeit für seine Überlegungen benötigt.

Pflegeziele

Nahziel:
- Der Patient wird einzeln oder in einer kleineren Runde trainiert.
- Der Patient hat die angemessene Zeit, die er benötigt.

Pflegemaßnahmen und Hinweise

- Krankenbeobachtung: Erfassen der Gründe, die den Patienten bei der aktiven Mitarbeit stören, z. B. bestimmte Mitpatienten, Geräusche, vorgegebene knappe Zeit.
- Mit dem Patienten im Einzelgespräch die Möglichkeit einräumen, seine Wünsche und Anregungen zu verbalisieren.
- Bei Übungen ausreichend Zeit vorgeben und dem Patienten erläutern, dass es nicht um Schnelligkeit und Rekorde geht. Erbrachte Leistungen anerkennen.
- Auf Wunsch des Patienten mit ihm Einzeltraining einplanen.

d) Der Patient ist im kognitiven Training weitgehend oder gänzlich überfordert.

Pflegeziele

Nahziel: Der Patient ist seinen Möglichkeiten entsprechend gefordert, nicht überfordert.

Pflegemaßnahmen und Hinweise

- Krankenbeobachtung: Umfang der noch vorhandenen kognitiven Leistungsfähigkeit erfassen, im Team beurteilen und die weiteren Maßnahmen entscheiden.
- Auf regelmäßige positive Rückmeldung achten, bei allen Anstrengungen des Patienten.
- Den Patienten durch Übungen nicht bloßstellen und verunsichern, sondern ihm alle Hilfen geben.
- Im Team entscheiden, ob der Patient vom kognitiven Training befreit werden soll.

5.1.5   Pflege bei Harninkontinenz

Inkontinenzformen:
1. Stress- oder Belastungsinkontinenz
2. Urge- oder Dranginkontinenz
3. Überlaufinkontinenz
4. Reflexinkontinenz
5. Inkontinenz bei ungehemmter neuropathischer Blase
6. Extraurethrale Inkontinenz.

Kennzeichen: In der Gerontopsychiatrie überwiegt die Inkontinenz bei ungehemmter neuropathischer Blase (Mischformen kommen ebenfalls häufig vor). Betroffene mit einer ungehemmten neuropathischen Blase sind nicht mehr uneingeschränkt in der Lage, die Blasenentleerung willentlich zu steuern.
Diese Form der Inkontinenz entsteht durch Beeinträchtigung des Miktionszentrums im Hirnstamm, verursacht durch angeborene Hirnleistungsstörungen oder Krankheiten bzw. Unfälle, die mit einem Verlust von Hirnsubstanz einhergehen. Dazu zählen Schlaganfälle, schwere Schädel-Hirn-Traumata, Tumoren und Blutungen. Darüber hinaus sind altersbedingte Abbauprozesse als Ursache zu nennen. Neben der Verwendung von Inkontinenz-Artikeln ist ein intensives Toilettentraining, sowie ein kontinenzförderndes Umfeld angebracht.

a) Der Patient ist harninkontinent.

Pflegeziele

Nahziel: Inkontinenzform ist diagnostisch abgeklärt, lokale Ursachen sind behandelt (Infekt, Erkrankungen im gynäkologischen oder urologischen Bereich)

Pflegemaßnahmen und Hinweise

- Harninkontinenz beobachten und dokumentieren.
- Harninkontinenz zum Besprechungsthema machen, auf somatische Abklärung/ Inkontinenz-Diagnostik drängen.
- Abklären, ob Verwirrtheit oder Orientierungsstörung zur Inkontinenz führen.

Pflegeziele

Fernziel: Der Patient behält weitgehend die Kontrolle über seine Harnausscheidung.

Pflegemaßnahmen und Hinweise

- Kontinenzförderndes Umfeld schaffen.
- Intensives Toilettentraining durchführen.
- ☞ Standardprogramm Kontinenztraining bei Harninkontinenz
- ☞ Standardprogramm Beckenbodentraining bei Harninkontinenz

Pflegeziele

Nahziel: Der Patient interessiert sich für die Kontrolle seiner Ausscheidungen.

Pflegemaßnahmen und Hinweise

- Eigenverantwortung des Patienten (allgemein) fördern, dem Patienten etwas zutrauen (gesunde Anteile fördern).
- Den Patienten zu selbständiger Versorgung motivieren (Körperpflege, Kleidung).
- Allgemeine Aktivierung durch Gymnastik, kognitives Training.
- Teilnahme am Gemeinschaftsleben fördern, weil dies auch die Kontinenz fördert.
- Bezugspflege anbieten (reduziert Hemmschwelle, über Inkontinenz zu sprechen).

Pflegeziele

Nahziel: Der Patient kann über seine Gefühle bezüglich seiner Inkontinenz sprechen.

Pflegemaßnahmen und Hinweise

- Bezugspflege anbieten.
- Einfühlendes Verständnis zeigen.
- Akzeptierendes Zuhören.
- Dem Patienten Inkontinenz als beherrschbares Symptom erklären und mögliche Strategien besprechen.

b) Der Patient leidet aufgrund seines hirnorganischen Abbauprozesses an Inkontinenz bei ungehemmter neuropathischer Blase.

c) Der immobile Patient verliert das Interesse an der Kontrolle über seine Ausscheidungen.

d) Der Patient empfindet Schuld, Scham, Unsicherheit, Angst, Wut oder Resignation wegen seiner Inkontinenz.

e) Das Umfeld/die Umstände hindern den Patienten daran, die Kontrolle über seine Urinausscheidung zu behalten.

Pflegeziele

Nahziel: Der Patient befindet sich in einem kontinenzfördernden Umfeld.

Pflegemaßnahmen und Hinweise

Aktivierung:
- Den Patienten mobilisieren (soll sich tagsüber außerhalb des Bettes aufhalten).
- Den Patienten in seine Versorgung einbeziehen (siehe Toilettentraining).
- Sozialkontakte fördern (Angehörige, Mitpatienten).
- Verantwortung übertragen (Dienste, Versorgung von Tieren) fördert auch die Verantwortung für sich selbst.

Raumgestaltung:
- Toilettenräume und Weg zur Toilette ausreichend temperieren (evtl. Toilettenstuhl bereitstellen).
- Weg zur Toilette kurz halten.
- Weg zur Toilette mit Symbolen markieren.
- Toilette behindertengerecht gestalten (Sitzhöhe/Griffe).

Kleidung:
Bequem, warm genug, leicht zu öffnen (ggf. Knöpfe durch Klettverschlüsse ersetzen). Der Patient soll allerdings an der Kleidung nicht sofort als Inkontinenter erkennbar sein.

f) Der Patient trinkt sehr wenig, um seine Miktionsfrequenz zu senken.

Pflegeziele

Nahziel: Der Patient trinkt ausreichend.

Pflegemaßnahmen und Hinweise

- Mit dem Patienten (Arztabsprache) die Tagestrinkmenge festlegen.
- Den Patienten an das Trinken regelmäßig erinnern. Eine gut gefüllte Blase ist leichter zu kontrollieren und weniger anfällig für aufsteigende Infekte.
- Einfuhr-Dokumentation (Bilanz).

g) Der Patient ist wegen häufigem Wasserlassen (Inkontinenzversorgung) in seiner Nachtruhe gestört.

Pflegeziele

Nahziel: Der Patient hat möglichst ungestörte Nachtruhe.

Pflegemaßnahmen und Hinweise

Bei nachtbetonter Inkontinenz, Flüssigkeitszufuhr ca. 2–3 Stunden vor der definitiven Nachtruhe einstellen und den Patienten vor der Bettruhe noch mal zur Toilette schicken/bringen.

h) Obstipation des Patienten fördert die Inkontinenz (Beckenbodenbelastung).

Pflegeziele

Nahziel: Patient hat regelmäßig ungestörte Darmentleerung.

Pflegemaßnahmen und Hinweise

- Obstipationsprophylaxe durch Ernährung (ballaststoff- und flüssigkeitsreich) und Bewegung.
- Ggf. rechtzeitig und regelmäßig natürliche Abführmittel geben (Milchzucker, Leinsamen).
- Beckenbodenstärkung durch Gymnastik.

i) Übergewicht des Patienten fördert die Inkontinenz (Beckenbodenbelastung).

Pflegeziele

Nahziel: Der Patient hat Normalgewicht.

Pflegemaßnahmen und Hinweise

- Gewichtsreduktion.
- Beckenbodenstärkung durch Gymnastik.
- ☞ unten

k) Der Patient hat die Fähigkeit (teilw.) verloren, den Harndrang zu spüren und seine Blase kontrolliert zu entleeren.

Pflegeziele

Nahziel: Der Patient spürt seinen Harndrang und kann seine Blase kontrolliert entleeren.

Pflegemaßnahmen und Hinweise

- Gezieltes Toilettentraining durchführen.
- ☞ Kontinenztraining bei Harninkontinenz
- Gezieltes Beckenbodentraining durchführen.
- ☞ Beckenbodentraining bei Harninkontinenz
- Nonverbale Äußerungen (z.B. Unruhe) beachten.

l) Der Patient kann trotz Unterstützung und Training seine Harnausscheidung nicht kontrollieren.

Pflegeziele

Nahziel: Der Patient kann seine Ressourcen einbringen.
Er ist weitgehend trocken und fühlt sich wohl.

Pflegemaßnahmen und Hinweise

- Durch Verwendung von Inkontinenz-Produkten so viel Sicherheit wie nötig, so wenig Sicherheit wie möglich bieten.
- Abgestuftes Versorgungssystem verwenden (kleine Einlagen, „Tropfenfänger", große Einlagen, „Windeln").
- Inco-Gyn-System (für Frauen).
- Kondom-Urinal (für Männer).

m) Der Patient ist verstärkt dekubitusgefährdet, weil er häufig nass ist.

Pflegeziele

Nahziel: Der Patient hat intakte Haut.

Pflegemaßnahmen und Hinweise

- Inkontinenz-Versorgung (und ggf. Kleidung) wechseln.
- Einschätzung der Dekubitus-Gefahr (erweiterte Norton-Skala).
- Hautpflege nach individuellem Bedarf (somat. Standards).

Kontinenztraining bei Harninkontinenz

Kennzeichen: Das Kontinenztraining von gerontopsychiatrischen Patienten ist nur wirkungsvoll, wenn die Mitarbeit des Patienten zumindest teilweise erreicht werden kann und noch ausreichende kognitive Fähigkeiten zur Verfügung stehen. Darüber hinaus ist individuelle Behandlung und Information des Patienten maßgeblich für eine Steigerung der Effizienz wirksam.

Tatsächliche Form, Häufigkeit und Intensität, sowie die tageszeitlichen Schwerpunkte des unkontrollierten Harnabganges und den etwaigen Zusammenhang mit Ereignissen beobachten und genau dokumentieren.

Pflegemaßnahmen und Hinweise

- Anlegen einer Inkontinenz-Dokumentation.
- Stündliche Kontrolle und Dokumentation auf Harnabgang.
- Vermerken von Ereignissen (Versuch, zur Toilette zu gehen; nach Aufregung; im Tiefschlaf; beim Aufstehen) die im Zusammenhang mit dem Harnabgang stehen könnten.
- Fortführen der Dokumentation über mind. 7 Tage, ohne „einzugreifen", bzw. Kontinenztrainingsmaßnahmen einzuleiten.

Dokumentation der Flüssigkeitseinfuhr und Beobachtung der Trink-Miktions-Abstände.

Pflegemaßnahmen und Hinweise

- Aufzeichnung der Flüssigkeitszufuhr in die Inkontinenz-Dokumentation.

Auswertung der Inkontinenz-Dokumentation.

Pflegemaßnahmen und Hinweise

- Auswertung der aufgezeichneten Beobachtungen auf Regelmäßigkeiten des unkontrollierten Harnabgangs.
- Zeitliche Abstände zu den Flüssigkeitsaufnahmen.
- Zusammenhänge von Harnabgang mit anderen Phänomenen, z. B. Aufregung, Angst.

Aufstellen eines Trainingsplanes.

Pflegemaßnahmen und Hinweise

- Begonnen wird mit 2-stündlichem Abstand zum Toilettengang.
- In der Inkontinenz-Dokumentation ersichtliche Schwerpunkte des unkontrollierten Harnabganges werden zusätzlich berücksichtigt (einzelne Intervalle verkürzen, oder aber auch verlängern).

- In der Nacht (z.B. 22.00–06.00 Uhr) wird mit dem Toilettentraining pausiert, um eine ungestörte Schlafphase zu ermöglichen (dafür Inkontinenz-Versorgung mit höherer Sicherheit).
- Um die nachtbetonte Inkontinenz zu begrenzen, wird die Flüssigkeitszufuhr nach dem Abendessen eingeschränkt.

Steigerung der Intervalle.

Pflegemaßnahmen und Hinweise

Ist ein Patient mit dem angewendeten Trainingsprogramm eine Woche erfolgreich, wird das Intervall um eine Viertelstunde verlängert. (Ziel ist ein 3-stündlicher Toilettengang, modifiziert um die individuellen Inkontinenzschwerpunkte des Patienten.)

Beckenbodentraining bei Harninkontinenz

Kennzeichen: Das Kontinenztraining von gerontopsychiatrischen Patienten ist nur wirkungsvoll, wenn die Mitarbeit des Patienten zumindest teilweise erreicht werden kann und noch ausreichende kognitive Fähigkeiten zur Verfügung stehen. Darüber hinaus ist eine individuelle Behandlung und Information des Patienten maßgeblich für eine Steigerung der Effizienz wirksam.

Beckenbodengymnastik für Frauen	
Ziel dieser Gymnastik ist das Training der Beckenbodenmuskulatur und die damit verbundene Verbesserung der Funktion der Schließmuskulatur. Bei allen Übungen werden die Muskeln maximal angespannt. Damit das Training erfolgreich ist, sollte es intensiv und mehrmals am Tag durchgeführt werden. Vor Beginn der Übungen wird die Blase grundsätzlich entleert	
Grundübung	Die Patientin liegt auf dem Rücken, hat die Beine angewinkelt und atmet tief ein und langsam wieder aus. Beim Ausatmen wird der Rücken allmählich etwas rund, die Gesäßmuskeln werden angespannt und alle Öffnungen (After, Scheide, Harnröhre) geschlossen. Die Spannung nimmt immer mehr zu und löst sich erst wieder beim Einatmen.
Variationen	• Beim Ausatmen werden die Knie fest zusammengedrückt, so dass die Körperöffnungen noch besser geschlossen werden können. • Beim Ausatmen wird ein Bein ausgestreckt. Es bleibt so lange in der Luft, bis die Patientin ausgeatmet hat. • Beide Beine werden ausgestreckt. Während des Ausatmens wird ein Bein angehoben und in Richtung der entgegengesetzten Schulter geführt. Die Patientin atmet vollständig aus, löst die Spannung und wiederholt die Übung mit dem anderen Bein.
Übungen im Sitzen	Die Patientin sitzt, leicht zusammengesunken, auf einem Stuhl und belastet den hinteren Teil des Beckenbodens. In dieser Position werden die Aftermuskeln für jeweils 10–15 Sekunden fest zusammengekniffen.

279

Variationen	• Die Patientin belastet den vorderen Teil des Beckens und kneift erneut die Aftermuskeln zusammen. • Die Patientin setzt sich im Reitersitz auf eine Kissenrolle und zieht die Aftermuskeln zusammen. Der Druck liegt entweder auf dem hinteren oder dem vorderen Teil des Beckenbodens.
Beckenbodengymnastik für Männer	
Grundübung	Der Patient sitzt mit beiden Gesäßhälften auf der vorderen Hälfte eines Stuhles und öffnet die Oberschenkel. Er kann in dieser Position seinen Beckenboden auf der Stuhlfläche besonders gut spüren. Alle Muskeln des Beckenbodens und die Gesäßmuskeln werden angespannt und der Bauch eingezogen, so dass der Patient auf dem Stuhl etwas hochgeht. Im Anschluss entspannt der Patient seine Muskeln, sinkt dabei auf den Stuhl zurück und ist wieder ganz locker. Die Übung sollte 2x tgl. je 5 Minuten dauern.
Variationen:	• Der Patient lehnt sich auf dem Stuhl zurück und hält sich dabei an der Sitzfläche fest. Er spannt nun die Afterschließmuskeln und damit schließlich auch den vorderen Teil des Beckenbodens an. • Durch eine leichte Gewichtsverlagerung nach vorne spürt der Patient vor allem den vorderen Teil seines Beckenbodens auf der Stuhlfläche. Die Muskeln werden stufenweise immer fester angespannt und schrittweise wieder entlastet. • In vertikaler Ausgangshaltung werden die tiefer im Körper liegenden Muskeln über den Geschlechtsorganen angespannt. Dabei wird auch der Harnröhrenschließmuskel zusammengekniffen.

5.1.6 Pflege des Sterbenden

a) Der Patient hat Angst vor dem Sterben und vor dem Tod.

Pflegeziele

Nahziel:
• Der Sterbende kann seine Ängste und Bedürfnisse mitteilen.
• Der Sterbende fühlt sich in der fremden Umgebung geborgen.

Pflegemaßnahmen und Hinweise

• Bezugsperson.
• Gesprächsbereitschaft signalisieren, z. B. zu ihm ans Bett setzen.
• Nonverbaler Kommunikation großen Stellenwert einräumen, z. B. Pat. die Hand halten). Auf Signale und Äußerungen des Patienten achten und diese nach Möglichkeit entsprechend berücksichtigen.
• Gespräche über Sterben und Tod mit dem Patienten führen, soweit er es wünscht, sehr feinfühlig auf Äußerungen des Patienten zu reagieren.

- Ausweichende Antworten, Halbwahrheiten oder Oberflächlichkeiten kann der Sterbende meist leicht erkennen. Solche Äußerungen stören das Vertrauensverhältnis massiv.
- Für eine dem Patienten angenehme (ruhige) Atmosphäre sorgen. Soweit erwünscht Einzelzimmer ermöglichen.

b) Der Sterbende hat Angst, in seiner letzten Lebensphase alleine zu sein. Er fühlt sich von seinen Angehörigen isoliert oder hat keine Angehörigen.

Pflegeziele

Nahziel: Der Sterbende ist nicht allein. Er kann von Familie und/oder Freunden Abschied nehmen.

Pflegemaßnahmen und Hinweise

- Den Angehörigen jederzeit Besuchsmöglichkeiten einräumen (auch nachts).
- Bei Bedarf Angehörige übernachten lassen.
- Angehörige über diese Möglichkeiten informieren (Gesprächsbereitschaft gegenüber den Angehörigen signalisieren).
- Nicht unnötig stören, wenn Angehörige zu Besuch sind.
- Den Angehörigen das Angebot machen, Pflegeaufgaben zu übernehmen.
- Den Patienten nicht alleine lassen, insbesondere wenn keine Angehörigen da sind.

c) Der Sterbende möchte wichtige Dinge vor seinem Ableben erledigen, z.B. Testament, Aussprachen.

Pflegeziele

Nahziel: Der Sterbende kann seine unerledigten Geschäfte regeln.

Pflegemaßnahmen und Hinweise

- Entsprechende Angehörige verständigen/informieren.
- Evtl. Termin mit Notar vereinbaren.
- Ungestörte Atmosphäre schaffen.
- Erstellung eines Nottestamentes.
- ☞ 2.13 Nottestament

d) Der Patient kann seinen religiösen Bedürfnissen nicht nachkommen.

Pflegeziele

Nahziel: Der Sterbende erhält den seelsorgerischen Beistand, den er sich wünscht.

Pflegemaßnahmen und Hinweise

- Den Sterbenden (oder Angehörige) fragen, ob seelsorgerischer Beistand erwünscht ist.
- Rituale des entsprechenden Glaubens tolerieren und ermöglichen, z.B. Krankensalbung.

- Bei Bedarf dem Patienten vorlesen (z. B. Bibel) oder mit ihm beten (z. B. Texte aus dem „Gotteslob").
- Mit dem Patienten Gespräche über religiöse Fragen führen, ohne den Patienten in eine Richtung zu lenken (z. B. eigene Vorstellung vom Tod).

e) Pflegerische und ärztliche Maßnahmen belasten den Patienten.
Der Sterbende leidet unter Schmerzen.

Pflegeziele

Nahziel: Der Sterbende muss keine vermeidbaren Belastungen und Schmerzen ertragen.

Pflegemaßnahmen und Hinweise

- Grundsätzlich soll sich die Pflege, soweit möglich, an den Bedürfnissen des Sterbenden orientieren (z. B. Überflüssiges und Routine weglassen).
- Wenn möglich den Patienten ein Schmerzprotokoll führen lassen, um dem Arzt eine optimale Schmerztherapie zu ermöglichen, die sich an den Schmerzspitzen des Patienten orientiert.

5.2 Wichtige gerontopsychiatrische Störungen

5.2.1 Umgang mit Sozialkompetenzdefiziten

Kennzeichen: Der Patient zeigt eine fortschreitende Abnahme seiner früheren sozialen Kompetenzen, die es ihm zunehmend erschwert, im Beruf, in seiner Familie oder seinem Lebenskreis zurechtzukommen. Es treten z. B. Probleme in seinem Nähe- und Distanzverhalten auf, seine Essgewohnheiten werden ungewöhnlich oder sind anstößig, seine Vergesslichkeit schafft Sicherheitsprobleme, seine Kleidung ist unzureichend oder unpassend, seine Ausdrucksweise ist distanzlos und unbedacht, er vernachlässigt seinen Freundeskreis oder er trifft problematische Entscheidungen, z. B. in finanzieller Hinsicht usw. Anfangs werden dem Patienten die auftretenden Probleme noch bewusst, häufig überspielt oder verleugnet er sie und später fehlt ihm zunehmend die Selbstkontrolle, diese Dinge zu erkennen. Er reagiert mit Rückzug oder Aggressivität und fühlt sich teilweise oder völlig unverstanden.

a) Der Patient macht im Berufsleben zunehmend Fehler und wird für seine Kollegen zur Belastung. Sein Verhalten bei Kritik ist zunehmend uneinsichtig.

Pflegeziele

Nahziel:
- Der Patient lässt ein Gespräch über seine Probleme zu.
- Der Patient kann Kritik annehmen.

Pflegemaßnahmen und Hinweise

- Bezugspflege.
- Gesprächsangebot: Mit dem Patienten über seine Empfindungen und Probleme sprechen. Ihm bewusst machen, dass es verschiedene Problemlösungen gibt, die evtl. weniger problematisch sind als die erprobten.
- Den Patienten selbst Lösungsansätze entwickeln lassen und diese mit ihm besprechen.
- Dem Patienten die positiven Aspekte von Kritik aufzeigen. Klarstellen dass bei positiver Verarbeitung der Kritik auch eine Problemreduzierung zu erwarten ist und er damit weitere Kritik vermeiden kann.
- Den Patienten auf selbstkritisches Denken hinweisen und es ggf. mit ihm einüben.

b) Der Patient benimmt sich in verschiedenen Situationen (z. B. bei der Medikamenteneinnahme) auffällig und inadäquat. Auf Hinweise reagiert er verärgert oder mit wachsendem Misstrauen, das bis zu wahnhaften Formen ausgebaut wird.

Pflegeziele

Nahziel:
- Der Patient ist für Hinweise offen.
- Der Pat baut Vertrauen zu einer Bezugsperson auf.
- Der Patient akzeptiert die angeordnete Therapie.

Pflegemaßnahmen und Hinweise

- Krankenbeobachtung: Darauf achten, bei welchen Gelegenheiten der Patient sich inadäquat verhält und ihn vorsichtig darauf hinweisen.
- Kritik und Einwendungen gegenüber dem Patienten in sachlicher und wohlwollender Form vortragen.
- Auf wahngefärbte Reaktionen achten und die auslösenden Gründe möglichst meiden.
- Auf Misstrauensreaktionen achten und durch ausreichende Information für Vertrauen sorgen.
- Den Patienten auf problematische Folgen seines Misstrauens hinweisen.
- Darauf achten, den Patienten nicht zu überfordern.

c) Der Patient zeigt ein unappetitliches Essverhalten und beachtet die hygienischen Erfordernisse unzureichend.

Pflegeziele

Nahziel: Der Patient beachtet die erwünschten Tischsitten und kommt den hygienischen Anforderungen ausreichend nach.

283

Pflegemaßnahmen und Hinweise

- Den Patienten bei der Essenseinnahme beobachten und im Problemfall rechtzeitig einschreiten.
- Den Patienten evtl. so setzen, dass Mitpatienten möglichst wenig von ihm beeinträchtigt werden.
- Körperpflege des Patienten beobachten und darauf achten, dass er den nötigen Hygieneanforderungen ausreichend nachkommt.
- Den Patienten regelmäßig kontrollieren und ihm die notwendigen Hilfen oder Erleichterungen anbieten.
- Die Selbständigkeit des Patienten fördern und Hilfen auf ein Mindestmaß reduzieren.

d) Der Patient plant oder trifft Entscheidungen, deren Folgen er nicht mehr überblicken kann. Er oder seine Familie erleidet dadurch finanziellen Schaden.

Pflegeziele

Nahziel: Der Patient bespricht anstehende Entscheidungen mit der Bezugsperson.

Pflegemaßnahmen und Hinweise

- Auf problematische Entscheidungen des Patienten achten und diese mit ihm oder den Angehörigen besprechen.
- Den Patienten anregen, seine Entscheidung nochmals zu überdenken und auf einen späteren Zeitpunkt zu verschieben (Testamentsänderung, Partnerschaft).
- Dem Patienten Angebote machen, Entscheidungen zuerst mit der Bezugsperson oder dem Vermögensberater zu besprechen.
- Bei eingetretenem Schaden den Patienten und/oder Angehörige beraten, wie sie Hilfen bekommen können (Einschaltung von Sozialarbeitern usw.).

e) Der Patient wird zunehmend vergesslich und missachtet wichtige Schutz- und Kontrollmechanismen, z.B. Verhaltensmaßnahmen im Straßenverkehr, im Umgang mit Strom und Gas.

Pflegeziele

Nahziel:
- Der Patient ist vor Gefahren geschützt.
- Der Patient wird sich der Gefahren bewusst und ist bereit, sein Verhalten zu ändern.

Pflegemaßnahmen und Hinweise

- Den Patienten im Umgang mit elektrischen Geräten, gefährlichen Gegenständen und im Straßenverkehr beobachten.
- Den Patienten auf potentielle Gefahrenquellen rechtzeitig und wiederholt hinweisen. Auch auf die Folgen einer Nichtbeachtung aufmerksam machen.
- Durch Einüben der gewünschten Verhaltensweisen auf bleibende Verhaltensänderung hinwirken.

- Evtl. „Verkehrstraining" oder „Haushaltstraining" mit ihm durchführen.
- ☞ 2.4 situative Orientierung

f) Der Patient kleidet sich unzureichend oder unsauber bzw. auffallend unpassend.

Pflegeziele

Nahziel: Der Patient lässt sich beim Ankleiden beraten.
Der Patient kleidet sich selbständig und den Erfordernissen entsprechend.

Pflegemaßnahmen und Hinweise

- Auf saubere und passende Kleidung des Patienten achten und ggf. mit Angehörigen besprechen.
- Den Patienten durch Gespräche auf situative und jahreszeitliche Besonderheiten hinweisen.
- Den Patienten wiederholt anregen, seine Kleidung im Spiegel selbst zu kontrollieren, bevor er sein Zimmer verlässt.
- Der Patient soll, soweit ihm möglich, seine Kleidung selbständig zusammenstellen und folgende Kriterien dabei beachten: Anlass, Temperatur, zueinander passend usw.

g) Der Patient kränkt und verärgert fortgesetzt seine Angehörigen oder Freunde und ist zu einem taktvollen Verhalten nicht mehr in der Lage.

Pflegeziele

Nahziel: Der Patient erkennt die Wirkung seines Handelns und bemüht sich um sozial verträgliches Verhalten.

Pflegemaßnahmen und Hinweise

- Den Patienten im Umgang mit Angehörigen und Mitpatienten beobachten. Bei auftretenden Problemen um Verständnis für den Patienten bemüht sein. Auf ärgerliche Situationen sachlich reagieren und selbst ruhig bleiben.
- Den Patienten auf Wirkung und Folgen seines Verhaltens vorsichtig hinweisen und ihm die Wirkung seines Verhaltens, seiner Mimik und Gestik auf andere erläutern.
- Dem Patienten Wege aufzeigen, wie er es zukünftig besser machen kann.
- Gemeinsam mit dem Patienten Umgangsformen erarbeiten, die sozial verträglich sind.
- Genügend Verständnis für den Patienten aufbringen, auch wenn es Zeit braucht.
- Angehörige, ggf. auch Mitpatienten, über die krankheitsbedingten Hintergründe und mögliche Verhaltensvarianten aufklären.
- ☞ 1.12.5 Fehlender Freundeskreis
- ☞ 1.12.2 Angehörige
- ☞ 1.12.9 Aggressivität (Distanzlosigkeit)

5.2.2 Umgang mit Sprachstörungen

Kennzeichen: Bei Patienten mit geronto- und neuropsychiatrischen Krankheitsbildern können die verschiedensten Sprachstörungen angetroffen werden. Im Wesentlichen beschränkt sich dieser Standard auf Sprachstörungen im Rahmen der verschiedenen Aphasien. Die aphasischen Sprachstörungen treten typischerweise in der dominanten Hirnhälfte auf. Es ist häufig zu beobachten, dass der Patient bei missglückten Sprechversuchen resigniert oder aber sich seiner Sprachstörung nicht bewusst ist.

Allgemeine Hinweise zur Krankenbeobachtung und Dokumentation bei Sprachstörungen:

- Die Sprachproduktion:
  - motorische. Aphasie = wenig, verlangsamt, stockend, eintönig;
  - sensorische Aphasie = viel, schnell, kaum Pausen, bis hin zur Sprachenthemmung. Wie viel spricht der Patient?
- Sprachmelodie: Wie ist die Sprache moduliert? Wechselt die Tonhöhe/-tiefe im Satzbau?
- Sprachanstrengung: Wie schwer fällt dem Patienten das Sprechen? Liegen Wortfindungsstörungen vor?
- Satzbau: Verwendet er ganze Sätze, Wortauslassungen im Satz, Telegrammstilsätze, Verdrehungen des Satzbaus. Verwendet der Patient nur noch Schlagworte und keine Verbindungsworte?
- Lautwahl: Welche Buchstabenfehler liegen vor (z.B. Batt statt Bett)?
- Wort- und Silbenwahl: Welche Wortteile werden vertauscht (z.B. Kasurell statt Karussell)?
- Sprachverständnis: Wie viel versteht der Patient wirklich? Wie umfangreich ist sein Wortschatz?
- Sprechstörungen (Dysarthrophonie): Liegen Störungen an den Sprechorganen vor?

a) Motorische Aphasie: Der Patient ist nicht oder nur unzureichend in der Lage, seine Wünsche und Bedürfnisse zu artikulieren oder an einer verbalen Kommunikation teilzunehmen. Das Verständnis der Sprache ist nicht gestört.

Pflegeziele

Nahziel:
- Der Patient kann seine wichtigsten Bedürfnisse und Wünsche mitteilen.
- Der Patient ist bereit, sein Sprechvermögen zu trainieren.

Pflegemaßnahmen und Hinweise

- Krankenbeobachtung: Auf das Ausmaß bzw. den Umfang der motorischen Aphasie achten und dokumentieren.
- Den Patienten darüber informieren, dass in vielen Fällen ein Rückgang der Störung zu erwarten ist und dass er durch aktives Üben dazu beitragen kann.
- Die Aktivierung der Sprache steht im Vordergrund.

- Auf Bedürfnisse und Wünsche des Patienten achten, soweit sie durch Mimik und Gestik erkennbar sind.
- Dem Patienten durch Schrift- oder Bildtafeln in seiner Kommunikation helfen. Schreibwerkzeug bereitlegen.
- Sprechversuche des Patienten generell fördern und ihn dazu regelmäßig auffordern. Dem Patienten Zeit lassen und ihn ernst nehmen.
- Sprechversuche des Patienten ohne Einschreiten abwarten und ihn nicht ergänzen oder gleich verbessern; der Patient soll sich selbst verbessern können.
- Die Gegenstände des tägl. Bedarfs im Umgang mit dem Patienten regelmäßig benennen. Dies hilft ihm, das richtige Wort zu bilden bzw. nachzusprechen.
- Worte oder Silben, die dem Patienten Schwierigkeiten machen, sollen regelmäßig geübt werden. Pausen beachten und Überforderung vermeiden.
- ☞ 2.6 Sprach- oder Sprechübungen

b) Sensorische Aphasie: Der Patient ist nicht oder nur eingeschränkt in der Lage, das gesprochene Wort oder Sinnzusammenhänge zu verstehen. Sein motorisches Sprachvermögen ist weitgehend erhalten, kann sich aber im Laufe der Zeit verschlechtern, weil die sprachliche Rückkopplung nicht mehr funktioniert. Häufig treten Steigerungen seines Sprechverhaltens ein, gelegentlich bis hin zur Sprachenthemmung.

Pflegeziele

Nahziel:
- Der Patient kann wesentliche Inhalte von Mitteilungen verstehen.
- Der Patient erlernt neue Möglichkeiten des Sprachverständnisses.

Pflegemaßnahmen und Hinweise

- Krankenbeobachtung: In der Regel sind das Lesezentrum und das Bildverständnis nicht gestört. Das frühere Hörvermögen ist anamnestisch abzuklären.
- Durch ergänzenden Einsatz alternativer Kommunikationsmittel (Bild-/Schrifttafeln) für ausreichendes Verständnis sorgen.
- Dem Patienten verständlich machen, dass sich Teile seiner Störung meist zurückbilden.
- Dem Patienten die tägl. benutzten Gegenstände zeigen und benennen und bei Bedarf deren Einsatz und Funktion vormachen (Wiederholungen im gleichen Wortlaut).
- Durch Bilder und Handlungen (Vormachen) beim Patienten für Verständnis sorgen.
- Mit dem Patienten Sprechübungen vereinbaren und vorwiegend Worte aus seinem früheren Sprachverständnis einbauen. Sprachfehler werden berichtigt. Auf Wortwiederholungen und Floskeln wird hingewiesen.
- Geduld mit dem Patienten haben, besonders wenn eine Sprachenthemmung vorliegt und der Patient viele Sprachstörungen aufweist.
- In einfachen Sätzen sprechen. Einfache Fragen stellen, die mit ja oder nein beantwortet werden können. Keinesfalls gebrochenes Deutsch verwenden.

- Mit dem Patienten bei allen Maßnahmen sprechen, auch wenn er offensichtliche Verständnismängel hat. Das Hören von Sprache kann beim Patienten das Sprachverständnis verbessern.
- Beachte: Die Intelligenz des Patienten kann trotz der Sprachstörung voll erhalten sein!
- Angehörige/Besucher auf die grundlegenden Umgangstechniken hinweisen.

c) Globale Aphasie: Sprechvermögen und Sprachverständnis des Patienten sind weitgehend oder gänzlich beeinträchtigt. Der Patient kann nur noch durch Wortteile oder Silben Äußerungen abgeben, versteht aber häufig situative Zusammenhänge. Gelegentlich benutzt er die Sprachmelodie, um Feststellungen oder Fragen anzudeuten.

Pflegeziele

Nahziel:
- Der Patient ist trotz seiner Einschränkungen bereit, an seiner Therapie aktiv mitzuwirken.
- Der Patient kann sich ausreichend verständlich machen.

Pflegemaßnahmen und Hinweise

- Krankenbeobachtung: Möglichst genau festhalten, was der Patient noch versteht und welche Worte oder Silben er noch verwendet (Dokumentation).
- Mit den erhaltenen Worten/Silben nach Möglichkeit regelmäßig arbeiten. Allmählich mit verwandten Worten und Silben eine Erweiterung des Sprachverhaltens ausprobieren.
- Auf Gestik und Mimik des Patienten achten und ihm Angebote machen, die seinen Wünschen entsprechen könnten.
- Mitteilungen des Pflegenden müssen selbst durch Mimik und Gestik untermalt werden.
- Alle Maßnahmen werden dem Patienten ausreichend erklärt, bzw. gezeigt/vorgemacht. Hierzu sind alle alternativen Kommunikationsmittel einzusetzen.
- Den Patienten nicht überfordern. Möglichst kurze und leicht verständliche Mitteilungen verwenden.
- Verärgerungen des Patienten nicht persönlich nehmen. Sie sind als Zeichen seiner Aggression und Hilflosigkeit zu werten.

d) Amnestische Aphasie: Der Patient kann sich an bestimmte Worte nicht mehr erinnern oder versteht diese nicht mehr. In einigen Fällen ersetzt er diese mit Umschreibungen (der Schreiber statt der Füllfederhalter),

Pflegeziele

Nahziel:
- Der Patient ist bereit, die vergessenen Begriffe erneut zu lernen.
- Der Patient nimmt an Gesprächen teil.

Pflegemaßnahmen und Hinweise

- Krankenbeobachtung: Häufigkeit des Auftretens und ersetzte Worte registrieren/dokumentieren. Dabei ist auch auf die Stimmung des Patienten und andere Begleitumstände zu achten.

Ersatzworten („Ding")
oder Floskeln („Sie wissen
schon!"). Im Prinzip liegt
eine Wortfindungsstö-
rung vor.

- Beachte: Nicht jede Wortfindungsstörung hat den Charakter einer amnestischen Aphasie.
- Dem Patienten nicht ins Wort fallen, sondern ihm die notwendige Zeit lassen, den Begriff zu finden.
- Gemeinsam mit dem Patienten ein Übungsprogramm entwickeln und dabei auf kurze Sätze und das Unterlassen von Ersatzworten achten. Worte, die dem Patienten häufig entfallen, können als „Kärtchen" im Zimmer des Patienten angebracht werden. Evtl. können solche Worte mit Reimwörtern zusammengehängt werden. Der Patient kann angeregt werden, sich so genannte „Eselsbrücken" zu bauen.
- Dem Patienten rückmelden, dass er sich wegen seiner Wortfindungsstörungen nicht zu schämen braucht. Auf Erhaltung seines Selbstwertgefühls achten.
- Darauf achten, dass der Patient sich nicht aus der Gemeinschaft zurückzieht und an den Gesprächsrunden teilnimmt.

e) Dysarthrophonie
(Sprechstörung)
Beim Patienten sind die
Funktion der Sprechwerk-
zeuge, z.B. Zunge, Kehl-
kopf, Stimmbänder, oder
die dem Sprachzentrum
nachgeschalteten Hirn-
bahnen oder Hirnzentren
beeinträchtigt. Die Kenn-
zeichen der Sprachstö-
rung sind: Verlangsa-
mung,
Sprachanstrengung, Un-
deutlichkeit, Verwaschen-
heit, Rauhigkeit, Lispeln,
klosig.
Dysarthrophonie kann
auch in Begleitung einer
Aphasie auftreten.

Pflegeziele

Nahziel: Der Patient kann seine Bedürfnisse ausreichend artikulieren.

Pflegemaßnahmen und Hinweise

- Krankenbeobachtung: Auf physische und psychische Auslösungsursachen achten.
- Dem Patienten bei der Artikulation genügend Zeit lassen und sich Zeit zum Zuhören nehmen.
- Den Patienten ernst nehmen und ggf. nachfragen, bis der Inhalt verstanden ist.
- Im Zweifelsfall das verstandene Wort wiederholen und nachfragen.
- Den Patienten wiederholt darauf hinweisen, wenn er undeutlich oder verwaschen spricht.
- Gemeinsam mit dem Patienten Worte üben, mit denen er seine Sprechdeutlichkeit verbessern kann.
- Im Zweifelsfall ein Wort mehrfach schreiben lassen und die Varianten vergleichen.
- Evtl. können mit dem Patienten Stimmübungen durchgeführt werden (Summen von verschiedenen Silben, Buchstaben usw.).

5.2.3 Umgang mit Schlafstörungen

Pflegeziele

Nahziel: Pat kann durch ruhige Rahmenbedingungen einschlafen.

a) Der Patient hat Ein-
schlafstörungen durch
ungünstige Raum- oder
Wohnsituation, fremde
Umgebung und Ängste.

Pflegemaßnahmen und Hinweise

Personal sollte auf günstige äußere Schlafbedingungen achten, z. B.:

- Raumtemperatur ca. 16–20 °C (Temperaturausgleich durch individuelle Kleidung und auf Wunsch mit Decken).
- Licht und Geräusche anpassen, z. B. Vorhänge, Verdunkelungen usw.
- Gute Belüftung der Zimmer.
- Auf strahlenverursachende Elektrogeräte achten (Elektrosmog).

Der Patient sollte das Bett nur zum Schlafen oder zur Entspannung benutzen, d. h. möglichst nicht zum Lesen, Fernsehen, Ärgern oder Grübeln.

b) Der Patient hat vorübergehend Ein- oder Durchschlafstörungen.

Pflegeziele

Nahziel: Pat hat einen erholsamen Schlaf.

Pflegemaßnahmen und Hinweise

- Beruhigende Tees in Absprache mit dem Arzt dem Patienten anbieten, z. B. tagsüber Augentrosttee trinken lassen (2 Teelöffel Kraut auf 1/4 l Wasser) oder täglich 3 Tassen Baldriantee oder ein Glas warme Milch mit Honig.
- Mehrere Stunden vor dem Einschlafen sollte auf das Rauchen verzichtet werden, da Nikotin anregend wirkt.
- Ein Glas Bier wirkt bei älteren Patienten oft schlaffördernd (Kontraindikation beachten).
- Normalerweise sollte in den Abendstunden auf Kaffee oder schwarzen Tee verzichtet werden, da die enthaltenen Wirkstoffe das Nervensystem stimulieren. Bei älteren Patienten können jedoch Schlafstörungen auch als Folge verminderter Hirndurchblutung auftreten. Bei diesem Personenkreis kann eine Tasse Kaffee den Kreislauf stimulieren und so zu einem ruhigen Schlaf beitragen.
- Gespräche anbieten, Informationen geben, um Angst oder Orientierungsstörungen vorzubeugen: Lichtschalter, Nachtstuhl, Räumlichkeiten, Glocke/Rufknopf.

c) Der Patient hat durch innere Unruhe einen gestörten Tag- und Nachtrhythmus bei gleichzeitig erhöhtem Ruhebedürfnis.

Pflegeziele

Fernziel: Pat hat geregelten Tag- und Nachtrhythmus.

Pflegemaßnahmen und Hinweise

Einschlaf- und Aufwachrituale: Gewöhnen Sie dem Patienten entspannende Ein- und Aufwachrituale an, die möglichst gleich ablaufen sollen. Auf Gewohnheiten des Patienten nach Möglichkeit Rücksicht nehmen!

- Körperliche Aktivierung in den Abendstunden wirkt oft ermüdend, z.B. Ballspielen, Spazieren gehen.
- Bei Diabetikern kann eine Zwischenmahlzeit, z.B. ein Getränk, ein Stück Brot oder Schokolade im Rahmen des Diätplans, das Einschlafen fördern.
- Den Tag Revue passieren lassen, evtl. Notizen in ein Tagebuch schreiben lassen.
- Kleine Geschichten oder Nachtgedanken dem Patienten vorlesen.
- Leise Entspannungsmusik anbieten.
- Das morgendliche Aufstehen erfolgt immer zur gleichen Zeit, unabhängig davon, wie gut oder schlecht der Schlaf war. Dieses Verhalten unterstützt die Ausbildung eines geregelten Schlaf-Wach-Rhythmus.
- Der Patient sollte tagsüber nicht schlafen, aber ein kurzes Nickerchen kann im Einzelfall erlaubt werden.

Physikalische Maßnahmen:
- Vor dem zu Bettgehen ein warmes Vollbad anbieten (mit Melisse-, Lavendel- oder Hopfenzusatz).
- Kalte Armbäder (ca. 10–30 Sek.) wirken beruhigend auf Herz und Kreislauf.
- Für folgende Maßnahme sind warme Füße Voraussetzung: Man taucht ein paar dünne Socken in kaltes Wasser und zieht sie dem Patienten an. Anschließend werden trockene Wollsocken darüber gezogen. Das kurz darauf entstehende Wärmegefühl wirkt beruhigend und erleichtert das Einschlafen. Nach ca. 20 Min. kann man die Socken entfernen. Zum gleichen Erfolg führen auch warme Wadenwickel.

5.3 Geronto- und neuropsychiatrische Krankheitsbilder

5.3.1 Pflegegrundsätze bei Demenzen

Kennzeichen: Die Demenz bzw. das dementielle Syndrom ist die Folge einer Erkrankung des Gehirns und tritt gewöhnlich chronisch oder fortschreitend auf. Als auffälligste Symptome findet man Gedächtnis-, Denk-, Orientierungs-, Auffassungs-, Sprach- und Lernfähigkeitsstörungen sowie Rechenschwäche, herabgesetztes Urteilsvermögen, Störungen im Sozial- und Motivationsverhalten und der emotionalen Kontrolle. Je fortgeschrittener die Demenz ist, umso geringer müssen die Anforderungen an den Patienten geplant werden.

Hinweis: Da viele dieser Störungen bei den symptombezogenen Standards bearbeitet wurden, werden in diesem Abschnitt nur ergänzende Aspekte im Umgang mit dementen Patienten aufgegriffen

a) Der Patient ist in hohem Maße unselbständig und verlangsamt. Dies führt leicht dazu, dass der Patient bevormundet und hospitalisiert wird.

Pflegeziele

Nahziel: Der Patient hat Möglichkeiten, seine Bedürfnisse zu äußern.

Pflegemaßnahmen und Hinweise

- Der unselbständige, langsame Patient braucht vor allem Zuwendung und Akzeptanz, um sein Selbstwertgefühl wieder anzuheben.
- Dem Patienten ist vor allem genügend Zeit einzuräumen. Dies gilt bei Gesprächen ebenso wie bei Mitwirkung an Maßnahmen.
- Maßnahmen und Angebote sollten vor allem auf der Gefühlsebene ansetzen, da dieser Bereich meist am längsten erhalten bleibt: Höflichkeit, Freundlichkeit.
- Der Patient sollte regelmäßig ermuntert werden, seine Wünsche und Bedürfnisse einzubringen. Wenn immer möglich, sollten diese in die Maßnahmen mit einbezogen werden.
- Um Bevormundungen des Patienten vorzubeugen, sollten die Maßnahmen mit dem Patienten und im Team besprochen werden.

Beachte: Sicherheit und Schutz dürfen für die Pflege nicht oberste Priorität besitzen, weil sie in der Regel ressourcenfeindlich sind. Vielmehr ist es notwendig, Sicherheitsmaßnahmen als Sofortmaßnahmen parat zu halten

b) Der Patient zeigt dementielle Merkmale, denen jedoch ein Delir zugrunde liegt.
Cave: Laut ICD 10 können Delire dementiellen Charakter haben.

Pflegeziele

Nahziel: Der Patient wird ausreichend beobachtet und nicht vorschnell nach falschen Kriterien gepflegt.

Pflegemaßnahmen und Hinweise

- Spezielle Krankenbeobachtung zu folgenden Punkten: Umfang der Störung, speziell der Orientierungsstörung, Ess- und Trinkverhalten, evtl. Abhängigkeiten, Schlaf- und Bewegungsverhalten und diese dokumentieren.
- Speziell auf relativ rasche Veränderungen (Verbesserungen, Verschlechterungen) achten, da diese meist ein Hinweis auf delirante Störung sind.
- Auf ausreichende tgl. Trinkmenge achten und darüber eine Abmachung mit dem Patienten treffen. Soweit sinnvoll, eine Einfuhrdokumentation durchführen und mit dem Patienten besprechen.
- Angehörige bei der Pflegeanamnese miteinbeziehen und über die pflegerischen Maßnahmen informieren.

c) Der Patient lässt sich kaum zu Aktivitäten motivieren und zeigt wenig Interesse an seiner Umgebung.

Pflegeziele

Nahziel:

- Der Patient zeigt zunehmendes Interesse an Aktivitäten.
- Der Patient ist motiviert zur Mitarbeit bei Behandlung und Pflege.

Pflegemaßnahmen und Hinweise

- Der Patient wird beobachtet und befragt, um seine vorhandenen Interessen herauszufinden. Dazu ist ein biografischer Pflegeansatz hilfreich.
- Dem Patienten verschiedene Angebote machen und ihm genügend Bedenkzeit einräumen. Die Angebote sollten mehrmals wiederholt werden; evtl. von verschied. Teammitgliedern.
- Unmotiviertes und desinteressiertes Verhalten nicht zum Anlass für „übernehmende Pflege" verstehen.
- Soweit der Patient keine Auswahl der Angebote trifft, ihm Schnuppermöglichkeiten bei sinnvollen Aktivitäten anbieten.
- Wenn möglich, die Aktivierung auf ein „Wieder"-erlernen von lebenspraktischen Fertigkeiten ausrichten: Mithilfe bei Stationsarbeiten wie z.B. Tisch decken, Wäsche sortieren, Wäsche waschen, Bügeln, Kochen, Einkäufe.
- Dem Patienten nach Möglichkeit den Wert seiner Mitarbeit bei pflegerischen und therapeutischen Aktivitäten/Maßnahmen rückmelden. Sie sind ein wichtiger Grundstein für die Entlassungsfähigkeit in seine Wohnung.
- ☞ 2.7 Kochgruppe
- ☞ 2.8 Selbstständige Medikamenteneinnahme

d) Der Patient zeigt Anzeichen einer Überforderung.

Pflegeziele

Nahziel: Der Patient arbeitet im Rahmen seiner Leistungsfähigkeit mit.

Pflegemaßnahmen und Hinweise

- Den Patienten exakt beobachten.
- Dem Patienten nach Möglichkeit die Folgen, Probleme und Chancen seiner Mitarbeit erklären.
- Auf mögliche Anzeichen der Überforderung achten (Konzentrationsverringerung, schnelle Ermüdungserscheinungen, Ratlosigkeit, Aggression, Weinerlichkeit usw.) und Abhilfe ermöglichen: Kürzere Zeiten planen, auf Abwechslung achten, Eigenaktivität des Patienten ermöglichen, Erfolge rückmelden, Zuwendung geben, Arbeitseinteilung überdenken, Arbeitsschritte verkleinern, Pausen vorsehen usw.
- Soweit kleine Erfolge eintreten, diese erhalten und die Anforderungen beibehalten.

- Durch Anstoß und Wiederholung, Ressourcen aktivieren und Überforderungen umgehen.
- ☞ Weitere Hinweise:
- ☞ 5.3.2 Alzheimerkrankheit
- ☞ 5.3.3 Vaskuläre Demenz
- ☞ 5.3.5 Korsakow-Syndrom

e) Die Anzeichen der Demenz wurden durch die veränderte Umgebung (z.B. Klinikeinweisung) verstärkt und wirken sich besonders auf die Zunahme von Orientierungsstörungen aus.

Pflegeziele

Nahziel: Der Patient findet sich allmählich in der Klinik zurecht.

Pflegemaßnahmen und Hinweise

- Spezielle Krankenbeobachtung: Die Anzeichen von Verwirrtheit und Orientierungslosigkeit haben zugenommen (hierzu auch Angaben von Angehörigen ausreichend miteinbeziehen).
- Gemeinsam mit dem Patienten Überlegungen anstellen, wo und welche Orientierungshilfen er akzeptieren könnte. Möglichst Orientierungshilfen aus dem vertrauten Umfeld des Patienten einsetzen. Es ist günstig, bei den Erinnerungen des Patienten anzuknüpfen.
- ☞ Abteilungsübergreifende Standards 2.1 bis 2.4
- Da der demente Patient meist in Erinnerungen des Altgedächtnisses lebt, ist eine Beschäftigung mit seiner Biografie dringend geboten, um ihm Gesprächsangebote machen zu können, aber auch, um ihn ausreichend zu verstehen und geistig zu mobilisieren.
- Die Gestaltung seines Umfeldes (Zimmer, Gemeinschaftsräume, Wege usw.) sollte prägnante Orientierungspunkte beinhalten und möglichst wenige Veränderungen vorsehen.
- Das personale Umfeld des Patienten sollte möglichst wenig wechseln. In jedem Fall muss dies für die engeren Bezugspersonen gelten, da der Patient mit bestimmten Gesichtern auch bestimmte Aktivitäten und Ereignisse verknüpft. (Vorübergehende Zustandsverschlechterungen sind häufig auf einen Personenwechsel zurückzuführen.)
- Hinweise auf Beziehungen des Patienten zu Personen oder Sachen müssen systematisch gesammelt und nach Möglichkeit erhalten werden.
- Soweit eine Entlassung des Patienten möglich ist, soll eine qualifizierte Angehörigenberatung stattfinden. Die Angehörigen sind auch auf die Termine der Angehörigentreffen hinzuweisen. Wenn möglich, erhalten die Angehörigen eine Anleitung zu verschiedenen Aspekten des Umgangs mit dem Patienten (z.B. in Form einer mehrstündigen Mitarbeit).
- ☞ 5.1.1 Merkmale der Pflege auf gerontopsychiatrischen Stationen.

5.3.2 Alzheimerkrankheit

Kennzeichen: Die zerebrale Krankheit verläuft primär degenerativ, begleitet von neuropathologischen und neurochemischen Merkmalen. Die Entstehungsursache ist nicht bekannt. Der Beginn ist gewöhnlich schleichend und die Krankheit entwickelt sich fortschreitend über einen Zeitraum von mehreren Jahren (meist 7–8 Jahre, aber auch 2 - 15 Jahre möglich). Der Beginn der Krankheit ist meist in höherem Lebensalter (ab dem 65. Lebensjahr) zu beobachten, kann aber auch wesentlich früher liegen (präseniler Beginn) und dann maligner verlaufen. Reisberg beschreibt 7 Stadien des Demenzverlaufs (☞ Tab. 5.1), wobei in der Klinik meist die Stadien V bis VII anzutreffen sind.

Das Gehirn weist charakteristische Veränderungen auf, z.B. Atrophien im Hippocampus und in der Schläfen-, Scheitel- und Stirnhirnrinde sowie Einlagerungen und Verklumpungen im gesamten Gehirn. Im Vordergrund stehen irreversible dementielle Symptome, z.B. Gedächtnisstörungen, Verwirrtheit und Desorientiertheit, psychomotorische Unruhe, Tag-Nacht-Umkehr, zunehmende Passivität, soziale Isolation, Kommunikationsprobleme, zunehmende Inkontinenz usw.

Pflegeziele

Nahziel:
- Der Patient ist weitgehend selbständig in seinen Alltagsanforderungen.
- Der Patient weiß, wo er Hilfen bekommen kann.
- Der Patient lässt Hilfen zu.

Pflegemaßnahmen und Hinweise

- Den Patienten wie einen bewusstseinsklaren Menschen behandeln und in alle pflegerischen Überlegungen einbeziehen.
- Den Patienten durch aktivierende Maßnahmen fordern, aber Überforderung vermeiden. Dem Patienten ausreichend Zeit lassen und beruhigend auf ihn einwirken.
- Regelmäßig mit dem Patienten kognitive Übungen durchführen. Durch Lob und Anerkennung in seinem Selbstwert bestärken. Dem Patienten den Wert der selbständigen kognitiven Übungen verdeutlichen.
- ☞ 2.5 kognitives Training
- ☞ 2.2 örtliche Orientierung
- ☞ 2.8 selbstständige Medikamenteneinnahme
- Den Patienten durch Beschäftigungen und sinnvolle Tätigkeiten von depressiven Zuständen ablenken.
- Den Patienten während seiner Aktivitäten beobachten und darauf achten, wo er Überforderungen erlebt (Dokumentation).

a) Anfangs leidet der Patient unter dem Nachlassen seines Gedächtnisses und der Abnahme seiner kognitiven Leistungsfähigkeit (das richtige Wort zu finden, Rechnen können, sich in der Umgebung zu orientieren, Gelesenes oder Gehörtes verstehen zu können). Gelegentlich treten psychoreaktive Phänomene auf (Ängste, Gereiztheit, Depressionen, vorübergehende Verwirrtheit).
(Reisberg-Stadium IV)

- Dem Patienten nur Hilfen anbieten, wenn er es definitiv wünscht, ansonsten nur beraten. Notwendige Hilfen auf das Minimum beschränken und dies dem Patienten ausreichend erklären.
- Mit dem Patienten strukturierte Tagesabläufe erarbeiten und anbieten.
- Angehörige soweit möglich einbeziehen und ihnen aufzeigen, wie sie mit Defiziten umgehen sollen und wie weit und in welchem Umfang Hilfen sinnvoll sind.
- Der stationäre Aufenthalt sollte in diesem Stadium auf das Nötigste beschränkt werden.

b) Steigerung der Verwirrtheit, zunehmende Desorientiertheit (zeitlich und örtlich) und Passivität (Nachlassen der Initiative, der Patient weiß nicht, wie er eine Sache anpacken soll), Vernachlässigung der Körperhygiene (Baden, Zähneputzen, Kämmen, Waschen), der Kleidung (Auswahl, klimatische und situative Gesichtspunkte, Sauberkeit) und der Alltagserledigungen (Einkaufen, Kochen, Autofahren, Arzttermine, amtliche Briefe, Bankgeschäfte). (Reisberg-Stadium V)

Pflegeziele

Nahziel:
- Der Patient erleidet aufgrund seiner Orientierungsstörungen keine Schäden.
- Der Patient kommt mit geringen, regelmäßigen Hilfen und Beratungen in seinem Leben zurecht.

Pflegemaßnahmen und Hinweise

Ziel aller Maßnahmen ist, die noch bestehende Selbständigkeit des Patienten bestmöglich zu erhalten. Individuelle, aber ungewöhnliche Lösungen des Patienten nach Möglichkeit zulassen.
- Dem Patienten freundlich und sicher begegnen, die Würde des Menschen achten (Bezugspflege).
- Dem Patienten keine Vorhaltungen über seine Unzulänglichkeiten machen, sondern ausreichend beobachten und helfend einschreiten, z.B. wiederholt erinnern, im Gespräch auf die nächsten Schritte vorbereiten.
- Dem Patienten durch strukturierten Tagesablauf und Arbeitsorganisation helfen, möglichst weitgehend selbständig zu bleiben.
- Auf Zeichen, Dauer und Umfang der Verwirrtheit achten, dokumentieren.
- Dem Patienten wiederholt rücksichtsvolle Hinweise auf Orientierungshilfen auf der Station geben und ggf. individuelle Zeichen (Schilder, Fotos) mit ihm absprechen und anbringen.
- Den Patienten über die notwendige Körperpflege verständlich informieren und ihn dezent darauf hinweisen. Ihm Zeit lassen und nur die unbedingt notwendige Hilfe geben.
- Den Patienten die entsprechende Kleidung alleine aussuchen lassen und nur auf notwendige Verbesserungsvorschläge hinweisen.
- Mit Angehörigen die Problematik der Verwirrtheit verständlich besprechen und Hinweise zur fürsorglichen Aufsicht geben (beim Einkaufen, bei Geldgeschäften, bei Terminen, Fahrtauglichkeit). Die häusliche Betreuung umfasst neben der Aufsicht (Elektroherd, Umgang mit Feuer und elektrischem Strom, Anwesenheit, regel-

mäßige Essenseinnahme, Kleidung und Körperpflege) auch die Zusammenarbeit mit ambulanten Diensten.

- Hinweis auf Angehörigengruppen.
- Gemeinsam mit dem Patienten eine Tagesstruktur erarbeiten, die er auch daheim umsetzen kann. Auf regelmäßige Aktivität achten und dem Patienten dafür Anerkennung zeigen.
- Orientierungsgestörte Patienten mit aktueller Adresse/Telefonnummer ausstatten (Kärtchen, SOS Medaillon).
- Siehe auch:
- ☞ 2.1 zeitliche Orientierung
- ☞ 2.3 Orientierung zur Person
- ☞ 2.4 situative Orientierung

Pflegeziele

Nahziel:

- Der Patient lässt Gespräche über sein Wahrnehmungsdefizit zu.
- Dem Patienten die Möglichkeit bieten, sich auf Pflegemaßnahmen einlassen zu können.
- Die Sicherheit des Patienten gewährleisten.

Pflegemaßnahmen und Hinweise

- Krankenbeobachtung: Störungen der Wahrnehmung und der Reizverarbeitung (z.B. auch Schmerzen) beobachten und dokumentieren.
- Soweit möglich, die vorhandenen Hilfsmittel auf Funktionalität überprüfen und einsetzen: Brille, Hörgerät, Hörrohr.
- Gefahrenquellen beseitigen, die bei gestörter Wahrnehmung gefährlich werden können, z.B. Wärmflaschen bei gestörter Temperaturempfindung.
- Informationsverluste des Patienten durch Erklärungen oder Vormachen ausgleichen, aber keine Belehrungen vornehmen.
- Den Patienten regelmäßig nach seinen Bedürfnissen fragen und deren Befriedigung kontrollieren, z.B. ausreichende Nahrungs- und Flüssigkeitsaufnahme, Darm- und Blasenentleerung, richtige Kleidung, Medikamenteneinnahme.
- Durch Anbringung von Orientierungshilfen die Wahrnehmung erleichtern.
- Bei Fehlreaktion des Patienten immer auch an eine Wahrnehmungsstörung denken!
- Bei Informationen Zeit lassen und überprüfen, ob die Information verstanden wurde.
- Angehörige auf Wahrnehmungsdefizite des Patienten hinweisen.

Veränderte Wahrnehmung:
Demente Patienten entwickeln im Laufe der Krankheit eine veränderte Wahrnehmung, die sich u.U. auch auf ein verändertes Verhalten auswirkt, z.B. fehlendes Hungergefühl, Einschränkung der Tiefensensibilität, gestörte Temperaturempfindung.

c) Umkehr des Tag-Nacht-Rhythmus, Verminderung der Merkfähigkeit. Einschränkung der lebenspraktischen Fertigkeiten, z.B. beim Essen, Waschen, Kleiden. Der Patient erkennt seine Angehörigen immer weniger, weiß evtl. seine persönlichen Daten nicht mehr, lebt nur noch in seiner Vergangenheit (das Altgedächtnis dominiert).

Pflegeziele

Nahziel:
- Der Patient fühlt sich bei der notwendigen Betreuung wohl.
- Der Patient ist in seinen wesentlichen Bedürfnissen versorgt und kann sich einbringen.

Pflegemaßnahmen und Hinweise

- Durch engen Kontakt zum Patienten alle Formen der Kommunikation nutzen. In Gesprächen immer wieder auf die wesentlichen Erwartungen und Bedürfnisse des Patienten eingehen.
- Nachtwachen darauf hinweisen, dass der Patient nicht zu früh ins Bett gehen soll, damit er während der Nacht weitgehend durchschlafen kann. Darauf achten, dass der Patient die Nachruhe der Mitpatienten nicht regelmäßig stört. Soweit sedierende Medikamente gegeben werden, diese erst spät austeilen. Schlafmittel aber nicht mehr nach 0.00 Uhr geben.
- Flüssigkeitszufuhr bis maximal 3 Std. vor dem Zubettgehen beachten und vorher den Patienten an die Toilette erinnern oder ihn zur Toilette führen.
- Tagsüber den Patienten ausreichend beschäftigen.
- Angehörige ausreichend informieren und soweit notwendig hilfreich unterstützen, bzw. die Anwesenheit der Angehörigen für bestimmte Maßnahmen nutzen (Körperpflege, Beschäftigung, Essen eingeben usw.).
- Die Biografie des Patienten durch Fragen an die Angehörigen erarbeiten und in Gesprächen mit dem Patienten nutzen. (Dazu sollte die Pflegekraft auch über ein ausreichendes historisches Verständnis verfügen) Gespräche sollen auf Erinnerungen des Altgedächtnisses eingehen.
- Die Grundversorgung des Patienten wird so umfassend wie notwendig durch die Pflege erbracht. Der Patient ist weitgehend einzubinden, aber nicht zu überfordern.

Unruhe und nicht zielgerichtete Aktivitäten bei Alzheimer Patienten: Der Patient zeigt gelegentliche Unruhephasen, ist ständig auf der Station unterwegs, „belästigt" Mitpatienten, nestelt an seiner Kleidung herum oder richtet zum wiederholten Mal seine Habseligkeiten im Nachtkästchen, zupft an Blumen

Pflegeziele

Nahziel: Der Patient setzt seine erhaltenen Aktivitäten in zweckdienlicher Weise ein.

Pflegemaßnahmen und Hinweise

Ruhe bewahren und nicht „genervt" darauf reagieren! Sich nicht persönlich betroffen fühlen.
- Krankenbeobachtung: z.B. wann und womit beschäftigt sich der Patient? Wie reagiert er auf das Einschreiten von Pflegepersonen? Verhält er sich daraufhin ruhiger? Was sind offensichtliche Interessen und Gewohnheiten des Patienten? Dokumentieren.

und Pflanzen herum, sammelt Zettel und Essensreste, Besteck und Trinkbecher usw. (Reisberg-Stadium VI)

- Überlegungen im Team anstellen, wie die Aktivitäten des Patienten für seinen Aufenthalt genutzt werden können. Gemeinsam mit dem Patienten über ein Beschäftigungsprogramm nachdenken und Angebote machen, z.B. Stations- und Hausarbeiten, Basteln, Malen usw. Es gilt, die Chance der erhaltenen Aktivität zu nutzen!
- Eigenheiten und Gewohnheiten des Patienten belassen, sofern sie sozial verträglich sind.
- Für Gespräche und Beschäftigungen sorgen, um den Patienten von seinen Unruhezuständen abzulenken.
- Fällt der Patient in seinen scheinbar sinnlosen Tatendrang zurück, ihn daraufhin ansprechen, ihm seine Aktivität rückmelden.
- Nachtkästchen und Kleidungsstücke des Patienten in dessen Gegenwart regelmäßig auf Sammlungen durchsehen und diese evtl. den regulären Besitzern zurückgeben.

d) Verarmung der Sprache und des Sprachverständnisses.

Pflegeziele

Nahziel: Die sprachlichen Fähigkeiten des Patienten sind erhalten.

Pflegemaßnahmen und Hinweise

- Soweit möglich, dem Patienten durch Sprach- und Sprechübungen helfen, seinen Wortschatz zu erhalten oder wieder zu erweitern.
- ☞ 2.6 Sprach- und Sprechübungen
- Krankenbeobachtung: Einschätzung des aktuellen Wortschatzes.
- Der Patient hat immer wieder lichtere Momente. Diese dokumentieren (Häufigkeit und Dauer) und für Gespräche und Übungen nutzen.
- Im Gespräch mit dem Patienten einfache Erklärungen und Wortschatz des Patienten benutzen.

e) Vollbild eines dementiellen Syndroms (Alzheimer-Demenz):
Der Patient ist nicht mehr in der Lage, die täglichen lebensnotwendigen Verrichtungen selbst durchzuführen. Er vernachlässigt die Nahrungsaufnahme, wird inkontinent, völlig orientierungslos, zunehmend bettlägerig und ist in allen Belangen pflegerisch abhängig. (Reisberg-Stadium VII)

Pflegeziele

Nahziel: Der Patient ist umfassend versorgt und betreut.

Pflegemaßnahmen und Hinweise

Hinweis: Wegen der fehlenden oder eingeschränkten therapeutischen Möglichkeiten sind Patienten dieses Stadiums meist in Pflegeheimen untergebracht. Ein Selbstständigkeits- oder kognitives Training findet nicht mehr statt.
- Die Pflege versorgt den Patienten umfassend in allen Bereichen der Grundbedürfnisse. Diese umfassen auch das stundenweise Aufstehen von bettlägerigen Patienten, die Versorgung der Inkontinenz, regelmäßige Umlagerungen und die kommunikativen Bedürfnisse des Patienten, auch wenn sich diese sehr einseitig gestalten.
- Pflege nach Kriterien der basalen Stimulation.

- Die Nahrungsversorgung des Patienten ist ausreichend durchzuführen und auf die Bedürfnisse des Patienten umzustellen (Zeit nehmen beim Esseneingeben und Störfaktoren ausschalten).
- In Zusammenarbeit mit Angehörigen und dem Sozialdienst ist für eine angemessene Pflegeheimunterbringung zu sorgen.
- ☞ 5.1.1 Merkmale der Pflege auf geronto-psychiatrischen Stationen.

Reisberg-Stadium	Leitsymptome	Verlaufs-zeit geschätzt	Grad	Leistungsfähigkeit	pflegerische und sozial-psychiatrische Maßnahmen.	mögliche Komplikation
I	keine Symptome	gute Prognose	norma-les Altern	erwachsenen-gemäß	Aktivierung, geistig und körperlich.	–
II	Vergesslichkeit	gute Prognose	norma-les Altern	erwachsenen-gemäß	Aktivierung, beruhigendes Gespräch, kognitives Training.	Angst
III	Versagen bei komplexen Aufgaben in Beruf und Gesellschaft, z. B. bei Rei-sen an einen neuen Ort	7 Jahre	leicht	entsprechend dem Heranwachsen-den, Jugendlichen	Erleichterung der Aufgaben-schwierigkeit, Begrenzung des Rückzugs, Zeit lassen, fördern.	psychoreaktive Symptome, Depression
IV	Benötigt Hilfe bei schwierigen Aufgaben des tägl. Lebens: z. B. bei Buchhaltung, Einkaufen, Einladungen.	2 Jahre	leicht	8- bis 12-jähriges Kind	Überwachung der Selbständigkeit und der Finanzen, Erhaltung der lebenspraktischen Fertigkeiten, Ängste ernst nehmen, auf De-pressionen eingehen.	psychoreaktive Symptome: Depression, Verwirrung, Angst
V	Benötigt Hilfe bei der Wahl der Kleidung und bei Entscheidungen zur Körperpflege.	18 Monate	mittel-schwer	5- bis 10-jähriges Kind	Strukturierung und Organisierung des Tagesablaufs, Beginn mit ambulanten Hilfen, Beratung der Angehörigen	Psychoreaktive Krisen

Reisberg-Stadium	Leitsymptome	Verlaufs-zeit geschätzt	Grad	Leistungsfähigkeit	pflegerische und sozial-psychiatrische Maßnahmen.	mögliche Komplikation
VI a	Unselbstständigkeit beim Ankleiden	5 Monate	schwer	5-jähriges Kind	Ganztägige Hilfe und Betreuung z. B. in einem Tagesheim oder in der Klinik.	psychotische Krisen
VI b		5 Monate		4-jähriges Kind		
VI c	Unselbstständigkeit beim Baden	5 Monate		4-jähriges Kind	Unterstützung der Angehörigen und Betreuer.	
VI d		4 Monate		3-jähriges Kind		
VI e	Unselbstständigkeit beim Toilettengang Urininkontinenz Stuhlinkontinenz	10 Monate		2-jähriges Kind		
VII a	Sprechvermögen: 6 Worte	12 Monate	sehr schwer	1- bis 1/2-jähriges Kind	Langzeitpflege: Bettruhe im kurzen Wechsel mit Heraussitzen, ständige Hilfe und Überwachung, umfassende Pflege.	somatische Krisen: Lungenentzündung, Herzinsuffizienz
VII b	kann nicht mehr sprechen	18 Monate		Kind		
VII c	kann nicht mehr gehen	12 Monate		1-jähriges Kind		
VII d	kann nicht mehr sitzen	12 Monate		1-jähriges Kind		
VII e	kann nicht mehr lachen	18 Monate		Kleinkind		
VII f	kann nicht mehr den Kopf halten	unbestimmte Zeit		Kleinkind Säugling		

Tab. 5.1: Übersicht zur Stadieneinteilung der Demenz bei Alzheimer Krankheit (modifiziert nach Reisberg 1987)

5.3.3 Pflege bei vaskulärer Demenz u.a.

Kennzeichen: Die vaskuläre Demenz (auch arteriosklerotische oder Multiinfarktdemenz) unterscheidet sich von der Alzheimerdemenz durch den andersgearteten Beginn, die klinischen Merkmale und den Verlauf. Typisch sind in der Vorgeschichte transistorisch-ischämische Attacken (TIA), kurze Bewusstseins- und Sehstörungen sowie flüchtige Paresen. Meist liegt der Beginn im höheren Lebensalter. Die Pflege ist stark vom Ausmaß der Störung abhängig.

* ☞ 5.3.1 Pflegegrundsätze bei Demenzen
* ☞ 5.3.2 Pflege bei Alzheimerkrankheit.

Pflegeziele

Nahziel:
* Der Patient befindet sich in einem stabilisierten Zustand.
* Der Patient arbeitet aktiv an seiner Genesung mit.

Pflegemaßnahmen und Hinweise

* Spezielle Krankenbeobachtung: Erfassung der verschiedenen Ausfallerscheinungen und der dementiellen Symptome (Dokumentation).
* Verständnis und Hilfsbereitschaft signalisieren und den Patienten mit seinen Ängsten und Wünschen ernst nehmen. Den Patienten immer mit Namen anreden.
* In Gesprächen mit dem Patienten bzw. den Angehörigen auf Fragen eingehen und die Pflegeplanung gemeinsam mit ihnen erstellen.
* Die somatische Pflege gewährleistet die Bedürfnisbefriedigung in den ATLs.
* In Absprache mit dem Arzt Maßnahmen der Ruhebehandlung bzw. der Aktivierung festlegen.
* Körperliche Anstrengungen sind anfangs weitgehend zu vermeiden und erst allmählich wieder aufzunehmen und zu steigern.
* Dem Patienten verschiedene Angebote zur Mitarbeit machen.
* ☞ 2.5 kognitives Training
* ☞ 2.6 Sprach- und Sprechübungen
* ☞ 5.3.5 Pflege bei Korsakow-Syndrom

Pflegeziele

Nahziel: Der Patient fügt weder sich noch Mitpatienten und seinen Angehörigen Schaden zu.

Pflegemaßnahmen und Hinweise

* Wesensstörungen erfassen und als Zeichen der vorliegenden Erkrankung sehen. Verletzende Äußerungen des Patienten nicht persönlich nehmen. Selbst ruhig und sachlich bleiben.

a) Der Patient ist z.B. nach einem leichten Schlaganfall wesensverändert und zeigt Beeinträchtigungen seiner kognitiven und intellektuellen Leistungsfähigkeit.
Ressource: Teile der kognitiven Fähigkeiten sind erhalten.

b) Der Patient zeigt Wesensveränderungen, z.B. Enthemmung, Ich-Bezogenheit, paranoide Haltungen, erhöhte Reizbarkeit, „Altersstarrsinn". Ressource: Einsicht und Urteilsfähigkeit kann erhalten sein.

- Den Patienten so annehmen, wie er ist und vernünftige Bezugspflegekriterien aufbauen.
- Handlungen des Patienten, die ihn schädigen könnten, im Vorfeld weitgehend verhindern (auch an Suizidalität denken).
- Den Patienten in Gesprächen auf seine Wesensveränderungen aufmerksam machen und mit ihm Verhaltensmaßregeln besprechen.
- Auf ausreichende Kleidung, Hygiene und Tischsitten des Patienten achten und ggf. ihm dabei Hilfen anbieten.
- Den Umgang des Patienten mit Mitpatienten und Angehörigen beobachten und ggf. korrigierend einschreiten.

c) In Zusammenhang mit seinen dementiellen Störungen treten neurologische Herdzeichen auf (Fazialisparese, Aphasien, Paresen, Gangstörungen, Hirndruckzeichen usw.).

Ressource: Meist kann ein relativer Rückgang der Herdzeichen beobachtet werden.

Pflegeziele

Nahziel: Der Patient lernt mit den neurologischen Störungen umzugehen.
Der Patient ist weitgehend selbstständig.

Pflegemaßnahmen und Hinweise

- Krankenbeobachtung: Störungen und deren Entwicklung erfassen und dokumentieren. Die erhaltenen Ressourcen erkennen und in die Pflegeplanung einbauen.
- Pflege nach Grundlagen der aktivierenden Pflege, soweit der Patient mitarbeiten kann.
- Überforderung vermeiden, z. B. Bücken, körperliche Anstrengungen.
- Auf Bedürfnisse des Patienten achten, auch wenn er Probleme hat, diese auszudrücken.
- Soweit die neurologischen Störungen wesentliche Grundbedürfnisse beeinträchtigen (Ernährung, Kommunikation usw.) an entsprechende Therapie- und Pflegemaßnahmen denken: Pflege bei Schluckstörungen, Pflege des aphasischen Patienten, geführtes Gehen, usw. Den Patienten systematisch in alle Aktivitäten mit einbinden und seine Kreativität zur Problemlösung zulassen.
- Bei ausgeprägter vaskulärer Demenz ist eine breit angelegte Aktivierung zu unterlassen. Hier muss mit einem adaptierenden Pflegeansatz gearbeitet werden.

d) Der Patient hat Zusatzerkrankungen (Diabetes mellitus, Durchblutungsstörungen, Bluthochdruck, Nieren- oder Schilddrüsenerkrankungen) oder Mangelerscheinungen, die sowohl Behandlung als auch Pflege erschweren.

Pflegeziele

Nahziel: Die Zusatzerkrankungen des Patienten sind soweit behandelt, dass sie die Demenz nicht verstärken.

Pflegemaßnahmen und Hinweise

Hinweis: Bei optimaler Einstellung der Grundkrankheit lässt sich häufig eine Reduzierung des dementiellen Syndroms feststellen.

- Krankenbeobachtung: tägl. Vitalzeichenkontrolle und Beobachtung des Allgemeinzustandes (Dokumentation).

Ressource: Durch Behandlung der Zusatzerkrankungen kann die Demenz verringert werden.

- Auf Durchführung der verordneten Therapien achten, sowie deren Wirkung und das Verhalten des Patienten dokumentieren.
- Auf ausreichende Essenseinnahme und Flüssigkeitsaufnahme achten, ggf. Bilanz erstellen.
- Angehörige über die Wichtigkeit der Medikamenteneinnahme informieren. Soweit notwendig, Kontakte z.B. zum Diätassistenten herstellen.
- Siehe Pflegestandards aus dem somatischen Bereich: Diabetes mellitus, Niereninsuffizienz, Herzinsuffizienz.

5.3.4 Morbus Huntington

Synonym: Chorea Huntington, HD = Huntington disease, Veitstanz
Kennzeichen: Beim Morbus Huntington handelt es sich um eine autosomal-dominant erbliche, chronisch-progrediente Erkrankung, in deren Verlauf es zu unwillkürlichen, nicht kontrollierbaren Bewegungen, den choreatischen Hyperkinesien, kommt. Ebenso tritt meist ein hirnorganisches Psychosyndrom (HOPS) mit Demenz auf.
Die Krankheit beginnt in der Regel zwischen 30. und 45. Lebensjahr, verläuft über 10–15 Jahre und endet immer tödlich.

Pflegeziele

a) Der Patient kann Körperpflege nicht mehr oder nur noch eingeschränkt durchführen, da er zum einen durch ein hirnorganisches Psychosyndrom und zum anderen durch choreatische Bewegungsstörungen in seinen Fähigkeiten stark eingeschränkt sein kann.

Nahziel: Der Patient fühlt sich wohl, kann Körperpflege soweit möglich selbständig durchführen.

Pflegemaßnahmen und Hinweise

- Den Patienten zur Körperpflege anleiten.
- Geduld zeigen.
- Patienteneigene Fähigkeiten positiv und als Stärke aufzeigen.
- Unterstützende Maßnahmen: z.B. Intimpflege im Bett, Sitzgelegenheit am Waschbecken, Waschutensilien auf rutschfester Unterlage, Spiegel mit Kippmöglichkeit oder Handspiegel (bruchsicher).
- Tätigkeiten, die der Patient nicht selbst ausführen kann, übernehmen.
- Das Erlernen von Tätigkeiten gemeinsam mit dem Patienten planen und darauf hinweisen, dass für das Erlernen Geduld notwendig ist.
- Verwenden von Gewichtsmanschetten zur Verminderung der Bewegungsstörungen.

Pflegeziele

b) Der Patient kann sich aufgrund von Bewegungsstörungen nicht oder nicht vollständig an- und auskleiden.

Nahziel: Der Patient ist situations- und wettergerecht gekleidet; er übernimmt dies ganz bzw. größtenteils selbst.

Pflegemaßnahmen und Hinweise

- Richtige Kleidung wählen: keine Hemden (Probleme mit Knöpfen), gut dehnbare Socken, Schuhe mit Klettverschluss, Hosen mit Gummizug.
- Anziehhilfen zur Verfügung stellen und deren Gebrauch erklären, z.B. Sockenhalter, Schuhlöffel.
- Kleidung gemeinsam mit dem Patienten in sinnvoller Reihenfolge bereitlegen.
- Dem Patienten soweit nötig helfen.

c) Der Patient hat aufgrund von Bewegungsstörungen und/oder wegen einer Demenz Probleme beim Vorbereiten und der Aufnahme der Nahrung. Hinzu kommt die Gefahr der Aspiration.

Pflegeziele

Nahziel: Der Patient ist ausreichend ernährt, bereitet Nahrung soweit wie möglich selbst vor. Aspiration ist vermieden.

Pflegemaßnahmen und Hinweise

- Wünsche des Patienten berücksichtigen.
- Wenn möglich, langsam von pürierter Kost auf Normalkost übergehen.
- Hilfsmittel zur Verfügung stellen, z.B. rutschfeste Unterlage, Besteck mit gerillten Griffen.
- Bruchsicheres Geschirr und Glas verwenden.
- Für Kleidungsschutz sorgen.
- Während der Nahrungsaufnahme auf den Patienten achten.
- Nach Möglichkeit auf kohlensäurehaltige Getränke verzichten.
- Feste und flüssige Nahrung trennen.
- Bei Einsatz einer PEG den dafür gültigen Standard beachten.

Beachte: Der Patient sollte nach Möglichkeit während der Nahrungsaufnahme nicht fixiert sein (individuelle Ausnahmen sind notwendig)!

d) Die betroffenen Patienten sind im fortgeschrittenen Stadium häufig inkontinent.

Pflegeziele

Nahziel: Der Patient kann seine Ausscheidung kontrollieren. Es treten keine Hautschäden auf. Ist eine Kontinenz nicht erreichbar, durch eine optimale Lösung für Sicherheit sorgen.

Pflegemaßnahmen und Hinweise

- Regelmäßiges Aufsuchen der Toilette: günstig ist 2-stdl.; den Patienten z.B. durch Wecker an Toilettengang erinnern.
- Falls nötig, kann eine Einmalwindelhose verwendet werden; dabei ist es sinnvoll, den Patienten diese selbst anlegen zu lassen (falls möglich).

- Hilfsmittel verwenden und Akzeptanz erproben, z. B. bei männlichen Patienten ein Urinal.
- Gezielte Krankenbeobachtung, vor allem der Haut, ist unbedingt notwendig.

e) Der Patient leidet an Hyperhidrosis (übermäßiges Schwitzen).

Pflegeziele

Nahziel: Der Patient fühlt sich wohl, Hautschäden sind vermieden. Es treten keine unangenehmen Gerüche auf.

Pflegemaßnahmen und Hinweise

- Der Patient ist über die Ursache der Hyperhidrosis informiert.
- Empfohlen: Waschung mit Pfefferminztee.
- Den Patienten zu vermehrter Körperpflege anleiten bzw. diskret dazu auffordern. Kann der Betroffene die Körperpflege nicht mehr selbst durchführen, so muss sie vom Pflegedienst übernommen werden. Der Umfang der Pflege hängt vom Ausmaß der Störung ab.
- Vorbeugend pflegen!!! Es erspart dem Betroffenen unangenehme Situationen und erleichtert ihm das Zusammenleben mit anderen Menschen.
- Gezielte Krankenbeobachtung zur Vermeidung von Hautschäden; Intertrigorprophylaxe.
- Geeignete Kleidung: „atmendes" Schuhwerk, keine synthetischen Stoffe; günstig sind saugfähige Materialien wie Baumwolle, Leinen.
- Verwenden von hautfreundlichen, gut duftenden Pflegemitteln.
- Ausreichende Flüssigkeitszufuhr, ggf. Bilanzierung.

f) Durch Verlust der Kontrolle über die Mund- und Gesichtsmuskulatur kommt es zu teils massiven Sprachstörungen.

Pflegeziele

Nahziel: Der Patient kann sich verständlich machen.

Pflegemaßnahmen und Hinweise

- Erlernen der korrekten Atemtechnik.
- Den Patienten durch die Nase einatmen lassen, die ausströmende Luft zum Sprechen verwenden lassen.
- Übungen zur Verbesserung der Mundmotorik: Lippen abwechselnd spitzen und breit ziehen. Wangen kräftig aufblasen. Mund langsam öffnen und schließen lassen.
- Zungenübungen: langsam vorstrecken, nach unten, oben, rechts und links bewegen lassen. Zunge eine Löffelform bilden lassen.
- Artikulationstraining: Sätze des täglichen Lebens üben lassen. Sätze zerlegen lassen bis auf einzelne Wörter, Silben, Buchstaben. Die für die einzelnen Buchstaben notwendigen Mundbewegungen üben lassen.
- Allgemeines: Interesse zeigen an dem, was der Patient sagt. Genügend Zeit zum Sprechen geben, auf keinen Fall für den Patienten

begonnene Sätze zu Ende sprechen, da ihn dies der Übungsmöglichkeit beraubt. Bei Wirkungslosigkeit einer Sprachtherapie sollen zusätzlich nonverbale Kommunikationsformen eingesetzt werden.
- ☞ 2.6 Sprachübungen

g) Der Patient hat aufgrund oberflächlicher Atmung ein erhöhtes Risiko, Infektionen der Atemwege zu erleiden.

Pflegeziele

Nahziel: Der Patient verfügt über intakte Atmung und ist frei von Sekundärerkrankungen.

Pflegemaßnahmen und Hinweise

- Regelmäßige Atemübungen mit KG und Personal.
- Gezielte Krankenbeobachtung.
- Pflegerische Maßnahmen, z. B. Einreiben, Kaltvernebler.
- Auf jahreszeitgemäße Kleidung achten (Infektvorbeugung).

h) Patienten erleiden im Verlauf der Erkrankung häufig hohen Gewichtsverlust.

Pflegeziele

Nahziel: Der Patient ist ausreichend ernährt.

Pflegemaßnahmen und Hinweise

- Möglichst hohe Kalorienzufuhr (mindestens 6000 Kal./Tag) auf mehrere Mahlzeiten und Zwischenmahlzeiten verteilen.
- Bei Nahrungsaufnahme immer dabeibleiben, hohe Aspirationsgefahr!
- Regelmäßige Gewichtskontrolle, z. B. einmal wöchentlich.
- Wenn nötig, Bilanzierung der Nahrungsaufnahme.
- Wenn möglich, Wunschkost.
- Evtl. zusätzliche Gabe von Vitaminen.

i) Patienten sind durch die Bewegungsstörungen einem hohen Verletzungsrisiko ausgesetzt.

Pflegeziele

Nahziel: Der Patient ist und fühlt sich sicher, er erleidet keine Verletzungen.

Pflegemaßnahmen und Hinweise

- Potenzielle Gefahrenquellen beseitigen:
- bruchsicheres Glas/Geschirr verwenden, geeignetes Schuhwerk (nicht hinten offen), scharfe Ecken und Kanten ggf. abpolstern, extrem gangunsichere Patienten beim Gehen begleiten (im festen Griff locker führen), verwenden von Stühlen mit hohen Rückenlehnen und seitlichen Stützen, um ein Herausfallen zu vermeiden.
- Wichtig: Nerven bewahren, dem Patienten etwas zutrauen.
- Vorausschauend pflegen!
- Zeitweilige Fixierung zum Schutze des Patienten (nur auf Arztanordnung!).

j) Der Patient ist aggressiv.

Pflegeziele

Nahziel: Fremd- und Selbstgefährdung ist vermieden, der Patient kann seine Stimmungen und Aggressionen kontrollieren.

Pflegemaßnahmen und Hinweise

- Ruhe bewahren, sich nicht erregen.
- Verhalten des Patienten im Team besprechen.
- Beziehungsebene zum Patienten aufbauen, ihm sagen, wie man ihn erlebt.
- Den Patienten nach dem Grund für sein Verhalten fragen.
- Situationen, die aggressives Verhalten hervorrufen könnten, erst gar nicht entstehen lassen.
- Verständnis aufbringen.
- Wenn möglich: Verlagerung von problematischen Pflegemaßnahmen auf Zeiten mit guter Kooperation.
- ☞ 1.12.9 Aggressionen

k) Der Patient ist depressiv, evtl. suizidal.

Pflegeziele

Nahziel: Der Patient kann mit seiner Krankheit umgehen, ist stimmungsmäßig ausgeglichen; es besteht keine Suizidgefahr.

Pflegemaßnahmen und Hinweise

- Krankenbeobachtung bei Suizidgefahr!
- Optimal: Bezugspflege.
- Dem Patienten Gespräche anbieten und häufig in seiner Nähe sein.
- Dem Patienten gegenüber ehrlich sein.
- ☞ 3.2.1 Depressive Episode
- ☞ 1.12.7 Suizidalität

l) Im Verlauf von HD kommt es häufig zu psychotischem Erleben, welches u.U. mit Psychopharmaka nicht reduziert werden können.

Pflegeziele

Nahziel:
- Die Sicherheit des Patienten ist gewährleistet.
- Er kommt im täglichen Leben zurecht.

Pflegemaßnahmen und Hinweise

- Gezielte Krankenbeobachtung.
- Dem Patienten Verständnis entgegenbringen, ohne ihn in seinem Wahn zu bestärken.
- Dem Patienten rückmelden, dass man seine Wahngedanken nicht teilt, dass sie aber die Beziehung zu ihm nicht beeinträchtigen.
- Vorausschauend pflegen, Fremd und Selbstgefährdung vermeiden.
- In Krisensituationen beruhigend auf den Patienten einwirken.
- ☞ 1.6.1 Wahngedanken

- ☞ 1.6.2 Wahnformen
- ☞ 1.5 Befürchtungen und Zwänge

5.3.5 Pflege bei Korsakow-Syndrom

Kennzeichen: Beim Korsakow-Syndrom (auch organisches, amnestisches Syndrom oder organisches Psychosyndrom) stehen Kurzzeitgedächtnisstörungen im Vordergrund. Weitere Symptome sind Desorientiertheit und Konfabulationen (spontane Einfälle, vom Patienten selbst für Erinnerungen gehalten).

Pflegeziele

Nahziel: Der Patient lässt ein Gespräch über seine Gedächtnislücken zu.

Der Patient bemerkt im Gespräch, dass er Gedächtnislücken hat oder den „roten Faden" verliert. Er versucht die Lücken zu „überspielen", um sich keine Blöße zu geben. Der Patient füllt Gedächtnislücken spontan mit Einfällen, die mit dem Gesprächsthema nur entfernt in Einklang stehen können.
Die Inhalte dieser Konfabulation betreffen häufig seine Konfliktthemen oder Wunschgedanken.

Pflegemaßnahmen und Hinweise

- Krankenbeobachtung: Häufigkeit der Gedächtnislücken und Inhalte der Konfabulation beobachten und dokumentieren.
- Den Patienten dezent, aber wirksam auf Gedächtnislücken aufmerksam machen, damit er erkennen kann, dass diese auch seinem Gegenüber auffallen.
- Dem Patienten erklären, dass er Gedächtnislücken ohne Ängste eingestehen darf und dass es besser ist, darüber offen zu reden.
- Dem Patienten den „roten Faden" in diesen Fällen anbieten (Rückführung zum Thema).
- Auf offensichtliche oder potentielle Konflikte bzw. Wünsche des Patienten eingehen und darüber reden.
- Den Patienten regelmäßig in Gespräche einbeziehen und ihm dadurch zu erkennen geben, dass er ernst genommen wird.

Pflegeziele

Nahziel: Der Patient ist ausreichend versorgt und gesichert.

Beim Patienten treten vermehrt Lücken im Kurzzeitgedächtnis, Konzentrationsmängel, Orientierungsstörungen und Zeichen einer Demenz auf.

Pflegemaßnahmen und Hinweise

- Die Pflege des Patienten muss sich an den Störungen und Möglichkeiten des Patienten orientieren.
- Darauf achten, dass die Grundbedürfnisse des Patienten gestillt werden.
- Den Freiraum für Entscheidungen des Patienten möglichst großzügig bemessen, aber an eine ausreichende Sicherheit denken.
- Den Patienten fordern, aber nicht überfordern.
- ☞ 2.12.4 Orientierungshilfen
- ☞ 1.1.1, 1.1.4 Orientierungsstörungen

- ☞ 1.3 Merk- und Gedächtnisstörungen
- ☞ 1.4 formale Denkstörungen
- ☞ 5.3.1 Pflegegrundsätze bei Demenzen

Pflegeziele

Nahziel: Der Patient nimmt die angebotenen Hilfen an.

Pflegemaßnahmen und Hinweise

- Gemeinsam mit dem Patienten Strukturen erarbeiten und diese tägl. Einüben, z.B. Körperpflege.
- Dem Patienten Erinnerungsstützen geben und Handlungsketten vorbereiten, die der Patient alleine erledigen kann (z.B. beim Ankleiden).
- Ressourcen in der Planung beachten.
- Den Patienten in alle Phasen der aktivierenden Pflege miteinbeziehen, aber nicht überfordern.

Die Handlungsfähigkeit des Patienten ist weitgehend erhalten, jedoch verliert er häufig den Überblick über die nächsten sinnvollen Handlungsschritte.

5.3.6 Pflege bei Morbus Parkinson – Paralysis agitans

Kennzeichen: Die Parkinson-Krankheit ist eine langsam progredient verlaufende, neurologische Erkrankung (Verringerung des Dopamin-Botenstoffs) mit vielfältigen Symptomen. Der Beginn liegt meist nach dem 50. Lebensjahr, betrifft überwiegend Männer. Die Verlaufsdauer bis zum Tod beträgt 10–20 Jahre. Die wichtigsten Symptome entwickeln sich über 5 Stadien und treten meist in folgender Reihenfolge auf:

1. Einseitiger Ruhetremor und Neigung auf die gesunde Seite.
2. Beidseitiger Ruhetremor zusammen mit Rigor (Steifigkeit und Zahnradphänomen) und Akinese (Bewegungslosigkeit), Rumpf- und Beinbeugung mit zunehmender Verlangsamung der Bewegungen (Bradykinesie) sowie Erlöschen von Mimik und Gestik,
3./4. Zunehmende Hilf- und Kraftlosigkeit, schwere Gleichgewichts- und Gangstörungen (Tippelgang und Antrittshemmung) mit Sturzneigung, anfangs nach hinten (Retropulsion), später auch nach vorne (Propulsion),
5. vollständige Hilf- und Kraftlosigkeit sowie Bett- oder Rollstuhlabhängigkeit mit Zunahme der Inkontinenz, Demenz und Infektionsgefährdung (z.B. Pneumonie).

Während Verlangsamung, Steifigkeit (Rigor, auch Gesichtsstarre – Maskengesicht), Geh- und Stehunfähigkeit zunehmen, verringert sich im Endstadium meist der Tremor.

a) Der Patient ist stark verlangsamt und hat zunehmend Schwierigkeiten bei der Erledigung der täglichen Aktivitäten, z. B. Waschen, Kleiden, Schreiben und bei der Essenseinnahme.

Pflegeziele

Nahziel:

- Der Patient ist bestrebt, sich eine größtmögliche Selbständigkeit zu erhalten und bedient sich nur der unbedingt notwendigen Hilfen.
- Der Patient plant die von ihm benötigte Zeit ein.

Pflegemaßnahmen und Hinweise

- Krankenbeobachtung und regelmäßige Dokumentation der auftretenden Störungen und der vorhandenen Ressourcen.
- Für alle Pflegemaßnahmen und Kontakte mit dem Patienten gilt es, ausreichend Zeit einzuplanen.
- Im Vordergrund steht die aktivierende Pflege, solange der Patient noch ausreichende Ressourcen hat.
- Dem Patienten keinesfalls Tätigkeiten abnehmen, die er selbst erledigen kann, auch wenn sie erheblich Zeit erfordern. Entscheidungen vom Patienten treffen lassen.
- Den Patienten nicht fortwährend drängen, denn damit verstärkt man sein Gefühl der Insuffizienz.
- Die täglichen Aktivitäten des Patienten so planen, dass der Patient alle Erleichterungen nutzen kann: z. B. Sitzgelegenheit am Waschbecken, leicht anziehbare und schließbare Kleidung, Schnabeltasse, hochrandige Teller, Besteck mit kräftigen Griffen usw. Nach Möglichkeit Kleidungsschutz verwenden.
- Mit dem Patienten Finger- und Schreibproben durchführen (Schriftproben zur fortlaufenden Dokumentation anlegen).
- Den Patienten regelmäßig ermutigen und die erbrachten Leistungen anerkennen. Dem Patienten vermitteln, dass es nicht auf Perfektion, sondern auf den Erhalt seiner Unabhängigkeit ankommt.
- Dem Patienten die notwendigen Hilfen geben. Er darf sich nicht schikaniert fühlen.
- Angehörige mit einbeziehen und über den Sinn der aktivierenden Pflege informieren.

b) Der Patient hat zunehmend Probleme beim Gehen (Antrittshemmung und Tippelgang) und Stehen (Gleichgewichtsstörungen). Die Neigung zu Stürzen nimmt gefährlich zu.

Pflegeziele

Nahziel:

- Der Patient ist motiviert für Steh- und Gehübungen und führt diese teilweise selbständig durch.
- Der Patient erleidet keine Sturzverletzungen.

Pflegemaßnahmen und Hinweise

- Krankenbeobachtung: Dokumentation der Geh-, Gleichgewichts- und Stehfähigkeit, Umfang der Gehstrecken, Motivation des Patienten.
- So lange möglich, den Patienten zu regelmäßigen Gehübungen motivieren.

- Auf gutes Schuhwerk achten (geschlossen, rutschfeste Sohle, Klettverschluss).
- Sicherungsmaßnahmen beim Aufstehen berücksichtigen und Hilfen einsetzen (Sitzgelegenheiten sollten nie zu tief und zu weich sein).
- Lockerungs- und/oder Entspannungsübungen vor Gehübungen durchführen (lassen).
- So weit erwünscht und notwendig, Gehhilfen anbieten: (Gehstöcke, Gehwagen, Stützhilfe durch Pflegepersonen, Haltegriffe und Handläufe im Krankenhausbereich).
- Dem Patienten regelmäßig „Starthilfen" geben: Konzentrationsübung auf das Gehen, Schrittfolge rechts links, an große Schritte und breite Beinstellung („Seemannsgang") erinnern, Oberkörpervorlage reduzieren, Kopf hochnehmen.
- Gehübungen evtl. mit rhythmischer Musik unterstützen, Ablenkungen vermeiden, auf das Gehen konzentrieren.
- Gefahrenquellen vermeiden oder beseitigen: glatte und nasse Fußböden, herumliegende Kabel und Schläuche, Wäschestücke, Reinigungsgegenstände, Essensreste.
- Begleitende Pflegekraft muss über Retro- und Propulsionsneigung des Patienten informiert sein und entsprechende Stützgriffe beherrschen.

c) Der Patient entwickelt zunehmend Beugekontrakturen am gesamten Körper: Hals, Rücken, Arme und Hände, Hüfte, Knie und Sprunggelenk, Zehengelenke.

Pflegeziele

Nahziel:
- Der Patient ist bereit, seine Körperhaltung regelmäßig zu kontrollieren und kontrakturlösende Übungen durchzuführen.
- Der Patient führt die erlernten Übungen selbständig aus.

Pflegemaßnahmen und Hinweise

- Krankenbeobachtung: Art und Umfang der Kontrakturen regelmäßig dokumentieren.
- Den Patienten über seine Körperhaltung regelmäßig informieren, weil es ihm meist nicht ausreichend bewusst ist. Evtl. mit Spiegeln arbeiten, damit der Patient ausreichende Selbstkontrolle durchführen kann.
- Systematisch tägliche Übungen unter Aufsicht durchführen und den Patienten zu selbständigem Üben anregen. Die Übungen am besten mit körperfernen Gelenken beginnen und über körpernähere Gelenke fortsetzen.
- Fingerübungen, z. B. „Schreibmaschinenübung" auf der Tischplatte; beobachten, ob der Tremor während oder nach der Übung verändert ist, dokumentieren.
- Anmeldung zur Krankengymnastik oder Bädertherapie besprechen.

- Soweit der Patient bei aktiven Übungen überfordert ist, passive Übungen anbieten/durchführen.
- Medikamentöse Einstellung mit dem Arzt besprechen, soweit medikamentös bedingte Hyper- oder Hypokinesien vermutet werden.

d) Der Patient erlebt einen schmerzlichen Selbstwertverlust und leidet häufig unter depressiver Stimmung.

Pflegeziele

Nahziel: Der Patient akzeptiert seine Erkrankung und sucht sich Ablenkung und Beschäftigung.

Pflegemaßnahmen und Hinweise

- Stimmung des Patienten regelmäßig beobachten und dokumentieren. Speziell auf suizidale Äußerungen oder Handlungen achten.
- Positive Stimmung des Patienten für aktivierende Maßnahmen nutzen.
- Depressive Stimmung nicht durch nachdrückliche Aktivierung verschlechtern, sondern den Patienten ablenken, z. B. durch Gespräche.
- Dem Patienten durch Gespräche und Kontakte vermitteln, dass er ernst genommen wird. Auf seine Ängste und Sorgen eingehen und genügend Zeit dafür einplanen.
- Gemeinsam mit dem Patienten Überlegungen anstrengen, wie er seine Freizeit gestalten oder ein Hobby pflegen könnte.
- Dem Patienten immer wieder vorsichtige Anregungen geben, aus seiner Lethargie oder seinem Rückzugsverhalten zu kommen.
- ☞ 1.12.7 Suizidalität
- ☞ 3.2.1 depressive Episode

e) Die Sprache des Patienten wird unverständlich, weil er sehr leise und verwaschen, jedoch meist erstaunlich schnell spricht. Häufig besteht vermehrter Speichelfluss.

Pflegeziele

Nahziel:
- Der Patient spricht langsamer, deutlicher und genügend laut.
- Der Patient ist zur Kommunikation weiterhin motiviert.
- Der Patient achtet auf seinen Speichelfluss.

Pflegemaßnahmen und Hinweise

- Krankenbeobachtung: Sprachstörung beobachten und dokumentieren.
- Dem Patienten klar zu verstehen geben, wenn man seine Äußerung nicht verstanden hat und nicht das vermeintlich Gewünschte anbieten. Dem Patienten dadurch rückmelden, deutlicher und lauter zu sprechen.
- Den Patienten wiederholt zu langsamem und deutlichem Sprechen auffordern.
- Darauf achten, dass der Patient sein Kommunikationsverhalten nicht reduziert, weil er häufig nicht verstanden wird. (Der Resignation vorbeugen!)

- Angehörige darauf hinweisen, dass sie auf deutliche Sprache ihres Angehörigen achten und ihn ggf. darauf hinweisen sollen.
- Den Patienten darauf hinweisen, dass er mit Konzentration seine Sprache verbessern kann.
- Soweit möglich, Logopädie einbeziehen.
- Den Patienten regelmäßig auf Speichelfluss hinweisen und dafür sorgen, dass er immer ein Taschentuch bei sich hat. Soweit Rhagaden an den Mundwinkeln auftreten, regelmäßig Lippenpflege mit fetthaltigen Salben durchführen.
- ☞ 5.2.2 Umgang mit Sprachstörungen
- ☞ 2.6 Sprach- und Sprechübungen

Pflegeziele

Nahziel:
- Der Patient achtet bewusst auf Harn- und Stuhldrang.
- Der Patient äußert Harn- und Stuhldrang rechtzeitig.

Pflegemaßnahmen und Hinweise

- Krankenbeobachtung: Hintergründe der Inkontinenz abklären! Meist wird dem Patienten der Harndrang rechtzeitig bewusst, er kommt aber wegen seiner Startschwierigkeiten nicht rechtzeitig zur Toilette.
- Dem Patienten erklären, dass er sich bei Harndrang rechtzeitig beim Pflegepersonal melden soll, bzw. selbständig die Toilette aufsucht.
- Die Örtlichkeiten müssen dem Patienten ausreichend bekannt gemacht werden, evtl. ist eine Orientierungshilfe anzubringen.
- Der Patient soll möglichst bequeme und leicht zu öffnende Kleidungsstücke tragen, damit seine Selbständigkeit beim Toilettengang weitgehend gewährleistet wird.
- Den Patienten zu regelmäßigem Toilettentraining auffordern oder ihn 2- bis 3-stündlich zur Toilette bringen.
- Den Patienten über Inkontinenzhilfen ausreichend beraten und ggf. mit Windelhose oder Einlage versorgen.
- Auf ausreichende Flüssigkeitsein- und ausfuhr achten!
- Auf zunehmende Zeichen der Demenz achten.
- Den Patienten nicht überfordern.
- Bei zunehmender Demenz Kontrolle und Aufsicht erweitern.
- ☞ 5.3.1 Pflegegrundsätze bei Demenzen

5.3.7 Pflege bei Neurolues – progressiver Paralyse

Kennzeichen: Die Neurolues ist eine schleichend verlaufende, neurosyphilitische Erkrankung (Erreger: Treponema pallidum) des Stirn-

f) Die Inkontinenz kann auf Grund der Bewegungseinschränkung sekundär bedingt sein. Einige Patienten werden im fortgeschrittenen Stadium dement und in Folge dessen inkontinent.

hirns mit Gefäßreaktion, der Meningen und des Nervengewebes. Bevorzugt sind Männer im Alter von 40–50 Jahren betroffen. Die Erkrankung hinterlässt Sklerosierungen vor allem in den Rindenfeldern der Frontallappen sowie chronische subdurale Hämatome und eine Verdickung der harten Hirnhaut.

Die Erkrankung tritt zeitlich verzögert (3–30 Jahre) nach dem syphilitischen Primäraffekt auf. Zu Beginn findet sich meist eine Demenz (60 % der Fälle) und folgende weitere Symptome: Kopfschmerzen, Schlafstörungen, Persönlichkeitsveränderungen, Größenwahn, emotionale Störungen, skandierende Sprache und Tremor. In seltenen Fällen gehen von den Meningen einzelne Gummen aus, die in den rindennahen Abschnitten des Gehirns oder im Rückenmark sitzen (Granulationsgeschwülste), die bis zur Zerstörung des Schädelknochens führen können.

Die Therapie besteht vor allem in der ausreichend langen Verabreichung von Antibiotika. Bei frühzeitiger Therapie besteht eine ca. 50%-ige Heilungschance. Gummen können u.U. operativ entfernt werden. Aufgrund der frühzeitigen antibiotischen Behandlung tritt die Neurolues bei uns heutzutage kaum mehr auf.

a) Der Patient klagt über Kopfschmerzen, Seh- oder Hörstörungen sowie Schlafstörungen.

Pflegeziele

Nahziel:
- Der Patient ist schmerzfrei und kommt mit den Behinderungen ausreichend zurecht.
- Der Patient schläft ausreichend und erholsam.

Pflegemaßnahmen und Hinweise

- Krankenbeobachtung: speziell auf Kopfschmerzen, Seh- und Hörstörungen sowie auf Schlafstörungen achten (Dokumentation).
- Mit dem Arzt eine sinnvolle Bedarfsmedikation besprechen.
- Hilfsmittel wie Brillen und Hörgeräte auf Funktionalität überprüfen und einsetzen.
- Verhaltensauffälligkeiten auch in der Hinsicht überprüfen, ob sie durch Kopfschmerzen bedingt sein könnten. (Patienten sind zum Teil nicht in der Lage, ihre Missempfindungen und Störungen zu beschreiben oder zuzuordnen).

b) Der Patient zeigt dementielle Symptome, die vor allem durch eingeschränkte Urteilsfähigkeit und kindliche Verhaltensauffälligkeiten (Persönlichkeitsstörungen) gekennzeichnet sind.

Pflegeziele

Nahziel:
- Der Patient ist ausreichend geschützt und erleidet keinen Schaden.
- Der Patient trifft keine problematischen Entscheidungen.

Pflegemaßnahmen und Hinweise

- Krankenbeobachtung: Verhalten, Äußerungen und Kontakte zu Mitpatienten u.a. beobachten und dokumentieren.

- Entscheidungen des Patienten überprüfen und ggf. korrigieren.
- Benehmen des Patienten beobachten und dafür sorgen, dass er sich nicht unnötigerweise dem Spott anderer aussetzt.
- Den Patienten trotz seines kindlichen Verhaltens sachlich behandeln und ihn ernst nehmen.
- Sprachübungen wegen der skandierenden Sprache sind wenig sinnvoll und sollten unterlassen werden.
- Den Umgang des Patienten mit Geld und Eigentum kontrollieren und darauf achten, dass der Patient sich nicht selbst schädigt oder von anderen ausgenutzt wird.
- Entscheidungen des Patienten ggf. gemeinsam revidieren.
- ☞ 1.8 Ich-Störungen
- ☞ 3.3.6 Persönlichkeitsstörungen

c) Der Patient zeigt schnell wechselnde Stimmungsschwankungen: weinerlich und dann unangemessen heiter (euphorisch-expansiv) oder aggressiv und zeigt wahnhafte Gedankengänge (Größenwahn).

Pflegeziele

Nahziel:
- Der Patient ist weitgehend ausgeglichen.
- Der Patient lässt Gespräche über seinen Wahn zu.

Pflegemaßnahmen und Hinweise

- Stimmungen und Stimmungsschwankungen beobachten und dokumentieren.
- Den Patienten in angemessener Form auf unangebrachte Stimmungen hinweisen und ihn keinesfalls darin bestärken.
- Dem Bewegungsdrang des Patienten durch gezielte Beschäftigung begegnen.
- Durch Gespräche für eine Relativierung der Stimmungsausbrüche sorgen.
- Den Patienten nicht in seinen Wahnideen verstärken oder den Wahn bestätigen, sondern ihm umsichtig die eigene Sichtweise aufzeigen.
- Vorsichtig versuchen, den Patienten zu einem Gespräch über seine Wahngedanken zu bewegen.
- ☞ 1.6.1 Wahngedanken, Wahnideen
- ☞ 1.6.2 Wahnstimmung, Wahnformen

d) Der Patient ist dement und in allen ATLs eingeschränkt oder vollständig abhängig.

Pflegeziele

Nahziel: Der Patient ist ausreichend versorgt und gepflegt.

Pflegemaßnahmen und Hinweise

- Umfang und Ausmaß der Demenz beobachten und dokumentieren.
- Auf Befriedigung der Lebensbedürfnisse des Patienten achten und ihm bei Bedarf helfen. Vorhandene Ressourcen des Patienten einbeziehen.

- Rechtzeitig darauf achten, wann die aktivierende Pflege zu Gunsten der übernehmenden Pflege verändert werden muss.
- ☞ 5.3.1 Pflegegrundsätze bei Demenzen

5.3.8 Pflege bei Multipler Sklerose: fortgeschrittenes Krankheitsbild

Synonym: MS, Polysklerose, Charcot-Krankheit, Encephalomyelitis disseminata

Kennzeichen: Die Krankheit tritt meist zwischen dem 20. und 40. Lebensjahr auf, selten nach dem 50. Lebensjahr und befällt Frauen etwa doppelt so häufig wie Männer. Die Ursache ist unbekannt, jedoch wird eine Slow-Virus-Infektion im Kindesalter vermutet, die erst nach Jahren eine Autoaggressionskrankheit auslöst.

Klinik: Der Verlauf der Erkrankung ist in den überwiegenden Fällen schubweise mit anfangs zum Teil weitgehenden Spontanremissionen von unterschiedlicher Zeitdauer, in ca. 10–20% mit chronisch progredientem Verlauf. Die Symptome können sehr unterschiedlich sein, je nach Lokalisation der Sklerosierungen im ZNS (Markscheidenzerstörung). Neurologische Ausfallserscheinungen stehen im Vordergrund: Sensibilitätsstörungen; Tremor und Paresen, Spastizität, Ataxie, Sehstörungen wie Doppelbilder und Nystagmus, Trigeminusschmerzen, Sprachstörungen (Aphasie), euphorische, später depressive Verstimmung, zunehmend kognitive Defizite, Blasen-, Darm- und Sexualfunktionsstörungen.

Therapie: medikamentös mit Glukokortikoiden, Immunsuppressiva, Benzodiazepine, Baclofen, Carbamazepin, Antidepressiva, physikalische Therapie, spezielle Krankengymnastik, kognitives Training, logopädische Übungen, Versuche mit Stammzellenübertragung und Neurotomie.

a) Der Patient zeigt ein inadäquates Krankheitsgefühl und vernachlässigt therapeutische Anforderungen.

Pflegeziele

Nahziel: Der Patient ist bereit mit dem Pflege- und Behandlungsteam zusammenzuarbeiten

Pflegemaßnahmen und Hinweise

- Durch regelmäßige Gespräche dem Patienten vermitteln, wie wichtig eine kontinuierliche Behandlung für ihn ist.
- Dem Patienten durch Gespräche den Wert der relativen Unabhängigkeit und Selbständigkeit erläutern.
- Geduld mit dem Patienten haben und erwünschtes Verhalten durch Wiederholungen einüben.

- Dem Patienten die Mitverantwortung für seine Behandlung bewusst machen.
- Erinnerungshilfen mit dem Patienten absprechen, die ihm die Mitarbeit erleichtern
- Klare Strukturen schaffen, an denen der Patient sich orientieren kann.
- Für regelmäßige und vollständige Einnahme der verordneten Medikamente sorgen, besonders bei Beginn eines neuen Schubs.
- Kontakt zu Selbsthilfegruppen herstellen.

Pflegeziele

Nahziel:
- Der Patient erleidet auf Grund seiner Bewegungsstörungen keinen Schaden
- Der Patient mobilisiert seine Ressourcen und erhält die benötigten Hilfen.

Pflegemaßnahmen und Hinweise

b) Der Patient leidet unter ausgeprägten Bewegungsstörungen und ist in weiten Bereichen der Alltagsbewältigung von Hilfen abhängig.
Der Patient wird zunehmend immobil und ist dekubitusgefährdet.

- Umgebung des Patienten nach Möglichkeit von gefährlichen Ecken und Kanten befreien.
- Auf rutschfestes und gutsitzendes Schuhwerk achten (Klettverschluss).
- Vorhandene Beweglichkeit durch gezielte Übungen und Gymnastik erhalten.
- Dem Patienten den Umgang mit Hilfsmitteln zeigen und unter Aufsicht üben lassen: -Gehstöcke, Rollator, Gehwagen, Rollstuhl, Anziehhilfen, Handlauf.
- Den Pat. zu Geh- und Stehübungen anhalten und diese unter Beachtung der Sturzprophylaxe durchführen.
- Ängste vor Stürzen ernst nehmen, aber trotzdem für kontrollierte Aktivität sorgen
- Bei gefährlichen Arbeiten den Patienten unterstützen und für ungefährliche Alternativen sorgen, z.B. bei Nagelpflege, Nassrasur, Essen schneiden.
- Die verbliebene Selbständigkeit dem Patienten regelmäßig rückmelden und in der Pflege bzw. im Alltag einsetzen.
- Beim rollstuhlpflichtigen und bettlägerigen Patienten für regelmäßige Lagerung und Entlastung sorgen. Dem Patienten Entlastungstechniken zeigen.
- regelmäßige Hautkontrolle und Hautpflege durchführen.
- Dem Patienten den Wert einer weitgehenden Unabhängigkeit durch Gespräche und Hinweise vermitteln.
- Kleidung verwenden, die der Patient selbst an- oder ausziehen kann.

c) Der Patient hat wechselnde neurologische und/oder motorische Schwierigkeiten bei der Nahrungsaufnahme und den Ausscheidungen.

Pflegeziele

Nahziel:

- Der Patient ist zu einer weitgehend selbständigen Nahrungsaufnahme in der Lage
- Der Patient hat die benötigten Hilfen bei seinen Ausscheidungsproblemen.

Pflegemaßnahmen und Hinweise

- Die Störungen und Hemmnisse des Patienten beobachten und dokumentieren.
- Auf Nahrungsmittel ausweichen, mit denen der Patient besser zurechtkommt, z. B. Brei statt Suppe.
- Auf Wunsch Ernährungsberatung durch Diätassistent.
- Behindertengerechte Materialien einsetzen, z. B. Teller, Trinkbecher, Besteck, Strohhalm. Becher und Tassen nur halbvoll füllen.
- Nach Rücksprache mit dem Patienten für Kleiderschutz sorgen.
- Dem Patienten bei der Nahrungsaufnahme Zeit lassen. Lieber kleinere, dafür häufigere Mahlzeiten planen und durchführen.
- Art und Umfang des Trinkverhaltens und der Ausscheidungsstörungen beobachten und dokumentieren
- Für regelmäßige Einnahme der verordneten Medikamente sorgen.
- Toilettentraining nach einem individuellen Plan durchführen und Intimsphäre beachten.
- Wenn nötig für eine angemessene Inkontinenzversorgung sorgen: Erlernen des Triggerns, evtl. die Verordnung zum intermittierenden Kathetern mit dem Arzt abklären. Risiko abwägen! Evtl. sind Angehörige einzuweisen.
- Der Pat. bekommt für sein Bett einen Bettschutz (Gummieinzug und Molton oder Inkontinenz-Einlage).
- Stuhlentleerung kontrollieren und dokumentieren.
- Für weichen und regelmäßigen Stuhlgang sorgen, evtl. durch entsprechende Nahrungsmittel oder durch Laxantien.
- Nach allen Ausscheidungen für eine angemessene Körperpflege sorgen
- Wenn sinnvoll, Kontakt zur Inkontinenz-Selbsthilfegruppe herstellen

d) Der Patient zeigt vermehrt Probleme in der Kommunikation und hat Probleme seine Wünsche auszudrücken

Pflegeziele

Nahziel: Der Patient kann sich verständlich machen.

Pflegemaßnahmen und Hinweise

- Art und Umfang der Sprechstörung beobachten und dokumentieren.
- Dem Patienten beim Sprechen Zeit lassen und ihm nicht ins Wort fallen oder Fehler gleich berichtigen.

- Sprechübungen durchführen, evtl. in Absprache mit der Logopädie.
- Den Patienten für Sprechanstrengungen loben und ermutigen
- Bei fortgeschrittener Sprachstörung auf „Sprechtafeln" zurückgreifen.
- Angehörige über die Sprechtechniken berichten lassen und diese übernehmen.
- Dem Patienten bei der Visite oder ähnlichen Gelegenheiten hilfreich zur Seite stehen.

Pflegeziele

Nahziel:
- Der Patient wird nicht überfordert.
- Der Patient zeigt ausgeglichene Stimmung.

Pflegemaßnahmen und Hinweise

- Den Patienten vor Verunglimpfungen durch Mitpatienten schützen.
- Verständnis des Patienten überprüfen und Aufträge ggf. vereinfachen.
- Den Patienten bitten, bei Verständnisproblemen sich umgehend bemerkbar zu machen.
- Bei Mitteilungen an den Patienten Mimik und Gestik zur Verdeutlichung einsetzen.
- Anforderungen an den Patienten herabsetzen, ihm viel vormachen oder es mit ihm zusammen machen
- Patienten zur Teilnahme am kognitiven Training ermutigen und die Aufgaben an seiner Leistungsfähigkeit bemessen.
- Bei unpassender euphorischer Stimmung den Patienten in seinem Verhalten nicht ermutigen, sondern versachlichen.
- Angehörigen die Stimmungsveränderungen erklären.
- Bei depressiver Stimmung für Abwechslung und Ablenkung sorgen, z. B. Musik, Spazierfahrt, Tiere.
- Bei Aggressionen ruhig bleiben und in sachlicher Weise zu deren Abbau beitragen.
- Stimmungsschwankungen dokumentieren und dem Arzt melden.
- ☞ 5.3.1 Pflegegrundsätze bei Demenzen

e) Der Patient kann auf Grund der zunehmenden kognitiven Störungen die an ihn gestellten Anforderungen nicht mehr verstehen und wirkt häufig unangemessen euphorisch oder depressiv. Der Pat. ist aggressiv fordernd.

5.4 Körperlich bedingte Störungen im Alter

Kennzeichen: Die möglichen körperlichen Störungen (Multimorbidität) sind so vielfältig und umfangreich, dass sie den Rahmen eines Pflegestandards in jeder Hinsicht sprengen würden. Angesichts dieser

Einschätzung behandeln wir in unserem Standard nur häufig vorkommende Störungen, die auf den geronto- und neuropsychiatrischen Stationen mitgesehen werden müssen, um pflegerischen Aufgabe in der Psychiatrie weitgehend gerecht werden zu können.

a) Der Patient leidet unter erheblichen allgemeinen oder körperteilbezogenen Bewegungseinschränkungen und ist bei geringfügigen traumatischen Einwirkungen frakturgefährdet.

Pflegeziele

Nahziel:
- Der Patient erleidet weder Stürze noch Frakturen.
- Die Beweglichkeit der Gelenke wird trotz möglicher Risiken weitgehend erhalten und das Bewegungspotential ausgeschöpft.
- Die Sicherheit des Patienten ist gewährleistet.

Pflegemaßnahmen und Hinweise

- Bewegungseinschränkungen und deren Auswirkungen beobachten und dokumentieren.
- Auf Gleichgewichtsstörungen achten und dem Patienten die notwendige Hilfe geben.
- Den Patienten über mögliche Hilfen und Hilfsmittel informieren und Übungen damit einplanen.
- Mit dem Patienten regelmäßig Steh- und Gehübungen nach Absprache mit der Krankengymnastik durchführen.
- Auf gutes, geschlossenes Schuhwerk (rutschfeste Sohle, Klettverschluss) und trockene Böden achten.
- Tägliche Mobilisierung aller Gelenke. Darauf achten, dass der Patient nicht überfordert wird und unnötige Schmerzen vermieden werden (häufig sind nur langsame Dehnübungen möglich). Den Patienten zu selbständigen, aktiven Übungen anleiten und motivieren.
- Dem Patienten Leistungen zutrauen, zu denen er noch in der Lage ist.
- Notwendige mechanische Fixierungen auf ein Minimum reduzieren.
- Besonders gefährdete Patienten sollen möglichst lückenlos beaufsichtigt werden.

b) Der Patient trinkt zuwenig und hat u.a. deshalb eine stark gefährdete Haut, die rasch zur Bildung von Drucknekrosen neigt. Häufig ist Flüssigkeitssubstitution aufgrund organischer Störungen nur eingeschränkt möglich (Herz-, Nierenfunktionsstörungen).

Pflegeziele

Nahziel:
- Der Patient trinkt die vom Arzt festgelegte Menge.
- Die Haut des Patienten ist intakt und widerstandsfähig.

Pflegemaßnahmen und Hinweise

- Tägliche Inspektion der Haut und Dokumentation des Hautzustandes.
- Information des Patienten und der Angehörigen über die Wichtigkeit ausreichender Flüssigkeitsversorgung.

- Soweit notwendig wird eine Flüssigkeitsbilanzierung vorgenommen. Wenn keine Kontraindikation besteht, soll der Patient tägl. mindestens 2 Liter Flüssigkeit zu sich nehmen.
- Bei Flüssigkeitseinlagerungen im Beinbereich für regelmäßiges Hochlagern der Beine sorgen und entsprechende Lagerungsmittel verwenden. Kontraindikationen sind zu beachten!
- Regelmäßig Ödeme kontrollieren und auf Anordnung mit dem Maßband den Umfang der Fußfesseln messen und dokumentieren.
- Pflege der Haut mit fetthaltigen Salben und rückfettenden Lotionen.
- Dem Zustand des Patienten entsprechende Bewegungsübungen zum Abbau der Ödeme durchführen.

c) Der Patient leidet unter Funktionseinschränkungen seiner Sinnesorgane, die ihm die Orientierung und das Gemeinschaftsleben erschweren (Seh- und Hörstörungen).

Pflegeziele

Nahziel:

- Der Patient erleidet keinen Schaden.
- Der Patient nimmt am Gemeinschaftsleben aktiv teil.

Pflegemaßnahmen und Hinweise

- Krankenbeobachtung: Achten auf Seh- und Hörstörungen, Störungen der Tiefensensibilität und der Temperaturempfindung, sowie der Geschmacks- und Geruchsempfindung; dieses dokumentieren.
- Auf Orientierungsstörungen achten und ggf. ausreichend Hilfen anbieten.
- Bei Sehstörungen alle möglichen Sturzgefahren beseitigen bzw. den Patienten sicher führen.
- Sehgestörte Patienten immer zuerst mit dem Namen ansprechen, bevor Handlungen oder Gespräche beginnen; plötzliche laute Geräusche sind zu vermeiden.
- Darauf achten, dass immer nur einer spricht. Nebengeräusche (Radio/Fernsehen o. Ä.) nach Möglichkeit abstellen oder leiser drehen.
- Bei jedem Gespräch mit dem Patienten dafür sorgen, dass er den Inhalt verstanden hat dies durch Rückfragen kontrollieren.
- Den Patienten ermutigen, am Gemeinschaftsleben teilzunehmen und sich aktiv einzubringen.
- Den Patienten mit passenden Mitpatienten bekannt machen und Kontakte fördern.
- Notwendige Rücksicht auf den Patienten nehmen und ihm genügend Zeit lassen.

d) Der Patient leidet unter Herz- und Kreislauferkrankungen und ist in Folge nur eingeschränkt aktivierbar.

Pflegeziele

Nahziel:
- Der Patient ist im Rahmen seiner Möglichkeiten aktiv.
- Der Patient ist nicht überfordert.

Pflegemaßnahmen und Hinweise

- Krankenbeobachtung: Puls, RR, Atmung, Gleichgewicht; regelmäßig dokumentieren.
- In Absprache mit dem Patienten, dem Arzt und der KG sinnvolle körperliche Übungen (z.B. Atemübungen) planen und unter Aufsicht durchführen lassen. Zeichen einer dekompensierten Herzinsuffizienz sind zu beachten und durch Abbruch der Übung aufzufangen.
- Für genügend Entspannungs- und Erholungszeiten sorgen.
- Dem Patienten die Bedeutung regelmäßiger Bewegung vermitteln.
- Darauf achten, dass der Patient seine Herz- und/oder Kreislaufmedikamente regelmäßig einnimmt.

e) Der Patient leidet unter Störungen seines Verdauungsapparates, ist auf verschiedene Diäten angewiesen oder kann die Zahnprothesen nicht ertragen.

Pflegeziele

Nahziel:
- Der Patient ist ausreichend und ausgewogen ernährt.
- Der Patient kommt mit oder ohne Zahnprothesen zurecht.

Pflegemaßnahmen und Hinweise

- Das Essverhalten und den Appetit des Patienten beobachten und dokumentieren.
- Entsprechend seines Gewichtsstatus mit dem Patienten eine Nahrungszusammenstellung absprechen. Häufig ist die Zusammenstellung einer Wunschkost im Rahmen der Diät möglich!
- Auf die Notwendigkeit einer Diät hinweisen.
- Soweit notwendig regelmäßig Gewichtskontrollen durchführen.
- Dem Patienten passierte Kost anbieten, wenn er Nahrungsmittel nicht ausreichend kauen kann.
- Die Gründe für den Prothesenverzicht ausreichend erörtern und ggf. den Patienten bei einem Zahnarzt/Zahntechniker vorstellen.
- Auf ausreichende Zahn- und Mundhygiene achten und sie ggf. übernehmen.
- Beratung des Patienten (bzw. seiner Angehörigen) durch den Diätassistenten planen.

f) Der Patient leidet unter Stoffwechselstörungen, die in vielen weiteren Lebensbereichen Auswirkungen zeigen.

Pflegeziele

Nahziel: Der Patient weiß über seine Krankheit Bescheid und kommt mit der Therapie zurecht.

Pflegemaßnahmen und Hinweise

- Information des Patienten über seine Erkrankung und deren evtl. Begleiterscheinungen und Folgen.
- Information des Patienten über Vorsichtsmaßnahmen und Prophylaxen zur Verhinderung von Folgeerkrankungen.
- Information des Patienten (bzw. seiner Angehörigen) zum Umgang mit Medikamenten.
- Informationen des Patienten zu Wirkung und Nebenwirkung der Medikamente.

g) Der Patient hat (Operations-)Wunden bzw. Operationswunden, die schlecht heilen und ihn zu Bettlägerigkeit zwingen.

Pflegeziele

Nahziel:

- Die Wunden heilen ab.
- Die Bettlägerigkeit ist auf das unumgänglich Notwendige beschränkt.

Pflegemaßnahmen und Hinweise

- Wunden und Wundheilung beobachten und regelmäßig dokumentieren.
- Auf verbale und nonverbale Schmerzäußerungen des Patienten achten und diese dem Arzt mitteilen (dokumentieren).
- In Absprache mit dem Arzt oder gemeinsam mit ihm eine regelmäßige Wundbehandlung durchführen.
- Bei inkontinenten Patienten im Liegebereich auf ausreichende und zweckmäßige Wundabdeckung achten und diese regelmäßig erneuern.
- Bei der Lagerung des Patienten auf konsequente Ruhigstellung, Entspannung und Entlastung des Wundbereichs achten.
- ausreichende Aktivierung des Patienten unter Schonung seiner Wunde achten und diese regelmäßig durchführen.

h) Der Patient leidet an einem inoperablen Tumor bzw. an Metastasen und verspürt starke Schmerzen. Der Patient leidet unter seinem Schicksal.

Pflegeziele

Nahziel:

- Der Patient ist bereit, sich mit seinem Schicksal auseinander zu setzen.
- Der Patient hat keine Schmerzen und kann sich mit seinem Schicksal auseinandersetzen.

Pflegemaßnahmen und Hinweise

- Auf verbale und nonverbale Schmerzäußerungen achten und diese generell ernst nehmen.
- Darauf achten, dass ausreichend Schmerzmittel gegeben werden können.

- Durch Gesprächsangebote und regelmäßige Anwesenheit dem Patienten genügend Gelegenheit einräumen, sich zu äußern.
- Flexible Besuchszeiten für Angehörige und Besucher ermöglichen.
- Wünsche des Patienten nach Möglichkeit erfüllen. Soweit gewünscht, Kontakte zum Krankenhausseelsorger herstellen und fördern. Der Patient hat Wunschkost, soweit es das Krankheitsbild erlaubt. Ihm soviel Freiheit wie möglich einräumen.

5.5 Medikamentengabe bei Alterspatienten

Kennzeichen: Der Patient ist bei der Medikamenteneinnahme auf verschiedenste Weise beeinträchtigt. Seine Selbstbeobachtung kann un- oder überkritisch sein. Der Patient bekommt ein Medikament in einer für ihn problematischen Applikationsform, die seine Compliance herabsetzt.

Es ist Aufgabe der Pflege, den Patienten bei der Medikamenteneinnahme ausreichend zu beobachten, Hilfen zu geben, Wirkung und Nebenwirkung zu beobachten und zu dokumentieren, den Patienten oder die Angehörigen zu beraten und dem Arzt Rückmeldung zu geben.

Allgemeine Hinweise auf Gefahren bei der Medikation von Alterspatienten nach Prof. Dr. med. Erich Grond (1995):

Benzodiazepine
Sie können bei Dementen Erregung, Verwirrtheit, Schlaflosigkeit und Merkfähigkeitsstörungen, Appetitsteigerung oder bei Überdosierung Appetitlosigkeit hervorrufen.

Neuroleptika
Gefahren sind Gangunsicherheit, Sturzgefahr, Tippelgang, Desorientierung, starke Sedierung, Inkontinenz und anticholinerge Wirkungen.

Antidepressiva
Sie können delirante Syndrome, Glaukom, Harnverhalten, Obstipation, Subileus, Mundtrockenheit, Herzrhythmusstörungen, Kollapsneigung, Gleichgewichtsstörungen, agitierte Unruhe, Übelkeit, Müdigkeit, nächtliche Unruhezustände, Blutzuckerentgleisungen, Akkommodationsstörungen, Tremor und Hyperhidrosis hervorrufen.

Lithium
Zu nennen sind Zittern, Durst, Durchfall, Ödeme, Schwindel, Nierenschäden, Erbrechen, Krampfanfälle, Bewusstseinseintrübung, Appetitverlust oder Gewichtszunahme.

a) Allgemein:
Die Wirkung verschiedener Medikamente ist beim alten Menschen häufig verändert oder unerwartet.

Pflegeziele

Nahziel: Die unerwünschten Wirkungen der Medikation werden frühzeitig erkannt.

Pflegemaßnahmen und Hinweise

- Krankenbeobachtung auf Wirkung und Nebenwirkung der Medikamente dokumentieren und mit dem Arzt besprechen.
- Die Vitalfunktionen des Patienten regelmäßig kontrollieren.
- Die Pflegekräfte müssen über Wirkung und Nebenwirkung der verabreichten Medikamente informiert sein und bei unbekannten Medikamenten den Beipackzettel aufmerksam durchlesen.
- Die Medikamenteneinnahme durch den Patienten ist genau zu beobachten und es muss gesichert sein, dass er die Medikamente auch einnimmt.

b) Der Patient nimmt die verordneten Medikamente nicht ordnungsgemäß ein (fehlerhafter zeitlicher Abstand, Verwechslungen der Medikamente, alles zusammen, sporadisch, wenn es ihm gerade einfällt usw.).

Pflegeziele

Nahziel:
- Der Patient kennt die Bedeutung der richtigen Medikamenteneinnahme.
- Der Patient nimmt die verordneten Medikamente in gewünschter Weise und Dosierung ein.
- Der Patient ist bei seiner Medikamenteneinnahme selbständig und zuverlässig.

Pflegemaßnahmen und Hinweise

- Medikamenteneinnahme beobachten und den Patienten auf Fehler bei der Einnahme hinweisen (richtiger Zeitpunkt, vor, zum oder nach dem Essen, schlucken oder lutschen usw.).
- Den Patienten über die wichtigsten Punkte zur richtigen Medikamenteneinnahme informieren.
- Durch regelmäßige Information sicherstellen, dass der Patient seine Medikamente und deren Wirkung kennt.
- Die selbständige Medikamenteneinnahme des Patienten durch systematisches Training fördern, soweit nicht entscheidende Gründe dagegen stehen.
- ☞ 2.8 Selbstständige Medikamenteneinnahme

c) Der Patient hat häufige Schwankungen in seinem Befinden und kann notwendige Medikamentenanpassungen nicht vornehmen.

Pflegeziele

Nahziel: Der Patient weiß, wann und wie er Änderungen in der Medikation vornehmen kann.

Pflegemaßnahmen und Hinweise

- Beobachtung des Patienten hinsichtlich seines aktuellen Allgemeinzustandes in Hinblick auf die verordneten Medikamente.

327

- In Absprache mit dem Arzt und nach Information des Patienten mit einem Medikament vorübergehend aussetzen. Ihm die Gründe und Zusammenhänge verständlich erklären.
- Den Patienten im Umgang mit seinen Medikamenten zur Selbstbeobachtung seiner Befindensstörungen anleiten, um ihn möglichst sicher zu machen.

d) Der Patient verwendet die verordneten Medikamente und seine Hausmittel in problematischer Gemeinsamkeit, wobei verschiedene, unerwünschte Wirkungen auftreten können (z.B. Valproinsäure ↔ Aspirin, Neuroleptika ↔ Melissengeist).

Pflegeziele

Nahziel: Der Patient hält sich an die verordneten Medikamente und die erwünschte Wirkung tritt ein.

Pflegemaßnahmen und Hinweise

- Genaue Krankenbeobachtung hinsichtlich der erwünschten und unerwünschten Wirkungen und Nebenwirkungen; dokumentieren und dem Arzt mitteilen.
- Den Patienten beobachten und befragen, welche Hausmittel er verwendet hat oder derzeit noch einnimmt, dokumentieren.
- Den Arzt über das Ergebnis der Beobachtung und Befragung eingehend informieren. Mit dem Arzt besprechen, ob die Hausmittel abgenommen und verwahrt werden müssen. (In der Regel sind Hausmittel abzunehmen.)
- Dem Patienten erklären, dass er nur die verordneten Medikamente einnehmen soll, weil unerwünschte Begleit- oder Wechselwirkungen, Überdosierungen und Wirkungsaufhebungen möglich sind. Psychopharmaka in Verbindung mit Alkoholgenuss können lebensgefährliche Wirkungen haben.
- Durch Kontrollen feststellen, ob der Patient sich an die Informationen hält.
- Soweit notwendig, auch die Angehörigen darüber informieren, damit sie dem Patienten keinen Nachschub liefern.
- Speziell bei Schlafmitteln an pflanzliche Alternative (z.B. Tees) oder physikalische Maßnahmen denken.

e) Der Patient ist von einem oder verschiedenen Medikamenten abhängig geworden und zeigt ausgeprägte Suchtmerkmale.

Pflegeziele

Nahziel: Der Patient zeigt keine oder tolerierbare Abhängigkeitszeichen.

Pflegemaßnahmen und Hinweise

- Den Patienten auf Suchtmerkmale beobachten, z.B. Zittern, ständiges Verlangen nach einem bestimmten Medikament, Aussagen des Patienten zur Abhängigkeit von einem Medikament, Entzugserscheinungen und diese dokumentieren.
- Den Arzt auf die Suchtproblematik aufmerksam machen.

- In Gesprächen den Patienten auf seine Suchtproblematik hinweisen und den Patienten motivieren, seinen Beitrag zur Behandlung freiwillig zu leisten.
- Dem Patienten Wege aufzeigen, gegen seine Sucht anzugehen.
- ☞ 4.3 ff.
- Bei tolerierbaren Süchten infolge infauster Prognose auf eine vertretbare Dosierung achten.

Literaturverzeichnis

AMDP, Das AMDP-System: Manual zur Dokumentation psychiatrischer Befunde. Hogrefe Verlag. Göttingen, 1992, 5. Auflage

Andres/Bille/Straub: Alzheimer. Urban & Fischer Verlag, München, 2000, 2. Auflage

Arbeitsgruppe Cupsy KP: Leitfaden zur Curriculumgestaltung in psychiatrischer Krankenpflege. Königsfelden CH, 1985

Arns, W.; Jochheim, K.; Remschmidt, H.: Neurologie und Psychiatrie für Pflegeberufe. Georg Thieme Verlag, Stuttgart, 1983, 5. Auflage

Barz, H.: Praktische Psychiatrie – ein Lehrbuch für psychiatrisches Pflegepersonal. Hans Huber Verlag, Bern/Göttingen, 1991, 4. Auflage

Bäuml, J.: Psychosen aus dem schizophrenen Formenkreis. Springer Verlag, Berlin/Heidelberg 1994

Bauer, R.: Beziehungspflege. Ullstein – Mosby Verlag, Berlin/Wiesbaden, 1997

Bauer/Jehl: Humanistische Pflege, Schattauer Verlag, Stuttgart, 2000

Becker/Lüdeke: Psychosomatische Medizin, Kohlhammer Verlag Pflege, Stuttgart, 1997, 3. Auflage

Böhm, E.: Krankenpflege – Brücke in den Alltag (Übergangspflege). Psychiatrie-Verlag, Bonn, 1985

Böhm, E.: Pflegediagnose nach Böhm. Recom Verlag, Basel, 1989

Böhm, E.: Verwirrt nicht die Verwirrten. Psychiatrie Verlag, Bonn, 1989 2. Auflage

Bräutigam, W.: Reaktionen – Neurosen – Abnorme Persönlichkeiten. Georg Thieme Verlag, Stuttgart 1996, 6. Auflage

van der Bruggen, Harry: Pflegeklassifikationen, deutsche Ausgabe, Hans Huber Verlag, Bern, 1. Auflage, 2001

Cavanagh, S.: Pflege nach Orem, Lambertus Verlag, Freiburg im Breisgau, 1997

DBfK – Arbeitsgruppe Psychiatrie Rheinland-Pfalz/Saarland: Pflegestandards Psychiatrie. Entwurf 1992, Neuwied

Dörner, K.; Plog, U.: Irren ist Menschlich. Lehrbuch der Psychiatrie/Psychotherapie. Psychiatrie Verlag, Bonn, 1984

Duden: Das Wörterbuch medizinischer Fachausdrücke. Bibliographisches Institut, Georg Thieme Verlag, Stuttgart, 1985

Eikelmann/Philipp: Langzeittherapie der Schizophrenie, Springer Verlag, Berlin, 2000

Elsbernd, A.; Glane, A.: Ich bin doch nicht aus Holz. Ullstein Mosby, Berlin/Wiesbaden, 1996

Ernst, K..: Praktische Klinikpsychiatrie. Springer Verlag, Berlin/Heidelberg, 1988, 2. Auflage

Felgner, L.: DBfK, 25 x psychiatrische Pflege in Praxis und Unterricht. DBfK-Verlag, Eschborn, 1993

Gaebel, W.: Qualitätssicherung im psychiatrischen Krankenhaus. Springer Verlag, Wien, 1995

Gröblinger, C.; Stockmayr, J.: Allgemeine und spezielle psychiatrische Krankenpflege. U&S Verlag, München, 1983

Grond, Prof. E.: Die Pflege verwirrter alter Menschen. Lambertus Verlag Freiburg, 1986, 3. Auflage

Grond, Prof. E.: Praxis der psychischen Altenpflege. Werk-Verlag Banaschewski, München, 1987, 6. Auflage

Hippius/Klein/Strian: Angstsyndrome – Diagnostik und Therapie, Springer Verlag Berlin, 1999

Holnburger, M.: Pflegestandards Psychiatrie. Urban & Fischer Verlag, München/Jena, 1999, 2. Auflage.

Huch/Bauer: Mensch Körper Krankheit, Urban & Fischer Verlag, München, 4. Auflage, 2003

ICNP® Internationale Klassifikation für Pflegepraxis, Hans Huber Verlag Bern, 1999

Juchli, L.: Pflege – Praxis und Theorie der Gesundheits- und Krankenpflege. Georg Thieme Verlag, Stuttgart, 1997, 8. Auflage

Kipp/Unger/Wehmeier: Beziehung und Psychose, Thieme Verlag Stuttgart, 1996

Kirschnick, O.: Pflegeleitfaden für Auszubildende in Pflegeberufen. U&S Verlag, München, 1994

Kistner, W.: Der Pflegeprozess in der Psychiatrie. Urban & Fischer Verlag, München, 2002, 4. Auflage

Klie, T.: Gesetzes- und Vorschriftensammlung für Altenhilfe und Altenpflege. Vincentz Verlag, Hannover, 1985

Kors/Seunke: Gerontopsychiatrische Pflege, Urban & Fischer Verlag, München, 2. Auflage, 2002

Kretschmann, R.: Ambulante psychiatrische Krankenpflege. Lambertus-Verlag, Freiburg, 1988

Lauber A.; Schmalstieg P.: Wahrnehmen und Beobachten. Thieme Verlag, Stuttgart, 2001

Maletzki, W.; Stegmayer-Petry, A.: Klinikleitfaden Pflege. Urban & Fischer Verlag, München, 2003, 5. Auflage

Michel, K.: Psychiatrie für Krankenpflegeberufe. Enke-Verlag. Stuttgart, 1989

Möller, Prof. H.-J.: Psychiatrie – ein Leitfaden für Klinik und Praxis. Kohlhammer, Stuttgart, 1992

Needham, I.: Pflegeplanung in der Psychiatrie. Recom Verlag, Basel, 2. Auflage, 1991

Orets/Obex/Ortmans/Wagner: Professionelle Pflege 2 – Fähigkeiten und Fertigkeiten, Eicanos im Verlag Hans Huber, Bern, 1999

Paterson/Zderad: Humanistische Pflege, Hans Huber Verlag Bern, 1999

Payk T.: Checkliste Psychiatrie und Psychotherapie, Thieme Verlag Stuttgart, 3. Auflage, 1998

Peters, Dr. U.: Wörterbuch der Psychiatrie und medizinischen Psychologie. U&S Verlag, München, 1984, 3. Auflage

Pschyrembel: Klinisches Wörterbuch. Walter de Gruyter Verlag, Berlin, 1986, 255. A.

Psychrembel: Therapeutisches Wörterbuch, Walter de Gruyter Verlag Berlin, 2. Auflage, 2001

Rave-Schwank Dr. M.; Winter v. Lersner, C.: Psychiatrische Krankenpflege. Gustav Fischer, Stuttgart, 1986, 4. Auflage

Redaktionsgruppe: Psychiatrie-Ratgeber: Psychiatrie und Recht. Dreisam Verlag, Freiburg, 1985

Roche Lexikon Medizin. U&S, München, 1993, 3. Auflage

Rogers, C.: Die klientenzentrierte Gesprächspsychotherapie. Fischer Verlag, Frankfurt, 1995

Roper, N.: Die Elemente der Krankenpflege. Recom Verlag, Basel, 1987

Schäffler, A. et al.: Pflege heute. Gustav Fischer Verlag, Stuttgart, 1998

Scharfetter, C.: Allgemeine Psychopathologie. Georg Thieme Verlag, Stuttgart, 1991, 3. Auflage

Schlettig, H.-J.; v. d. Heide, U.: Bezugspflege. Springer Verlag, Berlin/Heidelberg, 1995, 2. Auflage

Simpson H.: Pflege nach Peplau, Lamertus Verlag, Freiburg im Breisgau, 1997

Sperl, D.: Qualitätssicherung in der Pflege. Schlütersche Verlagsanstalt, Hannover, 1994

v. Stösser, A.: Pflegestandards, Erneuerung der Pflege ..., Band 1 und 2, Springer, Berlin/Heidelberg, 1994 und 1995, 1. Auflage

Townsend, M.: Pflegediagnosen und Maßnahmen für die psychiatrische Pflege, Hans Huber Verlag Bern, 1998

Thiel, H. et al.: Psychiatrie für Pflegeberufe. U&S, München, 1995

Thiel, H., Jensen, M.: Klinikleitfaden psychiatrische Pflege, Herausgeber, 1998

Tölle, Prof. R.: Psychiatrie. Springer, Berlin/Heidelberg, 1994, 10. Auflage

Vetter, B.: Psychiatrie – ein sytematisches Lehrbuch für Heil-, Sozial- und Pflegeberufe. Gustav Fischer Verlag, Stuttgart, 1989

Vieten M.; Schramm A.: Pflege konkret Neurologie Psychiatrie, Urban & Fischer Verlag, München, 2001

Visser/de Jong; Emmrich, D. (dt. Herausgeber): Kultursensitiv pflegen. Urban & Fischer Verlag, München, 2002

Weig, W.: Psychiatrische Krankenpflege heute, Verlag Kirchheim, Mainz, 1988

Wömpner, H.-B.; Kinzler, Dr. E.: Schwierige Patienten. Perimed Verlag, Erlangen, 1987

Wolf-Wennersheide, S.: Sozialtherapeutische Standards in der Altenpflege, Schlütersche, Hannover, 1998

Wolpert, E.: Zum Umgang mit psychisch Kranken, Bibliomed-Verlag, Melsungen, 1984

Daneben folgende Fachzeitschriften und Periodika:

Die Schwester/der Pfleger ab 1990

Pflege-Zeitschrift, (früher DKZ) Kohlhammer Verlag ab 1990

Pflege aktuell (DBfK) ab 1990

Psychiatrie Pflege (Thieme Verlag) seit 1996

Pflegepädagogik ab 1995

Heilberufe ab 1997

Der Spiegel ab 1990

Geo-Magazin ab 1990

Geo-Spezial ab 1994

Bild der Wissenschaft ab 1999

Homepage Pflege im Internet seit 1997

Register

Printed in Poland
by Amazon Fulfillment
Poland Sp. z o.o., Wrocław

17162773R00199